面向人民健康
提升健康素养

十万个 健康 为什么 丛书

面向人民健康
提升健康素养

十万个健康为什么丛书

健康一生系列

对疾病说不

主编 吴 静

人民卫生出版社
·北京·

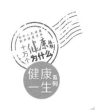

本书编委会

主　　编　　吴　静
副 主 编　　李振军　李晓霞　吴　韬
编　　者　　（按姓氏笔画排序）
　　　　　　王宝华　中国疾病预防控制中心慢性非传染性疾病
　　　　　　　　　　预防控制中心
　　　　　　王春晓　中国疾病预防控制中心慢性非传染性疾病
　　　　　　　　　　预防控制中心
　　　　　　那立欣　上海健康医学院
　　　　　　李　洁　天津医科大学
　　　　　　李　梅　天津医科大学
　　　　　　李剑虹　中国疾病预防控制中心慢性非传染性疾病
　　　　　　　　　　预防控制中心
　　　　　　李振军　中国疾病预防控制中心
　　　　　　李晓霞　天津医科大学
　　　　　　吴　静　中国疾病预防控制中心
　　　　　　吴　韬　上海健康医学院
　　　　　　张　浩　上海健康医学院
　　　　　　张海娴　复旦大学附属肿瘤医院
　　　　　　周　亮　上海健康医学院
　　　　　　胡立志　天津医科大学
　　　　　　徐　帅　中国疾病预防控制中心传染病预防控制所
　　　　　　殷召雪　中国疾病预防控制中心
　　　　　　黄　鹏　上海健康医学院附属崇明医院
　　　　　　谢　娟　天津医科大学
学术秘书　　刘　芳　中国疾病预防控制中心慢性非传染性疾病
　　　　　　　　　　预防控制中心

陈竺院士
说健康

总　序

人民健康是现代化最重要的指标之一，也是人民幸福生活的基础。党的二十大报告明确 2035 年建成健康中国。社会各界，尤其是全国医疗卫生工作者，要坚持以人民为中心的发展思想，把保障人民健康放在优先发展的战略位置，加快推进健康中国建设，全方位全周期保障人民健康，为实现"两个一百年"奋斗目标、实现中华民族伟大复兴的中国梦打下坚实健康基础，为共建人类卫生健康共同体作出应有的贡献。

为助力健康中国建设，提升人民健康素养，人民卫生出版社（以下简称"人卫社"）联合相关学（协）会、平台、媒体共同策划，整合各方优势、创新传播途径，打造高质量的纸数融合立体化传播健康知识普及出版物《十万个健康为什么丛书》（以下简称"丛书"）。丛书通过图书、新媒体、互联网平台等全媒体，努力为人民群众提供全生命周期的健康知识服务。在深入了解丛书的策划方案、组织管理和工作安排后，我欣然接受了邀请，担任丛书专家指导委员会主任委员，主要基于以下考虑：

建设健康中国，人人享有健康。党的十八大以来，以习近平同志为核心的党中央一直高度重视、持续推动健康中国建设。2016 年党中央、国务院印发的《"健康中国 2030"规划纲要》指出，推进健康中国建设，是全面建成小康社会、基本实现社会主义现代化的重要基础，是全面提升中华民族健康素质、实现人民健康与经济社会协调发展的国家战略。健康中国的主题是"共建共享、全民健康"，共建共享是基本路径，

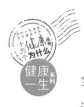

全民健康是根本目的。人人参与、人人尽力、人人享有，实现全民健康，这需要全社会共同努力。党的二十大对新时代新征程上推进健康中国建设作出新的战略部署，赋予了新的任务使命，提出"把保障人民健康放在优先发展的战略位置，完善人民健康促进政策"。丛书建设抓住了健康中国建设的核心要义。

提升健康素养，需要终身学习。健康素养是人的一种能力：它能够帮助个人获取和理解基本的健康信息和服务，并能运用其作出正确的判断和决定，以维持并促进自己的健康。2008 年 1 月，卫生部发布《中国公民健康素养——基本知识与技能（试行）》，首次以政府文件的形式界定了居民健康素养，我很高兴签发了这份文件。此后，我持续关注该工作的进展和成效。经过多年的不懈努力，我国健康素养促进工作蓬勃发展，居民健康素养水平从 2009 年的 6.48% 上升至 2021 年的25.4%，人民健康状况和基本医疗卫生服务的公平性、可及性持续改善，主要健康指标居于中高收入国家前列，为以中国式现代化全面推进中华民族伟大复兴奠定了坚实的健康基础。健康素养需要持续地学习和养成，丛书正是致力于此。

健康第一责任人，是我们自己。2019 年 12 月，十三届全国人大常委会第十五次会议通过了《中华人民共和国基本医疗卫生与健康促进法》，该法第六十九条提出：公民是自己健康的第一责任人，树立和践行对自己健康负责的健康管理理念，主动学习健康知识，提高健康素养，加强健康管理。倡导家庭成员相互关爱，形成符合自身和家庭特点的健康生活方式。从国家法律到健康中国战略，都强调每个人是自己健康的第一责任人。只有人人都具备了良好的健康素养，成为自己健康的第一责任人，健康中国才有了最坚实的基础。丛书始终秉持了这一理念，能够切实帮助读者承担起自己的健康责任。

接受丛书编著邀请后，我多次听取了丛书工作委员会和人卫社的汇报，提出了一些建议，并录制了"院士说健康"视频。我很高兴能以此项工作为依托，为人民健康多做些有意义的工作。工作委员会和人卫社的同仁们一致认为，这件事做好了，对提高国民特别是青少年健康素养意义重大！

2022年11月，在丛书启动会议上，我提出丛书建设要做到心系于民、科学严谨、质量第一、无私奉献等四点希望。2023年9月，丛书第一个系列"健康一生系列"将正式出版！近一年来，丛书建设者们高度负责、团结协作，严谨、创新、务实地推进丛书建设，让我对丛书即将发挥的作用充满了信心，也对健康科普工作有了更多的思考。

一是健康科普工作需把社会责任放在首位。 丛书为做好顶层设计，邀请一批院士担任专家指导委员会的成员。院士们的本职工作非常繁忙，但他们仍以极高的热情投入丛书建设中，指导把关、录制视频，担任健康代言人，身体力行地参与健康科普工作。全国广大医务工作者也要积极行动起来，把社会责任放在首位，践行习近平总书记提出的"科技创新、科学普及是实现创新发展的两翼"之工作要求，把健康科学普及放在与医药科技创新同等重要的位置，防治并重，守护人民健康。

二是健康科普工作应始终心系于民。 健康科普需要找准人民群众普遍关心的健康问题，有针对性地开展工作，方能事半功倍。丛书第一个系列开展的健康问题征集活动，收集了两万余个来自大众的健康问题，说明人民群众的健康需求是旺盛的，对专家解答是企盼的。丛书组织专家对这些问题进行了认真的整理、分析和解答，并在正式出版前后组织群众试读活动，以不断改进工作，提升质量，满足人民健康需求，这些都是服务于民的重要体现。丛书更是积极尝试应用新技术新方法，为科

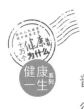

普传播模式创新赋能，强化场景化应用，努力探索克服健康科普"知易行难"这个最大的难题。

三是健康科普工作须坚持高质量原则。高质量发展是中国式现代化的本质要求之一。健康科普工作事关人民健康，须遵从"人民至上、生命至上"的理念，把质量放在最重要的位置，以人民群众喜闻乐见的方式，传递科学的、权威的、通俗易懂的健康知识，要在健康科普工作中塑造尊重科学、学习科学、践行科学之风，让"伪科学""健康谣言""假专家"无处遁形。丛书工作委员会、各编委会坚持了这一原则，将质量要求落实到每一个环节。

四是健康科普工作要注重创新。不同的时代，健康需求发生着变化，健康科普方式也应与时俱进，才能做到精准、有效。丛书建设模式创新也是耳目一新，比如立足不同的应用场景，面向未来健康需求的无限可能，设计了"1+N"的丛书系列开放体系，成熟一个系列就开发一个；充分发挥专业学（协）会和权威专家作用，对每个系列的分册构建进行充分研讨，提出要从健康科普"读者视角"着眼，构建具有中国特色的国民健康知识体系；精心设计各分册内容结构和具有中华民族特色的系列 IP 形象；针对人民接受健康知识的主要渠道从纸媒向互联网转移的特点，设计纸数融合图书、在线健康知识问答库结合，文字、图片、视频、动画等联动的全媒体传播模式，全方位、全媒体、全生命周期服务人民健康等。

五是健康科普工作需要高水平人才队伍。人才是所有事业的第一资源。丛书除自身的出版传播外，着眼于健康中国建设大局，建立编写团队组建、遴选与培养的系列流程，开展了编写过程和团队建设研究，组建来自全国，老、中、青结合的高水平编者团队，且每个分册都通过编写过程的管理努力提升作者的健康科普能力。这项工作非常有意义。希望未来，越来越多的卫生健康工作者能以高度的社会责任感、职业使命感，以无私奉献的精神参与到健康科普工作中，以更多更好的健康科普精品，服务人民健康。

衷心希望，通过驰而不息的建设，丛书能让健康中国、健康素养、健康第一责任人的理念深入人心，并转化为建设健康中国的重要动力，成为国民追求和促进健康的重要支撑。

衷心希望，能以大型健康科普精品丛书为依托，培养一支高水平的健康科普作者队伍，增强文化自信的建设力量，从而更好地为中华民族现代文明贡献健康力量。

衷心希望，读者朋友们积极行动起来，认真汲取《十万个健康为什么丛书》中的健康知识，把它们运用到自己的生活里，让自己更健康，也为健康中国建设作出每个公民的贡献！

中国红十字会会长
中国科学院院士
丛书专家指导委员会主任委员

2023 年 7 月

十万个健康为什么丛书

出版说明

　　健康是幸福生活最重要的指标，健康是 1，其他是后面的 0，没有 1，再多的 0 也没有意义。提升健康素养，是提高全民健康水平最根本、最经济、最有效的措施之一。党的二十大报告要求，加强国家科普能力建设，深化全民阅读活动。习近平总书记指出，科技创新、科学普及是实现创新发展的两翼，要把科学普及放在与科技创新同等重要的位置。在这一重要指示精神的指引下，人民卫生出版社（以下简称"人卫社"）努力探索让科学普及这"一翼"变得与科技创新同样强大，进而助力创新型国家建设。经过深入调研，团结广大医学科学家、健康传播专家、学（协）会、媒体、平台，共同策划出版《十万个健康为什么丛书》（以下简称"丛书"）。

　　为了帮助读者更好地了解和使用丛书，特将出版相关情况说明如下。

一、丛书建设目标

　　丛书努力实现五个建设目标，即：高质量出版健康科普精品，培养优秀的健康科普团队，创新数字赋能传播模式，打造知识共建共享平台，最终提升国民健康素养，服务健康中国行动落实和中华民族现代文明建设。

二、丛书体系构建

　　1. 丛书各系列分册设计遵从人民至上的理念，突出读者健康需求和

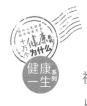

视角。各系列的分册设计经过多轮专家论证、读者健康需求调研，形成从读者需求入手进行分册设计的共识，更好地与读者形成共鸣，让读者愿意读、喜欢读，并能转化为自身健康生活方式和行为。

比如，丛书第一个系列"健康一生系列"，既不按医学学科分类，也不按人体系统分类，更不按病种分类，而是围绕每个人在日常生活中会遇到的健康相关问题和挑战分类。这个系列分别针对健康理念养成；到人生面临的生、老、病问题；再到每天一睁眼要面对的食、动、睡问题；最后到更高层次的养、乐、美问题设立 10 个分册，分别是《健康每一天》《健康始于孕育》《守护老年健康》《对疾病说不》《饮食的健康密码》《运动的健康密码》《睡眠的健康密码》《中医养生智慧》《快乐的健康密码》和《美丽的健康密码》。

2. 丛书努力构建从健康知识普及到健康行为指导的全生命周期全媒体的健康知识服务体系。依靠权威学（协）会和专家的反复多次研究论证，从读者的健康需求出发，丛书构建了"1+N"系列开放体系，即以"健康一生系列"为"1"；以不同人群、不同场景的不同健康需求或面临的挑战为"N"，成熟一个系列就开发一个系列。目前已初步策划了"主动健康系列""应急急救系列""就医问药系列"和"康养康复系列"等多个系列，将在"十四五"期间陆续启动和出版。

3. 丛书建设有力贯彻落实"两翼论"精神，推动健康科普高质量创新发展。丛书除自身的出版传播外，还建立编写团队组建、遴选与培养的系列流程，开展了编写过程和团队建设研究，组建来自全国，老、中、青结合的高水平编者团队，并通过编写过程的管理努力提升作者的健康科普能力。丛书建设部分相关内容还努力申报了国家"十四五"主动健康和人口老龄化科技应对重点专项；以"《十万个健康为什么丛书》策划出版为基础探索全方位、立体化大众科普类图书出版新模式"为题，成功获得人卫研究院创新发展研究项目支持。

三、 丛书创新特色

1. 体现科学性、权威性、严谨性。为做好丛书的顶层设计、项目实施和编写出版工作，保障科学性，丛书成立专家指导委员会、工作委员会和各分册编委会。

第十二届、十三届全国人大常委会副委员长，中国红十字会会长陈竺院士担任丛书专家指导委员会主任委员，国家卫生健康委员会副主任李斌、中国计划生育协会常务副会长王培安、中华预防医学会名誉会长王陇德院士、中国健康促进基金会荣誉理事长白书忠等领导担任副主任委员，二十余位院士应邀担任委员。专家们积极做好丛书顶层设计、指导把关工作，录制"院士说健康"视频，审阅书稿，甚至承担具体编写工作……他们率先垂范，以极高的社会责任感投入健康科普工作中，为全国医务工作者参与健康科普工作树立了榜样。

人民卫生出版社、中国健康促进基金会、中国计划生育协会、中华预防医学会、中国科普研究所、全国科学技术名词审定委员会、健康报、新华网客户端《新华大健康》等机构负责健康科普工作的领导和专家组成了丛书工作委员会，并成立了丛书工作组，形成每周例会、专题会、组建专班等工作机制，确保丛书建设的严谨性和高质量推进。

来自相关学（协）会、医学院校、研究机构等 90 余家单位的 200 余位在相关领域具有卓越影响力的专家组成了"健康一生系列" 10 个分册的编委会。专家们面对公众健康需求迫切，但优秀科普作品供给不足、科普内容良莠不齐的局面，均以极大的热忱投入丛书建设与编写工作中，召开编写会、审稿会、定稿会等各类会议数十次，对架构反复研究，对

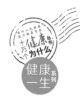

内容精益求精，对表达字斟句酌，为丛书的科学性、权威性和严谨性提供了可靠保证。

2. 彰显时代性、人民性、创新性。习近平总书记在文化传承发展座谈会上发表重要讲话，强调"在新的起点上继续推动文化繁荣、建设文化强国、建设中华民族现代文明，是我们在新时代新的文化使命"。丛书以"同中国具体实际相结合、同中华优秀传统文化相结合"理念为指导，彰显时代性、人民性、创新性。

丛书高度重视调查研究工作，各个系列都会开展面向全社会的问题征集活动，并将征集到的问题融入各个分册。此外，在"健康一生系列"即将出版之际专门开展试读工作，以了解读者的真实感受，不断调整、优化工作思路和方法，实现内容"来自人民，根植人民，服务人民"。

在丛书整体设计和 IP 形象设计中，力求用中国元素讲好中国健康科普故事。丛书在全程管理方面始终坚持创新，在书稿撰写阶段，即采用人卫投审稿平台数字化编写方式，从源头实现"纸数融合"。在图书编写过程中，同步建设在线知识问答库。在图书出版后，实现纸媒、电子书、音频、视频同步传播，为不同人群的不同健康需求提供全媒体健康知识服务。

3. 突显全媒性、场景性、互动性。丛书采取纸电同步方式出版，读者可通过数字终端设备，如电脑、手机等进行阅读或"听书"；同时推出配套数字平台服务，读者可通过图书配套数字平台搜索健康知识，平台将通过文字、语音、直播等形式与读者互动。此外，丛书通过对内容的数字化、结构化、标引化，建立与健康场景化语词的映射关系，构建场景化知识图谱，利用人们接触的各类健康数字产品，精准地将健康知识推送至需求者的即时应用现场，努力探索克服健康科普"知易行难"这个最大的难题。

四、 丛书的读者对象、内容设计和使用方法

参照《中国公民健康素养 66 条》锁定的目标人群，丛书读者对象定为接受九年义务教育及具备以上文化水平的人群，采用问答形式编写，重点选择大众日常生活中"应知道""想知道""不知道"和"怎么办"的问题。丛书重在解决"怎么办"，突出可操作性，架起大众对"预防为主"和"一般健康问题"从"为什么"到"怎么办"的桥梁，助力从"以治病为中心"向"以健康为中心"转变。

丛书是一套适合普通家庭阅读、查阅和收藏的健康科普书，覆盖日常生活中会遇到的常见健康问题。日常阅读，可以有效提升健康素养；遇到健康问题时，查阅对应内容可以达到答疑解惑、排忧解难的目的。此外，"健康一生系列"还配有丰富的富媒体资源，扫码观看视频即可接收来自专家针对具体健康问题的进一步讲解。

《庄子·内篇·养生主》提醒我们："吾生也有涯，而知也无涯，以有涯随无涯，殆已！"如何有效地让无穷的医学知识转化为有限的健康素养，远远不止"授人以渔"这么简单，这需要以大型健康科普精品出版物为依托，培养一支高水平的健康科普作者队伍；需要积极推进相关领域教育、科技、人才三位一体发展，大力弘扬科学精神和科学家精神；还需要社会各界积极融健康入万策，并在此基础上努力建设健康科学文化，增强文化自信的建设力量，从而更好地为中华民族现代文明建设贡献健康力量。

衷心感谢丛书建设者们和读者们的大力支持，让我们共同努力，为健康中国建设和中华民族现代文明建设作出力所能及的贡献。

丛书工作委员会

2023 年 7 月

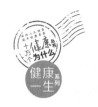

前　言

　　健康是促进人的全面发展的必然要求，是经济社会发展的基础条件，是民族昌盛和国家富强的重要标志，也是广大人民群众的共同追求。习近平总书记指出：健康是 1，事业、家庭、名誉、财富等是 1 后面的 0，人生圆满全系于 1 的稳固。

　　新中国成立特别是改革开放以来，我国健康领域改革发展成效显著，人民健康水平不断提高。同时，我国也面临工业化、城镇化、人口老龄化以及疾病谱、生态环境、生活方式不断变化等带来的新挑战。十八大以来，党和政府对人民健康问题的关注更是上升到了前所未有的战略高度，健康中国成为新时代的奋斗目标。

　　疾病是健康的大敌，人类的健康之路就是与疾病斗争的历程。在远古时期，许多疾病被认为是"妖魔鬼怪"或"神的惩罚"，随着科技进步和医学发展，人们对疾病逐渐有了越来越深入的了解。在历史的不同阶段，人们不断探索、研究、尝试，对疾病逐渐认识、缓解、控制。

　　疾病主要包括传染性疾病（如鼠疫、霍乱、艾滋病等）、慢性非传染性疾病（如心脑血管疾病、癌症、糖尿病、慢性呼吸系统疾病等）以及意外伤害（如道路交通伤害、溺水、食物中毒等）。不同的人

沈洪兵院士
说健康

徐建国院士
说健康

对疾病有不同的理解，有的人整天忙于工作，不关注自身健康；有的人"谈病色变"，恐惧一切疾病；有的人认为生病是上天注定，与人的行为无关。虽然总体来讲人群健康素养在不断提高，但仍有许多人不能科学认识病症和积极防控疾病。其实疾病并非洪水猛兽，树立预防意识、了解疾病病因、消除认知误区、掌握健康技能，我们就能对疾病说"不"，远离疾病，乐享健康！

本书以通俗的视角，梳理并精选贴近百姓健康生活的内容，针对病因、传染病、慢性病、意外伤害等方面，回应百姓健康关切，帮助大家更好地做自己健康的第一责任人。感谢各位编者在图书编写过程中的辛苦付出！本书有幸得到董小平、吴尊友两位专家的悉心指导，在此一并表示衷心感谢！书中若有不足之处敬请指正！

吴　静

2023 年 7 月

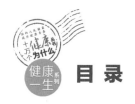

目 录

第一章 对病因说不

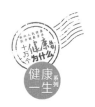

 第二章 **对传染病说不**

一　疫病联盟甲乙丙　　　　　　　　　84

二　战"疫"之控制传染源　　　　　119

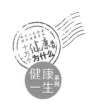

第三章   对慢性病说不

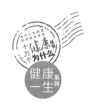

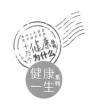

第四章　对意外伤害说不

一　预防跌倒　走好人生路   314

二　安全出行　预防交通伤害   324

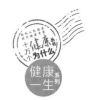

第一章

对病因说不

破解疾病密码

1. 为什么人会**生病**

疾病种类恒河沙数，世界卫生组织《国际疾病分类》系统（ICD-11）中收录的疾病记录有 26 000 多条。人是因为什么生病的呢？俗话说，人吃五谷杂粮，哪有不生病的。这反映了人们在古朴思维下对疾病原因的解释。

现代医学认为，病因从来源上主要有个人因素、环境因素和社会因素。个人因素包括遗传、年龄、性别、民族、免疫状况、心理、行为习惯等，例如：大约 90% 男性肺癌和 80% 女性肺癌与吸烟行为有关。环境因素包括生物、物理和化学因素等，例如：切尔诺贝利核事故泄漏的放射性物质碘 -131 提高了人群甲状腺癌的发生率。社会因素包括社会政治体制、经济文化水平、医疗卫生服务、生产劳动条件、宗教信仰等，例如：煤炭行业工人是尘肺病的高发人群。值得注意的是，大多数疾病的发生不是单一病因导致，而是个人因素、环境因素和社会因素相互依赖、相互作用，以多层面交互作用来影响个体和群体的健康。

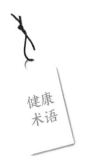

健康促进

健康促进是促使人们维护和提高自身健康的过程，是协调人类与环境的策略，规定个人与社会对健康各自所负的责任。其包含 5 大行动领域：制定健康的公共政策，创造支持性环境，强化社区行动，发展个人技能和调整卫生服务方向。

专家说

　　要弄清楚为什么人会生病，除了病因，我们还要了解健康和疾病的概念。

　　世界卫生组织提出的健康定义：健康是身体、心理和社会幸福的完好状态，而不仅是没有疾病和虚弱。

　　疾病是在一定病因作用下自稳调节紊乱而发生的异常生命活动过程，并引发一系列代谢、功能、结构的变化，表现为症状、体征和行为异常。当各种病因影响人类机体的自稳调节，机体出现代谢、功能、结构方面的异常变化，就会生病。

　　全民健康是建设健康中国的根本目的。立足全人群和全生命周期两个着力点，通过实施连续性预防服务措施，积极地、有针对性地开展健康促进和疾病预防工作，避免有害因素对健康的危害，保护劳动力，延长健康生命期限和改善生活质量，实现更高水平的全民健康。

（李晓霞）

2. 为什么说

健康是"三分天注定，七分靠打拼"

某知名女演员在母亲患乳腺癌去世后，毅然选择预防性双侧乳腺切除手术。她提到"我自身携带一个'错误'的基因——BRCA1，让我有 87% 的概率患乳腺癌。手术后，我的乳腺癌患病风险从 87% 降至 5%"。这个故事让很多人思考，某些癌症可能来自家族遗传，但通过采取积极的干预措施，可以降低患病的风险。

人的一生中会接触到许多健康决定因素，包括有害健康因素（如吸烟、酗酒等）和有利健康因素（如合理膳食、适量运动等），这些因素对健康的作用通常具有长期性和累积性。当人们具备较高的健康素养时，更容易做出有利健康的选择，获得更高的健康效益，长期保持健康状态。因此，普及健康知识，提高健康素养，是增进全民健康最根本、最经济、最有效的措施。

专家说

目前普遍公认的健康生态学模型系统说明了健康决定因素如何对人类健康产生影响。该模型指出影响健康的因素由内到外可分为五层：核心层是个人的先天特质，如年龄、性别、遗传因素甚至某些疾病的易感基因，这些因素往往是很难改变的因素；第二层是个人行

健康决定因素　健康生态学模型

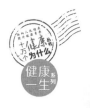

为和生活方式因素，如抽烟、玩手机、熬夜等，该层次因素向积极的方向调节可以降低患病率，而长期负向积累则会增加患病风险；第三层是个人、家庭与社会网络，这些因素主要通过影响人群获取健康信息的渠道，规范人的行为和对人施加情感影响等方式影响健康；第四层是生活和工作条件，如收入、教育、住房、交通等；第五层是地方、国家和全球的社会经济、文化和环境条件及有关政策等宏观层面的因素，如城市化、人口流动等。以上这些因素相互依赖、相互作用又相互制约，多层面影响人类健康，因此要牢固树立"大卫生、大健康"理念，坚持预防为主，将健康融入所有政策。

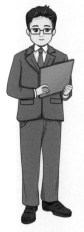

健康术语

健康素养

健康素养指个人获取和理解基本健康信息和服务，并运用这些信息和服务做出正确决策，以维护和促进自身健康的能力。

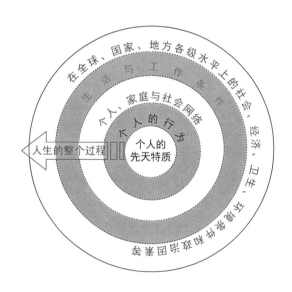

健康生态学模型

资料来源：傅华．预防医学［M］.7 版．北京：人民卫生出版社,2018.

（李晓霞）

3. 为什么说
健康生活方式
是预防疾病的第一道防线

每个人都是自己健康的第一责任人。预防疾病的第一道防线，就是通过采取措施促进健康，或消除致病因素对机体危害的影响，以及提高机体抵抗力以预防疾病的发生。健康到疾病是一个动态连续的过程，我们的日常生活方式、所作所为，会对健康产生至关重要的影响，健康生活方式是预防疾病的第一道防线。

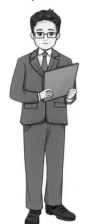

为科学指导人们养成健康的生活方式，世界卫生组织提出了健康四大基石，即合理膳食、适量运动、戒烟限酒和心理平衡。

民以食为天，合理膳食是保证健康的基础。吃不仅是维持生命最基本的行为，吃得科学、合理可以保持营养良好，预防慢性病，让健康状态更持久。各类食物每日推荐摄入量可参考《中国居民膳食指南（2022）》。

生命在于运动，适量身体活动是慢性非传染性疾病防治和健康促进的重要环节。倡导主动健康理念，普及运动促进健康知识，加强科学指导，积极参与全民健身。

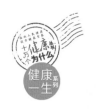

吸烟有害健康是不争的医学结论。不吸烟者不去尝试吸烟；吸烟者尽可能戒烟，戒烟越早越好，什么时候都不晚；不在禁止吸烟场所吸烟，创建无烟环境。尽量不饮酒，如饮酒要适量。

心理健康是健康的重要组成部分。我国常见精神障碍和心理行为问题人数逐年增多，个人极端情绪引发的恶性事件时有发生。保持心理健康的方法包括：使用科学的方法缓解压力，保持乐观、开朗、豁达的生活态度，合理设定自己的目标。每个人都应该正确认识抑郁、焦虑等常见情绪问题，出现心理问题及时求助，多关注家庭成员的心理状况。

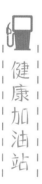

健康加油站

国家居民膳食指南是根据营养科学原则和当地百姓健康需要，结合当地食物生产、供应情况及人群生活实践，以政府或权威机构研究并提出的食物选择和身体活动的指导意见。膳食指南是健康教育和公共卫生政策的基础性文件，是国家实施和推动食物合理消费及改善人群健康目标的一个重要组成部分。

（李晓霞）

二

有些疾病
"命中注定"

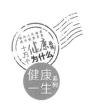

4. 为什么有些人**不宜生育**

遗传性疾病　出生缺陷

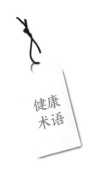

健康术语

出生缺陷

出生缺陷是指婴儿出生前发生的身体结构、功能或代谢异常。出生缺陷可由染色体畸变、基因突变等遗传因素或环境因素引起，也可由这两种因素交互作用或其他不明原因所致，通常包括先天畸形、染色体异常、遗传代谢性疾病、功能异常如盲、聋和智力障碍等。

妇女儿童的健康是人类持续发展的前提和基础。一些患有疾病或身体机能异常的人在婚后需要控制生育，以确保母婴健康，这不仅与家庭幸福有关，在一定程度上还与国家人口素质和人力资源的健康存量有关。那么哪些人群不适宜生育呢？

夫妇一方或双方患有严重遗传性疾病；双方的近亲中都有患同一类严重遗传性疾病者，因其所生子女患遗传病的风险较高，所以不宜生育。

癌症患者治疗所使用的药物可能对胎儿有细胞毒性，容易导致胎儿畸形或造成流产、早产；有临床研究证明妊娠可能促使部分癌症复发和转移，对母亲健康产生危害。因此癌症患者治疗期间一般不宜怀孕。

此外，还有一些妊娠禁忌证，如严重心脏病，严重糖尿病并发肾脏、心脏或视网膜病变，重度再生障碍性贫血等重要脏器疾病，这些女性患者应该在治疗、控制原发疾病后，再考虑生育后代的事情，以免造成不可挽回的悲剧。

专家说

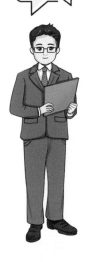

为了达到优生的目标，我们可以采取婚前医学检查、最佳生育年龄选择、孕前检查、遗传咨询等具体措施。

（1）进行婚前医学检查并充分了解配偶家庭成员身体健康信息，是否有严重的疾病或家族遗传性疾病，做到知己知彼。婚前医学检查是每一个家庭的幸福通行证。

（2）选择最佳生育年龄。研究表明，男女青年生命力旺盛的时期为25~29岁，这是生育的最佳年龄。35岁以后，女性卵巢功能开始衰退，男性精子活力也会逐步下降。

（3）进行孕前检查和遗传咨询，这是预测遗传病发生概率、降低出生缺陷的有效措施，是保证后代健康的起点和基础。通过检查确切了解自身的健康状况以及有无遗传性疾病，对下一代的健康有无影响等。

（谢　娟）

5. 为什么**孕前 3 个月至孕早期 3 个月**要补充**叶酸**

十月怀胎，一朝分娩，准父母们无不对即将来临的宝宝充满了无限美好的期许。如何孕育健康新生命，防止出生缺陷？准备工作要早早动手。

大量研究证实，叶酸缺乏是导致出生缺陷的主要原因。准备怀孕的妇女在孕前 3 个月至孕早期 3 个月及时补充叶酸，可有效预防新生儿神经管缺陷。叶酸对促进孕妇的血红蛋白形成也有帮助，如果缺乏可能引起巨幼细胞性贫血。此外，补充叶酸还可预防唇腭裂、先天性心脏病及部分妊娠并发症的发生。鉴于叶酸的重要作用，且许多妊娠并非计划之中，因此建议备孕妇女应每日增补叶酸，最好服用到孕期结束。

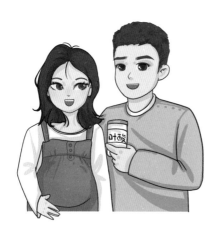

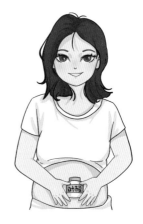

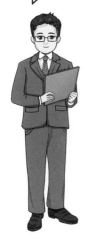

叶酸属于 B 族维生素，1941 年从菠菜中被发现，所以被命名为叶酸，是一种水溶性维生素。

叶酸在人体内不能合成，只能依靠外源性摄入。深绿色蔬菜、柑橘类水果、豆类、坚果、动物肝脏等食物富含天然叶酸。药物、营养补充剂、强化食品内添加的叶酸多为人工合成叶酸。食物中叶酸在贮存和烹调中损失很大，合成叶酸制剂稳定性好，生物利用率高。准妈妈们在增补叶酸的同时，应养成健康的生活方式，保持合理体重，如有需要请咨询医生。

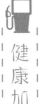

健康加油站

神经管缺陷，又称神经管畸形，是由于胚胎发育早期神经管闭合不全所引起的一类先天缺陷，主要临床类型包括无脑、脊柱裂和脑膨出。无脑和严重脑膨出常引起死胎、死产，少数虽可活产，但存活时间短；脊柱裂和轻度脑膨出患儿虽可存活，但无法治愈，常导致终身残疾，表现为下肢瘫痪、大小便失禁、智力低下等。脊柱裂患儿还易并发脑积水，多过早夭折。因此，神经管缺陷是重大公共卫生问题，给患儿家庭带来沉重的精神和经济负担，影响出生人口素质。妇幼健康是全民健康的基础，保证合理营养，愉快孕育新生命，对母体健康和婴幼儿的身心发育有重要意义。

（谢　娟）

6. 为什么**婴儿**也会得**白内障**

因为在新生儿眼病筛查中发现异常，一对年轻的夫妻怀抱仅 2 个月大的宝宝，转诊来到眼科门诊，最后确诊为先天性白内障。白内障患者多为 50 岁以上的中老年人，为什么小宝宝也会得白内障呢？

由于各种原因导致晶状体蛋白质变性而发生混浊，致使患者出现不同程度的视力下降，称为白内障。无论在我国，还是在全球，白内障都是盲和视觉损伤的最主要原因。白内障根据发病年龄可分为先天性白内障和后天性白内障。先天性白内障是指出生后即存在或出生后一年内逐渐形成的先天遗传或发育障碍导致的白内障。它是一种常见的儿童眼病，也是造成儿童失明和弱视的重要原因之一。

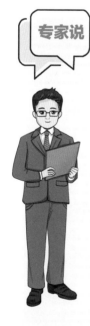

专家说

研究表明，约 1/3 的先天性白内障与家族遗传史和基因突变有关，其遗传方式有显性遗传、隐性遗传及性染色体遗传；此外还与孕期感染、孕期营养状况不良、孕期服用某些药物、早产、低出生体重等人为可纠正因素有关。它可以单独出现，累及单眼或双眼；也可以同时伴有眼部及全身系统疾病，如先天性小眼球、先天性心脏病、智力障碍等。

父母是儿童健康的第一责任人。为了尽可能避免视觉损伤，控制和减少儿童可控性眼病及视力不良的发展，家长们一定要积极配合国家为 0~6 岁儿童提供的 13 次眼保健和视力检查服务，接受健康教育、提高防控意识，早发现、早诊断、早治疗。令人欣喜的是，随着白内障手术显微技术的不断提高，先天性白内障手术的成功率显著提高，手术后效果也得到明显改善。

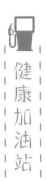

健康加油站

先天性白内障治疗不及时，或者手术后，都可能并发弱视。弱视是指视觉发育期内由于单眼斜视、屈光参差、高度屈光不正以及形觉剥夺等异常视觉经验引起的单眼或双眼最佳矫正视力低于相应年龄正常儿童，且眼部检查无器质性病变。根据普查结果，3~5岁儿童视力的正常值下限为0.5，6岁及以上儿童视力正常值下限为0.7。弱视治疗成功率随着患儿年龄增长而下降，6岁之后较难矫正，应早诊断、早治疗，保证儿童健康成长。

（谢　娟）

7. 为什么**红绿色盲男性患病**比例更高

红绿色盲是一种 X 连锁隐性遗传病，致病基因位于 X 染色体并随之传递，由于 X 染色体是性染色体，所以这种遗传方式也称伴性

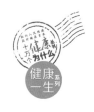

关键词

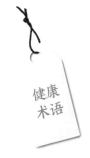

健康术语

红绿色盲　遗传病

遗传病

指人体中由于遗传物质发生改变而产生的疾病。据报道，目前全世界已发现的遗传病近 4 000 种。遗传病的遗传方式分为：单基因遗传病、多基因遗传病、染色体遗传病三大类，红绿色盲是单基因遗传病。

遗传。伴性遗传病分为性连锁显性遗传和性连锁隐性遗传，红绿色盲的遗传方式为后者，其特点是：致病基因定位于 X 染色体，由女性（带有致病基因但不表现症状）遗传给儿子，造成儿子发病。因为女孩有两条 X 染色体，一条由母亲遗传而来的带有致病基因，另一条由父亲遗传而来的正常 X 染色体上的等位基因可以起保护和覆盖作用，使女孩不表现出症状，只成为致病基因携带者。而男孩只有一条由母亲遗传而来的带有致病基因的 X 染色体，另一条由父亲遗传而来的 Y 染色体没有等位基因，对 X 染色体上的致病基因无保护和覆盖作用，从而表现出症状。

简而言之，红绿色盲一般是女性传递男性表现，故男性发病率明显高于女性。

专家说

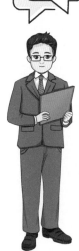

我们是如何感知这绚烂多彩的世界呢？人的视网膜上有一种感光细胞叫视锥细胞，有红、绿、蓝 3 种光敏色素。如果某一种色素缺乏，则会产生对该颜色的感觉障碍，表现为色盲或色弱（辨色力弱）。色盲是指由于视锥细胞中的光敏色素异常或不全所导致的色觉紊乱，以致缺乏辨别某种或某几种颜色的能力。色盲分为部分色盲（红色盲、绿色盲、蓝黄色盲等）和全色盲。如果是全色盲，眼睛对任何颜色都没有辨别的能力。《机动车驾驶证申领和使用规定》明确限定红绿色盲者不能申请驾照。

根据病因的不同，色盲又可分为先天性色盲和后天性色盲。先天性色盲多为遗传病，目前尚无治愈方法，但可以佩戴色觉矫正镜来改善患者的辨色力；后天性色盲多是眼部疾病的一种表现，通过治疗原发病有恢复的可能。

（谢　娟）

8. 为什么有些人"一胖胖一家"

日常生活中，我们身边总是会有一些人怎么吃都不胖，还有些人"喝凉水"都长肉，并且一家人体型都相似，这是为什么呢？

多项研究表明，单纯性肥胖具有遗传倾向，表现出一定的家族聚集性，双亲均为肥胖者，70%~80% 的子代为肥胖；双亲之一（特别是母亲）为肥胖者，有 40% 的子代较胖。对于肥胖的形成，遗传因素发挥 40%~80% 的作用。科学家已识别超过 200 个与肥胖相关的基因位点。遗传因素不仅影响肥胖程度和脂肪分布类型，还可以控制食欲和影响个体基础代谢率、食物热效应和运动能量消耗速率。另外，肥胖的家族聚集性还与家庭成员具有相似的膳食模式、生活环境、生活方式与行为等有关。

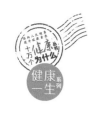

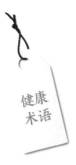

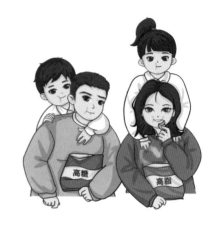

家族聚集性

　　指某种疾病有家庭集中发生的现象。造成的原因可以是疾病的遗传性或传染性，家庭成员的相似生活条件或行为。

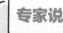

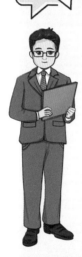

　　肥胖属于慢性、易复发、进行性疾病状态，会大大增加心血管疾病、恶性肿瘤、糖尿病等多种慢性病的风险，疾病负担沉重，因此预防肥胖十分关键。全人群应当把保持健康体重作为目标，家庭是第一道防线，尤其是孕妇和儿童青少年。肥胖基因启动在胎儿时期，所以母亲的生活方式会影响孩子的肥胖。因此，女性在备孕期要通过平衡膳食、增加身体活动等方式控制体重；孕期每周测量体重，保证均衡营养的前提下适宜增重，避免体重增长速度过快，降低巨大胎儿和儿童肥胖的发生风险。

　　基因无法改变，但基因表达可以选择。研究发现，即使个体的基因倾向于囤积脂肪，定期运动的成人比不运动的成人肥胖概率会降低约30%。最佳的锻炼方法包括定期慢跑、散步、力量行走、跳舞、瑜伽练习等。另外，调整膳食也是控制体重的核心措施。一些家庭的生活观念将"吃得多""能吃""富态"和身体好相等同，父母不科学的营养知识、态度和行为不仅将自己吃胖，还会养出胖宝宝。所以，家长要以身作则，树立健康生活方式典范，营造良好家庭运动氛围，帮助儿童养成健康生活方式和习惯，这也会使孩子终身受益。

（谢 娟）

9. 为什么男女老少好发的**癌症**种类**各不相同**

　　在性别分布上，除了男性和女性特有的癌症，如女性子宫内膜癌、宫颈癌、卵巢癌，男性睾丸癌和前列腺癌外，非生殖系统的癌症发病率也存在性别差异。有调查发现，食管腺癌男女发病比例可达（7~10）∶1，这可能与血清雌激素过低和雄激素过高有关。男性和女性在吸烟、饮酒、饮食习惯等生活方式的不同也与癌症发病的性别差异密切相关，例如在烟草消费方面的差异造成肺癌发病率的男高女低。一般男性从事有可能接触致癌因素工种的机会较多，如采矿、石化等，也是鼻咽癌、肺癌等男性高发的原因之一。

　　在年龄分布上，各年龄段人群都有可能患癌症，40岁以前恶性肿瘤发病率处于相对较低水平，40岁以后发病率随年龄的增长快速

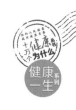

增加，并于 60~79 岁达到高峰。但各年龄段都有相应的高发肿瘤，如婴幼儿期常见神经母细胞瘤、肾母细胞瘤等肿瘤，而青壮年和老年人常见肺癌、肝癌等肿瘤。同一种癌症在不同年龄段的发病率也会有所波动，如乳腺癌在绝经前后分别有两个高峰。癌症的发生是多因素、多阶段、多效应的复杂过程。虽然环境因素是肿瘤发生的始动因素，但个体自身因素，如遗传特质、年龄、性别、激素及其受体、免疫功能和营养状况等，在肿瘤的发生和发展过程中也起重要作用。

癌症给个人和家庭带来巨大痛苦，疾病负担十分沉重，但癌症是一类可以预防的疾病。世界卫生组织提出：1/3 的人类癌症可以预防，1/3 的人类癌症可以通过早发现、早诊断、早治疗而治愈，另有 1/3 的人类癌症是可以减轻患者痛苦、提高患者生存质量和生存时间的。践行健康生活方式，戒烟限酒、平衡膳食、科学运动、心情舒畅可以有效降低癌症发生风险。

根据我国癌症的流行特征并结合国情，常见的 8 个癌种被纳入国家级癌症筛查项目，分别为肺癌、胃癌、结直肠癌、食管癌、肝癌、乳腺癌、宫颈癌和鼻咽癌。目前，我国癌症筛查仍多聚焦于高危人群，筛查出的疑似癌症或癌前病变患者需要进一步确诊和规范化治疗。

（谢　娟）

三

宜居环境
远离疾病

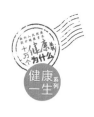

10. 为什么有些**疾病**的发生具有**地方性**

生物地球化学性疾病　地方性

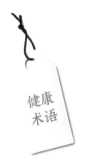

健康术语

地方性氟中毒

地方性氟中毒是由于一定地区的环境中氟元素过多，导致生活在该环境中的居民经饮水、食物和空气等途径长期摄入过量氟所引起的以氟骨症和氟斑牙为主要特征的一种慢性全身性疾病。本病好发年龄为青壮年，女性常高于男性，患病率可随年龄增长而升高。

俗话说"一方水土养一方人"。人类的生活离不开环境，大气、水和土壤中含有各种化学物质，其中许多成分在含量适宜时，对人类生存和维持身体健康必不可少。但每个地区化学元素的自然分布很不均匀，例如海拔较高的丘陵、山地或高原地带大多缺硒、低氟、少碘，而低洼谷地却多是富硒或高氟地区，海洋则是高碘地区。由于地壳表面化学元素分布的不均匀性，使某些地区的水和／或土壤中某些元素过多或过少，当地居民通过饮水、食物等途径摄入这些元素过多或过少，而引起某些特异性疾病，称为生物地球化学性疾病。我国常见的该类疾病有碘缺乏病、地方性氟中毒和地方性砷中毒等。

专家说

（1）生物地球化学性疾病能预防吗：生物地球化学性疾病本质上是化学元素的缺乏或过剩，并且具有地方性的特点，所以要因地制宜进行综合性预防。例

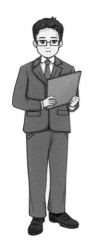

如：食盐加碘是预防缺碘引起的地方性甲状腺肿和克汀病的首选方法，科学补硒可预防克山病和大骨节病。

生物地球化学性疾病除了与地球化学特征有关外，还与当地的农业生产落后、社会经济不发达、居民营养状况不佳、生活条件差和缺乏卫生防病知识等有关。例如，燃煤污染型地方性氟中毒和砷中毒是由于居民敞开炉灶烤火取暖和烘干粮食，使食物中的氟和砷含量过高导致的，因此改良炉灶、改变生活方式能减少其发生。

（2）**离开病区还会得地方性疾病吗**：生物地球化学性疾病受地理位置、自然生态环境、营养卫生以及在病区生活时间长短等因素的影响。大量研究表明，患者离开病区，症状得到缓解或完全恢复；但是重新返回病区居住，仍有得病的可能。

（谢 娟）

关键词 水体富营养化 赤潮

11. 为什么**赤潮**不美丽

你听说过"蓝眼泪"吗？在海浪的拍打下，海水呈现出荧光蓝色，犹如天上的星星坠落海中，绵长的海岸线美成了童话世界。但

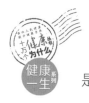

是，这看似浪漫的景色，却是一种危险的信号。

其实，"蓝眼泪"是由夜光藻形成的，这种夜光藻是世界性的赤潮生物，也是我国常见的赤潮生物之一。当夜光藻大量密集于海面，达到一定程度时便会发生赤潮。赤潮是一种世界性公害，它会破坏海洋的正常生态结构，威胁海洋生物的生存。大量赤潮生物附着在鱼类鳃上，会使其呼吸困难；赤潮生物的聚集和新陈代谢会消耗溶解氧，遮蔽海面，海洋生物因无法获取充足的阳光和氧气，将会窒息死亡；海洋生物摄食含有毒素的赤潮生物后会中毒死亡。而人类食用或接触含有毒素的海产品也会对健康产生威胁，例如：麻痹性贝类毒素可直接导致神经麻痹性中毒或死亡，微囊藻毒素可导致肝癌和皮肤癌等。

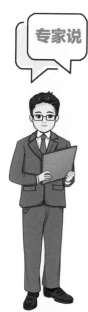

专家说

赤潮是在特定环境条件下，海水中某些浮游藻类、原生动物或细菌暴发性增殖或聚集而引起水体变色的一种有害生态异常现象。当这种现象出现在淡水湖泊中，被称为水华。赤潮和水华是水体污染的一种表现，水体富营养化是诱发赤潮和水华的主要原因。水体富营养化是由于工农业废水和生活污水未经处理大量排放，含磷、氮等污水污染造成水体中藻类大量繁殖，使水中有机物增加、溶解氧下降，水质恶化的现象。由于占优势的浮游生物颜色不同，水面往往呈现红色、绿色、蓝色等，赤潮是统称。近年来赤潮的发生呈现规模加大、持续时间更长、致灾效应加重和全球扩张明显的特点。从源头控制污染物排放是保护水源水质的关键。保护环境，治理污染，不仅是健康中国的需要，更是生态文明建设的需要。

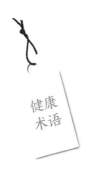

水体污染

水体污染是指人类活动排放的污染物进入水体，其数量超过水体的自净能力，使水和水体底质的理化特征和水环境中的生物特性、组成等发生改变，从而影响水的使用价值，造成水质恶化，甚至危害人体健康或破坏生态环境的现象。

（谢　娟）

关键词

空气污染　肿瘤　空气质量指数

12. 为什么**空气污染**会增加**肿瘤**的发病率

你听说过"大气伤人"吗？一个成年人每天要呼吸 2 万多次，每天与环境交换 1 万多升气体，空气质量的好坏直接影响人类的健康。空气污染对人体健康的影响，首先是感觉上不舒服，随后生理上出现可逆性反应，再进一步就出现急慢性中毒、致癌致畸等严重危害。

2013 年 11 月，世界卫生组织国际癌症研究所出版《空气污染与癌症》一书，宣布将室外空气污染物归类为人类致癌物。全球几乎99% 人口呼吸的空气没有达到世界卫生组织空气指南标准，这在不知不觉中增加人类恶性肿瘤的发病率。由于肺对于空气污染物的吸入剂量最大，故肺癌的疾病负担尤其突出。

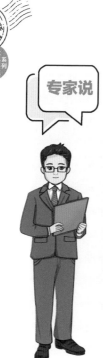

专家说

　　肿瘤的发生是多因素参与、多阶段作用的复杂结果，空气污染已成为重要外源性病因。大量调查资料显示，某些大气污染物长期低剂量反复作用于机体是肺癌发生的重要原因之一，如苯并[a]芘、石棉、砷、镍、铬等。雾霾天气就是一种大气污染状态，雾霾是对大气中各种悬浮颗粒物含量超标的笼统表述，尤其是$PM_{2.5}$，被认为是造成雾霾的"元凶"。雾霾可以使慢性呼吸系统疾病患者病情急性发作或加重，长期处于这种恶劣环境还会诱发肺癌。空气质量指数为151~200即为四级中度污染，可能对健康人群的心脏、呼吸系统有影响，应减少户外运动。

　　《新时代的中国绿色发展》白皮书指出，绿色成为新时代中国的鲜明底色，绿色发展成为中国式现代化的显著特征，广袤中华大地天更蓝、山更绿、水更清，人民享有更多、更普惠、更可持续的绿色福祉。

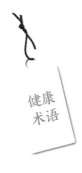

健康术语

空气质量指数

　　定量描述空气质量状况的无量纲指数（表1）。参与评价的污染物包括二氧化硫（SO_2）、二氧化氮（NO_2）、可吸入颗粒物（PM_{10}）、细颗粒物（$PM_{2.5}$）、臭氧（O_3）、一氧化碳（CO）等。其数值越大、级别越高、表征颜色越深，说明空气污染状况越严重，对人体的健康危害也越大。

表 1 空气质量指数及相关信息

空气质量指数	空气质量指数级别	空气质量指数类别及表征颜色		健康影响	建议采取的措施
0~50	一级	优	绿色	空气质量令人满意，基本无空气污染	各类人群可正常活动
51~100	二级	良	黄色	空气质量可接受，但某些污染物可能对极少数异常敏感人群健康有较弱影响	极少数异常敏感人群应减少户外活动
101~150	三级	轻度污染	橙色	易感人群症状有轻度加剧，健康人群出现刺激症状	儿童、老年人及心脏病、呼吸系统疾病患者应减少长时间、高强度的户外锻炼
151~200	四级	中度污染	红色	进一步加剧易感人群症状，可能对健康人群心脏、呼吸系统有影响	儿童、老年人及心脏病、呼吸系统疾病患者避免长时间、高强度的户外锻炼，一般人群适量减少户外运动
201~300	五级	重度污染	紫色	心脏病和肺病患者症状显著加剧，运动耐受力降低，健康人群普遍出现症状	儿童、老年人和心脏病、肺病患者应停留在室内，停止户外活动，一般人群减少户外运动
>300	六级	严重污染	褐红色	健康人群运动耐受力降低，有明显强烈症状，提前出现某些疾病	儿童、老年人和患者应当留在室内，避免体力消耗，一般人群应避免户外活动

资料来源：中华人民共和国环境保护部．环境空气质量指数（AQI）技术规定（试行）：HJ 633—2012［S/OL］．（2012-02-29）［2023-05-01］．https://www.mee.gov.cn/ywgz/fgbz/bz/bzwb/jcffbz/201203/W020120410332725219541.pdf

（谢 娟）

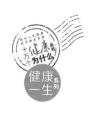

13. 为什么房子**装修**之后**不能马上入住**

室内环境是人们接触最密切的环境之一，室内空气质量的优劣直接影响人体健康。家装污染是室内空气污染的来源之一。某儿童医院数据显示，90% 的白血病患儿家中曾在半年内装修过。室内装饰装修所用的材料散发有害有毒的污染物质，在局限的空间内容易超标，导致家装污染，人体长期处于此环境中，会导致身体不适，诱发或加重多种疾病。

专家说

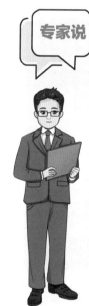

警惕家装污染，须小心五大家装污染源：甲醛、苯、氨、氡、总挥发性有机物。甲醛存在于各类建材里，对皮肤黏膜、呼吸道具有刺激作用，具有致敏、致癌和促癌作用，儿童和孕妇尤为敏感。苯存在于涂料、油漆、清洁剂、壁纸等，损害神经系统功能，具有致癌、致残、致畸作用。氨存在于混凝土添加剂、家具涂层等，容易导致喉炎、声音嘶哑、肺水肿。氡存在于混凝土、油漆、石材、瓷砖、陶瓷洁具等，损害呼吸系统，是目前仅次于香烟引发人类肺癌的第二大元凶。总挥发性有机物来源于各类家装建材、涂料、家具等，具有致敏作用，能引起头晕、头痛、嗜睡、无力、胸闷等症状。

居民应秉承绿色生活理念，提高环保意识，避免过度装修造成污染源叠加，购买"中国环境标志"认证的装修材料。原则上装修后房屋应空置并充分通风 3~6 个月或更长时间，并进行室内空气净化处理；入住前对室内空气质量进行检测，合格后再入住；入住后仍须每日开窗通风。

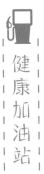

健康加油站

中国环境标志（俗称"十环"），是指在产品或其包装上的一种"证明性商标"。它表明产品不仅质量合格，而且符合特定的环保要求，与同类产品相比，具有低毒少害、节约资源能源等环境优势。标识图形由清山、绿水、太阳及十个环组成。标识的中心结构表示人类赖以生存的环境；外围的十个环紧密结合，环环紧扣，表示公众参与，共同保护环境；同时十个环的"环"字与环境的"环"同字，其寓意为"全民联合起来，共同保护人类赖以生存的环境"。

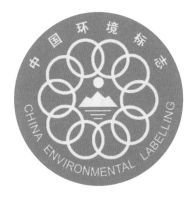

资料来源：中华人民共和国环境保护部．中国环境标志使用管理办法［EB/OL］．(2008-10-07)［2023-05-01］．https://www.gov.cn/gzdt/2008-10/07/content_1114495.htm.

（谢　娟）

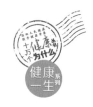

14. 为什么要保持
适宜的居室温湿度

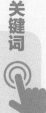
黄梅时节家家雨，青草池塘处处蛙。江南梅雨季节室内环境表现为湿度大、气温高，一些心血管、皮肤、关节、呼吸道、胃肠道等方面的健康问题，即"梅雨症候群"，会乘虚而入，令人苦不堪言。

温度、湿度、风和热辐射等气象要素形成了室内小气候，适宜的室内小气候可使人体的体温调节功能处于正常状态，有利于学习、工作、休闲、睡眠等，还可以降低室内物品、建筑、织物等霉变风险。

指标	标准值	
	夏季	冬季
温度(℃)	22~28	16~24
相对湿度(%)	40~80	30~60
风速(m/s)	≤0.3	≤0.2
新风量 [m³/(h·人)]	≥30	

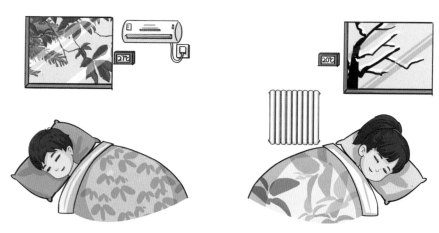

居室温湿度需要在一定范围内保持相对稳定。气温过高容易引起机体散热不良，导致体温升高、血管舒张、脉搏加快、心率加速等；气温过低容易导致机体代谢功能下降，脉搏、呼吸减慢，皮下血管收缩，皮肤过度紧张，容易引起呼吸道疾病。气温较低时，气湿对人体热平衡影响较低，随着气温升高，气湿对热平衡的影响逐渐增加。夏季气湿过高，会抑制机体散热，使人感到烦躁，容易引起中暑；冬季气湿过高，会加速热传导，使人感到阴冷，容易引起感冒。

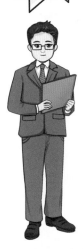

令人感觉身心舒适的温湿度是多少呢？《室内空气质量标准》规定，夏季室内温度22~28℃，相对湿度40%~80%；冬季室内温度16~24℃，相对湿度30%~60%。为保持良好的居室温湿度，应合理使用空调和空气加湿器等设备，定时开窗通风保持空气流通，适当种植绿色植物。同时要注意设备的清洁工作，避免细菌等微生物滋生，对室内空气造成污染。

人体对产热和散热的调节根据其机制可分为生理性体温调节和行为性体温调节两大类。生理性体温调节是指机体具有将体内温度稳定在（37±0.2）℃范围内的能力。行为性体温调节是通过体外调节来改变外环境对机体生理的应激作用，经常采用的方式有穿衣或应用各种通风采暖设备，从而使体温调节维持在正

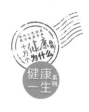

常范围。机体在正常状态时，上述两种体温调节方式同时起作用。健康人在适宜的小气候作用下，进行轻体力活动时，产热和散热的速率处于基本平衡状态，主观感觉良好，称为热平衡状态。

（谢　娟）

15. 为什么提倡**垃圾分类**

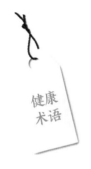

健康术语

有害垃圾

　　有害垃圾是指生活垃圾中的有毒有害物质，主要包括废电池（镉镍电池、氧化汞电池、铅蓄电池等），废荧光灯管（日光灯管、节能灯等），废温度计，废血压计，废药品及其包装物，废油漆、溶剂及其包装物，废杀虫剂、消毒剂及其包装物，废胶片及废相纸等。

　　随着社会经济发展和物质消费水平大幅提高，生活垃圾产量迅速增长。在垃圾处理较好的地区，会采取无害化处理，但费用较高。大部分地区仅采取简单的堆埋处理，虽然解决了短期问题，但却带来严重的弊端，例如对土壤和地下水造成污染，而且垃圾也得不到有效利用，造成资源浪费。

　　垃圾，只有混在一起的时候才是垃圾，一旦分类回收就都是宝贝。垃圾分类是按规定或标准将垃圾分类储存、投放和搬运，从而转变成公共资源的一系列活动的总称。垃圾分类是新时尚，分类扔垃圾，环保入人心。

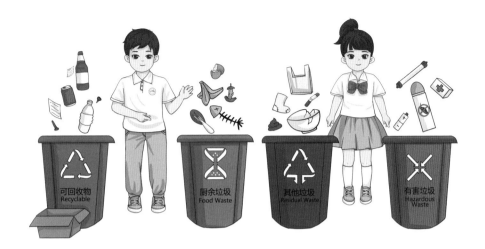

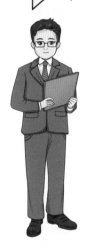

　　调查数据显示，我国重点城市人均每日产生生活垃圾 0.79~1.30kg，产生量之大令人震惊，垃圾分类成为当务之急。《中华人民共和国固体废物污染环境防治法》规定，产生生活垃圾的单位、家庭和个人应当依法履行生活垃圾源头减量和分类投放义务，承担生活垃圾产生者责任。垃圾分类不仅节约成本，而且能够提高垃圾的资源价值和经济价值。垃圾分类一小步，文明习惯一大步，让垃圾分类成为我们自觉主动的生活习惯。

　　如何对生活垃圾进行有效分类成为居民最关心的问题。《生活垃圾分类标志》标准规定，生活垃圾分类由 4 个大类和 11 个小类组成，详情见表 2。

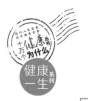

表2 生活垃圾分类标志的类别构成及大类用图形符号

序号	图形符号	大类	小类
1	可回收物 Recyclable	可回收物	纸类
2			塑料
3			金属
4			玻璃
5			织物
6	有害垃圾 Hazardous Waste	有害垃圾	灯管
7			家用化学品
8			电池
9	厨余垃圾 Food Waste	厨余垃圾（也称为湿垃圾）	家庭厨余垃圾
10			餐厨垃圾
11			其他厨余垃圾
12	其他垃圾 Residual Waste	其他垃圾（也称为干垃圾）	

（谢 娟）

日常生活无小事

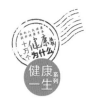

16. 为什么要
"管住嘴，迈开腿"

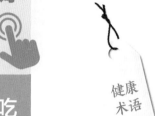

健康术语

运动处方

运动处方是指对从事运动锻炼者或患者，根据医学检查资料（包括运动测试与体适能测试结果），按其健康、体适能及心血管功能状况，结合生活环境条件和运动爱好等个体特点，用处方的方式规定适当的运动类型、强度、时间及频度，并指出运动中的注意事项，以便有计划地经常性锻炼，达到健身或治疗的目的。

人们对健康的追求亘古不变。随着社会经济发展和生活水平的提高，人们对健康的认识已从无病即健康，发展为身体、心理和社会适应完好状态的健康新理念。"管住嘴，迈开腿"是一句广为流传的养生格言，意思是不该吃的不吃、不该喝的不喝、多走多动才健康。换句话说就是要吃动平衡，合理膳食。

大量研究表明，膳食因素与机体的免疫水平、慢性病的发病风险密切相关。我国居民由于高油高脂食物摄入过多而引起的结直肠癌发病率已上升至恶性肿瘤发病率的第二位；膳食不平衡造成老年人肥胖率为13%，高血压患病率近60%。近年来，人们的身体活动量逐年下降，手机、电视成为大家最主要的闲暇静坐原因。活动量下降，能量消耗减少，即使膳食摄入不变，也必然导致超重肥胖率持续升高，而超重肥胖是高血压、糖尿病、心血管疾病、癌症等重要的危险因素。要在膳食摄入与身体活动之间找到支撑点，吃动平衡，健康有道。

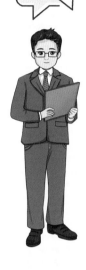

"管住嘴"是要求大家平衡膳食。《中国居民膳食指南（2022）》提出了八条准则：①食物多样，合理搭配；②吃动平衡，健康体重；③多吃蔬果、奶类、全谷、大豆；④适量吃鱼、禽、蛋、瘦肉；⑤少盐少油，控糖限酒；⑥规律进餐，足量饮水；⑦会烹会选，会看标签；⑧公筷分餐，杜绝浪费。

"迈开腿"是让大家动起来。各年龄段人群都应天天进行身体活动。成人最好每天步行6 000步；每周至少进行5天中等强度身体活动，累计150分钟以上，保持健康体重；减少久坐时间，每小时起来动一动。身体活动要权衡利弊，根据自身情况科学制定运动处方，以免过犹不及。

（谢　娟）

17. 为什么要
减盐减油减糖

柴米油盐酱醋茶，一日三餐度年华。可口美味的食物离不开盐、油、糖。然而，高盐、高糖、高脂饮食会增加不良健康结局的风险。

调查显示，高盐（钠）饮食与大约 50% 的高血压和 33% 的脑卒中有关，还会增加胃癌、骨质疏松、肥胖等疾病的患病风险。烹调油是人体必需脂肪酸和维生素 E 的重要来源，但过量的油脂会导致血脂异常，增加动脉粥样硬化和冠心病，以及糖尿病、高血压等慢性病的发病风险。高糖摄入会造成膳食不平衡，增加超重肥胖、糖尿病等患病风险，也是引起龋齿最重要的危险因素。

关键词

合理膳食 隐性盐

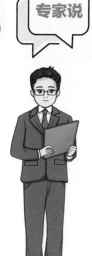

专家说

合理膳食是健康的基础，是体重管理的关键，应积极鼓励全社会减盐、减油、减糖，倡导健康的生活方式，推广应用《中国居民膳食指南（2022）》指导日常饮食，做自己健康的第一责任人。

成人日常生活中应坚持以下行为：每天食盐摄入量不超过 5g，推荐使用定量盐勺，少吃咸菜多吃蔬果；学会看营养成分表，选用低盐调味品，并警惕一些方便食品和零食中的隐性盐；每天烹调用油量 25~30g，使用控油壶，烹调食物尽量选用蒸、煮、炖、焖、水滑、熘、拌等少用油的方法，少吃油炸食品，不喝菜汤，限制反式脂肪酸的摄入；控制添加糖的摄入量，最好每天不超过 25g，不喝或少喝含糖饮料，用白水代替饮料，减少高糖类包装食品的摄入，烹调过程也要少加糖，尝试用葱、姜、蒜、醋和胡椒等为食物提味。儿童青少年要特别注意少吃零食和甜食，家长要做榜样，养成清淡饮食习惯。

反式脂肪酸是油脂加工过程产生的含 1 个或 1 个以上非共轭反式双键的不饱和脂肪酸的总称，不包括天然反式脂肪酸。其摄入量与心血管疾病、乳腺癌和结肠癌等癌症的发生呈正相关。氢化植物油是反式脂肪酸最主要的食物来源，其能够增加食品的口感和美味，成本低廉。所有含"氢化油"或使用"氢化油"油炸过的食品都含有反式脂肪酸，如人造黄油、人造奶油等。食品安全国家标准规定每天摄入反式脂肪酸不应超过 2.2g，摄入量应少于每日总能量的 1%。

（谢 娟）

18. 为什么**中等强度**的身体活动**有益健康**

生命在于运动，运动需要科学。身体活动的健康效益取决于它的类型、强度、时间、频度和总量，选择适宜的运动强度很关键。

成人每周 150 分钟中等强度的身体活动总量可以增进心肺功能、降低血压和血糖、增加胰岛素的敏感性、改善血脂、调节内分泌功能、提高骨密度、保持或增加瘦体重、减少体内脂肪蓄积、控制不健康的体重增加等。这些作用的长期结果可以使冠心病、脑卒中、2 型糖尿病、乳腺癌和结肠癌的发病风险降低 20%~30%；有助于延长寿命，预防高血压、骨质疏松症、肥胖和抑郁症，增加骨密度，改善骨关

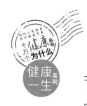

节功能、缓解疼痛；对延缓老年人认知功能下降也有一定帮助。每周中等强度身体活动总量增加到 300 分钟，可以获得更多的健康效益。

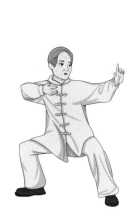
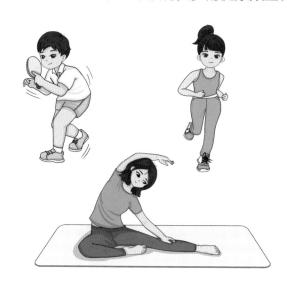

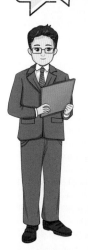

身体活动强度常用的衡量指标包括最大心率百分比、自我感知运动强度和代谢当量。中等强度活动的自我感觉包括：心跳和呼吸加快，用力但不吃力，可以随着呼吸的节奏连续说话，但不能放声唱歌，如快走（4~7km/h）、骑自行车（12~16km/h）、早操、工间操、太极拳、慢舞、乒乓球练习、羽毛球练习等。这种方法更方便实用，可以结合自己的体质和感觉来确定强度，适合老年人和体质较差者。鼓励每周进行 3 次以上、每次 30 分钟以上，或者累计 150 分钟中等强度活动，动则有益，贵在坚持。每个人的体质不同，特别是老年人，一定要根据自身状况制定合适的运动方案，避免运动伤害。

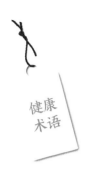

运动伤害

运动伤害是指身体活动中或活动后发生的疾病，最常见的是外伤和急性心血管事件。与身体活动有关的不良事件如骨骼肌肉系统的损伤等虽然很常见，但通常程度较轻，特别是中等强度身体活动（如步行）更是如此。总之，积极进行身体活动所获得的健康效益远大于可能发生的伤害。而且通过逐渐增加身体活动量，可以显著减少发生不良事件的风险，尤其对于缺乏活动的成人更是如此。为减少发生运动伤害的风险，鼓励运动时使用防护器具等。

（谢　娟）

关键词

戒烟限酒　二手烟　三手烟

19. 为什么要**戒烟限酒**

烟草流行是当今世界上最严重的公共卫生威胁之一，吸烟是心血管疾病、呼吸系统疾病以及 20 多种癌症的主要危险因素。此外，二手烟的暴露可使非吸烟者的冠心病风险增加 25%~30%，肺癌风险增加 20%~30%。烟草每年可致全球 800 多万人失去生命。

中国酒文化源远流长，然而饮酒可导致肝损伤、肝癌风险增加，且容易引发结直肠癌、乳腺癌、痛风、消化系统疾病等。饮酒导致全球每年 300 万人死亡，数百万人残疾和健康状况不佳。

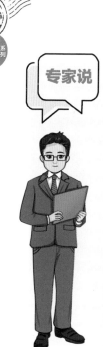

专家说

个人戒烟越早越好，什么时候都不晚。中国设立戒烟门诊和戒烟热线，从生理、心理等多角度帮助吸烟者完成戒烟过程。专科医生在日常临床诊疗服务中，可以为吸烟者提供专业有效的戒烟帮助。戒烟是降低吸烟对健康危害的唯一方法。

人们常说"小酒养心"，其实不然。目前证据显示，没有安全的饮酒标准，任何剂量的酒精摄入都会增加健康风险，所有酒对人体都有相似的负面影响。不提倡饮酒，特别是儿童青少年、孕妇、乳母以及慢性病患者；成年人如饮酒，一天摄入的酒精量不超过 15g。

健康加油站

100% 无烟环境是唯一有效预防烟草危害的方法。每年的 5 月 31 日为世界无烟日。

二手烟是指不吸烟者吸入吸烟者呼出的主流烟雾及卷烟燃烧产生的侧流烟雾。侧流烟雾因为燃烧温度更低，燃烧更不完全，而且不经过任何过滤，所以一些有害物质的浓度比主流烟雾更高。世界卫生组织指出，二手烟的暴露没有安全水平，任何浓度、任何时间的暴露都可能对人体产生危害。

三手烟指吸烟之后残留在头发、皮肤、衣服、地毯、窗帘、床铺等各种物体表面的有害物质，包括细颗粒物、尼古丁、致癌物、重金属、放射性物质等。婴儿由于口手活动更为频繁，更容易将环境中有害物质直接入口，因此更容易受到"三手烟"的危害，应引起重视。

（谢　娟）

20. 为什么讲究
站有站相，坐有坐相

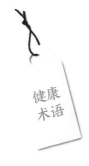

健康术语

站如松、坐如钟，保持良好的身体姿态会让人看起来更挺拔修长，更有魅力和充满自信。良好的体态能让人自然有效地呼吸，维持好脊柱四个重要的生理弯曲，分别是颈曲、胸曲、腰曲和骶曲；会减少对肌肉和韧带的压力，有助于保持身体平衡。

儿童青少年在日常学习生活中由于学业繁重、久坐少动，极易形成各种不良的身体姿态，如驼背塌腰、脊柱侧弯、高低肩、骨盆侧倾、O型或X型腿等，影响形体美和生长发育，导致关节疼痛、腰背痛、慢性疲劳等多种健康损害，严重者需要手术治疗。随着年龄的增长，老年人的生理功能会表现出衰退趋势，体态发生变化，如身高逐渐缩短、弯腰驼背，严重者会出现压缩性骨折，压迫内脏，心肺功能和消化系统功能受到严重影响。女性穿高跟鞋能够突出身体曲线、抬头挺胸，但是长期穿高跟鞋，可使背部骨骼过度伸展，增加膝盖压力，诱发骨骼肌肉疼痛和关节炎。

身体姿态　脊柱侧弯

脊柱侧弯

脊柱侧弯指脊柱在冠状面上一个或多个节段椎体偏离身体中线向侧方形成弯曲，多伴有椎体的旋转和矢状面上后凸或前凸增加或减少、肋骨和骨盆的旋转倾斜畸形以及椎旁的韧带肌肉异常，是一种脊柱的三维结构畸形。其以外观异常为主要早期临床表现，随着畸形的进展，身体躯干失平衡、背部疼痛等临床症状逐渐产生。好发于10~16岁的青少年，以女性多见，青春期生长高峰期容易进展。

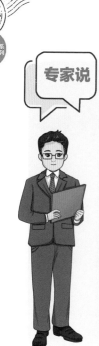

专家说

正确的身体姿态是指身体在直立状态下可以长期保持稳定状态，且能维持各组织器官的正常功能，各关节、韧带、肌肉处于适当紧张程度的一种常态身体状态。预防身体姿态异常，青少年可以定期进行体检，及时发现体态异常问题，做到早检查、早发现、早干预；老年人可以进行骨质疏松筛查，养成良好生活习惯；女性应减少穿高跟鞋频次、控制鞋跟高度、根据脚趾形状及大小选择合适的鞋子款式。日常生活中大家可以通过瑜伽、太极拳、体操等多种方式锻炼身体，保持良好的身体姿态。

（谢　娟）

21. 为什么要**睡美容觉**

睡"美容觉"的时间通常指晚上 10 点到第二天凌晨 2 点。在美美的睡眠中，皮肤进行新陈代谢，充足的供血和氧含量的增加促进皮肤细胞的自身修复和新生，能起到预防和延缓衰老的作用。睡美容觉不仅要早睡，还要睡得够、睡得香。恰当的睡眠时间、良好的睡眠质量和规律的睡眠 - 觉醒周期节律等，是健康睡眠的关键。睡眠承担着人体生理、心理健康自我调节和恢复的重要任务。现代人的平均睡眠时间不断减少，睡眠障碍的发生率日益升高。长时间缺乏充足睡眠容易使人焦虑紧张、烦躁冲动、注意力不集中、记忆力减退、免疫力下降，会增加心脑血管疾病、抑郁症、糖尿病、肥胖、骨质疏松症等慢性病的发生风险，加速衰老，损害认知功能、记忆力和免疫系统。

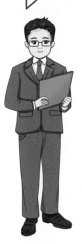

良好睡眠，健康同行。睡眠质量正常，作息规律，平均每天 7~8 小时的睡眠能让大多数人一觉醒来精神抖擞。然而，调查数据显示：我国 35.7% 的成年人睡眠质量差，入睡困难成为头号问题；手机成为睡眠杀手，近 70% 的晚睡与之相关。想要拥有良好的睡眠，应从以下几点做起。

（1）规律作息：身体在晚上 9 点开始分泌褪黑素让我们产生睡眠冲动，最好在 10 点之前睡觉，最晚不要超过 11 点。固定每天起床的时间，强大的生物钟会让您的入睡时间更有规律。

（2）睡前运动：晚餐后 1 小时可以进行散步、瑜伽等舒缓适量的运动，使身体放松，更容易入睡。

（3）舒适的睡眠环境：适宜的睡眠温度，保持房间良好通风，温馨安静的卧室环境有利于睡眠，避免在床上工作、玩手机、看电视等，明确床就是休息睡觉的地方。

此外，合适的床垫、枕头、睡姿，睡前避免过量饮酒、吸烟、摄入咖啡因、喝茶等都会对健康睡眠有帮助。

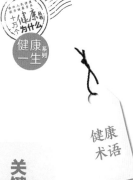

睡眠障碍

　　指睡眠和觉醒的昼夜节律紊乱，导致睡眠总体质量下降、睡眠总时长减少、睡眠中出现异常行为以及白天出现精神疲倦的表现，明显影响日常活动，其中失眠最为常见。

（谢　娟）

健康
术语

关键词

新陈代谢　肠道蠕动　便秘

22. 为什么
"日行一便" 很重要

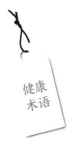

健康
术语

膳食纤维

　　指不能被人胃肠道中消化酶所消化且不被人体吸收利用的多糖，主要来自植物细胞壁的复合碳水化合物。其生理功能包括：增强胃肠功能，促进排便；增加饱腹感；降低血糖和血胆固醇；改变肠道菌群，降低肠道疾病发生风险。但摄入过多会影响食物的消化吸收。

　　粪便是食物未被吸收而产生的残渣部分，每日规律排便是新陈代谢良好的表现。每日排便可以清理肠道，减轻胃肠负担，促进胃肠蠕动，有利于食物的消化吸收；可以及时排出体内的毒素，避免毒素堆积而引发长斑点、出痘痘等皮肤问题；可以保证内分泌系统的稳定状态，提高新陈代谢效率，从而维持各器官的正常功能。

排便不规律如便秘，容易形成宿便，导致毒素堆积，产生健康危害。便秘者容易发生口臭、厌食、痛经、痔疮等；在阿尔茨海默病、肝性脑病以及结直肠癌等疾病的发生、发展中可能发挥重要作用；心脑血管疾病患者，便秘可导致病情加重发生意外；慢性便秘患者生命质量下降。

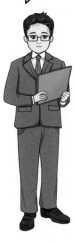

身体健康与肠道健康息息相关，而肠道健康又与大便的情况密切相关。大便正是"来自肠内的书信"，通过观察大便的形状、颜色、气味等情况可以判断肠道是否健康。大便正常多为黄色条状的成形软便，没有太明显的恶臭，如果出现异常应引起重视。

便秘是指一种/组临床症状，表现为排便困难和/或排便次数减少、粪便干硬。排便次数减少指每周排便＜3次，慢性便秘的病程应≥6个月。很多人由于生活节奏加快、饮食结构改变、工作压力大等导致便秘。想要避免或缓解便秘，平时应建立良好的生物钟，养成定时排便的习惯。同时注意足量饮水；适量进食蔬菜水果和粗粮，这些食物中含有丰富的膳食纤维；适当按摩腹部，坚持运动锻炼；正确补充益生菌可调节肠道菌群。肠道微生物菌群中的有益菌，参与食物消化，促进肠道蠕动，抑制致病菌群的生长，分解有害、有毒物质等，对肠道起到一定的保护作用。

（谢　娟）

五

从免疫力谈起

23. 为什么有些人
感染了**甲肝**，却**没有症状**

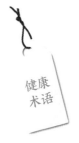

甲型病毒性肝炎简称甲型肝炎（甲肝），由甲型肝炎病毒感染引起，一般为急性自限性疾病，预后良好，不发展为慢性肝炎和慢性病毒携带者。有些人感染甲型肝炎病毒后没有明显的临床症状，看上去与健康人并无两样。这些"健康者"同样可以获得对甲型肝炎病毒的持久免疫力，这种情况就是常说的"隐性感染"或"亚临床感染"。隐性感染在甲肝病毒感染者中很常见，我国成人甲型肝炎病毒抗体阳性率高达70%~90%，成年人多因隐性感染获得免疫力。出现这种情况，一方面，可能因为机体的防御能力强，迅速清除了入侵的甲肝病毒，病毒不能在肝细胞内大量增殖，因而对肝细胞、肝组织的损伤不明显，机体不出现肝炎症状和明显的肝功能异常。另一方面，可能与甲肝病毒的特性有关，甲肝病毒在肝细胞内增殖缓慢，一般不直接造成肝细胞的损害。甲肝病毒引起肝细胞损伤的机制尚不十分清楚，目前认为正是机体针对甲肝病毒产生的免疫反应对受感染的肝细胞的攻击，才导致了肝细胞损伤和功能异常。受感染的肝细胞越多、免疫反应越强烈，临床症状越重。

健康术语

隐性病毒感染
病毒进入机体不引起临床症状的感染，也称为亚临床感染。

显性病毒感染
机体感染病毒后出现临床症状和体征，也称为临床感染。

关键词

甲型肝炎病毒 隐性感染

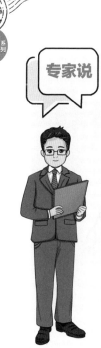

（1）甲肝传染源是急性期患者和无症状感染者，主要通过粪 - 口途径传播，污染水源、食物、海产品、食具等都可以传播甲肝病毒。虽然甲肝病毒感染者大多不出现明显的症状，但排出的粪便中含有病毒，是重要的传染源。因此在甲肝流行时，对无症状的可疑感染者应及时检测甲肝病毒 IgM，阳性者应及时隔离，避免传播扩散。

（2）甲肝的一般性预防措施是做好卫生宣传，加强食物、水源和粪便管理，严格消毒处理患者的排泄物、食具、物品和床单衣物等。疫苗接种是预防甲肝的有效手段，目前已有甲肝减毒活疫苗和灭活疫苗用于特异性预防。

（李　梅）

24. 为什么得了**流感**不要轻易吃**消炎药**

流感是由流感病毒引起的急性呼吸道传染性疾病，起病急，患者有高热、乏力、头痛、全身酸痛等典型症状。一般百姓家里常备的"消炎药"实际上是抗菌药，比如阿莫西林、头孢霉素等。抗菌药并不能预防流感病毒感染，也不能有效缓解流感的症状。因此，单纯患流感不需要使用抗菌药，只有在合并细菌感染时才需要使用抗菌药治疗。目前抗流感病毒药物常见的有奥司他韦、帕拉米韦、扎那米韦，这三种药物是流感病毒神经氨酸酶抑制剂，对甲型、乙型流感病毒感染均有效，患者在首次出现症状 48 小时内使用效果更好。此外，还可以使用广谱抗病毒药，如利巴韦林、干扰素；中草药如黄芪、板蓝根、大青叶等也有一定疗效；可以同时使用一些对症治疗的药物以缓解症状，包括解热镇痛药、缓解鼻黏膜充血药、止咳祛痰药等。

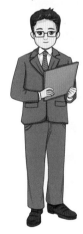

"消炎药"是民间对"抗菌药"的俗称。真正的"消炎药"在医学上称为抗炎药，是指解热镇痛药，包括阿司匹林、对乙酰氨基酚、布洛芬等。抗炎药的作用是抑制机体的炎症反应，而并非针对致病菌和病毒。抗菌药与抗病毒药也不同，抗菌药对抑制病毒感染无效，反过来，抗病毒药也不能阻止细菌感染。不合理使用抗菌药甚至滥用抗菌药会导致细菌的耐药性增加，久而久之，最终可能导致人类在面对感染性疾病时陷入无药可用的危险境地。

健康加油站

流感病毒的分型

流感病毒分为甲（A）、乙（B）、丙（C）和丁（D）四型。人流感主要是甲型和乙型流感病毒引起，其中甲型流感病毒易变异，多次引起世界性大流行。甲型流感病毒可以进一步分为 H1N1、H3N2、

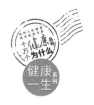
H5N1、H7N9 等多个亚型（H 和 N 分别代表流感病毒表面两种易变异的糖蛋白）。除人以外，流感病毒还可引起禽、猪、马、蝙蝠等多种动物感染和发病，少数动物流感病毒适应人后，可以突破物种屏障，引起人流感，1997 年以来 H5N1、H7N2、H7N7、H9N2 等禽流感病毒均有感染人的报道。

（李　梅）

25. 为什么**梅毒**治好了还会**再得**

　　梅毒是由梅毒螺旋体引起的性传播疾病。人感染梅毒螺旋体之后，梅毒螺旋体可进入血液播散到全身各内脏器官、皮肤黏膜及体液中，早期梅毒的传染性很强，应早发现、早治疗。治疗梅毒一般是使用青霉素类药物治疗 3 个月至 1 年，治疗结束后还要定期复查，如果结果均为阴性即可以判定痊愈。彻底治愈后体内不再有梅毒螺旋体存在，所以不会复发，也不会传染他人。然而，治愈后人体产生的抗体不能阻止梅毒螺旋体的再次感染，也就是说，即使得过梅毒，仍然没有很好的免疫力。梅毒是通过性行为、血液途径或母婴途径传播的，如果再次接触传染源，比如没有保护措施与梅毒患者发生性行为或接触患者污染物等，仍然可以再次感染。

梅毒属于性病，目前尚无疫苗用于预防。临床上90%以上的梅毒是通过与梅毒患者的性接触而传染，加强性健康教育和注重性卫生是降低梅毒发病率的有效措施。梅毒患者治愈后要加强自我防护，进行性生活时正确佩戴安全套，不与性传播疾病患者发生无保护措施的性行为，保持相对稳定的性伴侣等，避免再次感染。

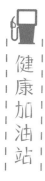

健康加油站

梅毒的传播途径

　　性接触传播　临床超过90%的梅毒是通过与梅毒患者发生性接触传染的。

　　血途径传播　梅毒螺旋体可侵入血液潜伏于体内，输入含梅毒螺旋体的血液或血制品，可引起输血后梅毒。

　　垂直传播　梅毒螺旋体可通过胎盘、产道、哺乳传播，如果孕妇感染了梅毒，梅毒螺旋体可通过胎盘感染胎儿。胎盘传染主要发生在患早期梅毒的孕妇。如果产妇感染了梅毒，当新生儿出生经过产道时，产道部位的梅毒螺旋体可以感染新生儿。患有梅毒的产妇乳汁中也可能含有梅毒螺旋体，母乳喂养也可使婴儿感染梅毒螺旋体。

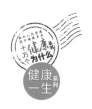
关键词

接触传播　梅毒螺旋体可通过直接和间接接触传播，如接吻、直接接触患部，接触被患者分泌物污染的衣服、被褥、毛巾等。需要说明的是，梅毒螺旋体抵抗力极弱，对高温和干燥特别敏感，离开人体后干燥 1~2 小时或 50℃ 加热 5 分钟即死亡，所以梅毒的传染源主要是患者，只有含活的梅毒螺旋体的物品才有传染性。

（李　梅）

26. 为什么**孕妇**要远离**宠物**

　　狗、猫、鸟类等宠物除了给我们日常生活增添了许多乐趣，也是人畜共患传染病的传染源。宠物可直接传播给人的疾病有弓形虫病、猫抓病、鹦鹉热、狂犬病、炭疽病、出血热、钩端螺旋体病、疥疮、棘球蚴病等。另外，宠物的排泄物、脱落的毛屑等，也可引起过敏性皮炎和哮喘等疾病。孕妇饲养宠物会增加感的机会。如果孕妇感染了寄生在狗、猫等宠物体内的弓形虫，弓形虫通过胎盘可造成胎儿流产、死胎、早产、胎儿畸形等。另外，一旦被宠物抓伤、咬伤，还需要接种疫苗。所以为了保证优生优育和母婴健康，孕妇和有孕妇的家庭不要喂养狗、猫等宠物，更不要与宠物同住、同睡、亲吻等密切接触，尽量让宠物远离人类食物。

专家说

　　如果在怀孕或备孕期间曾频繁接触小猫、小狗等宠物，一定要去医院做一下 TORCH 筛查（TORCH test），主要判断是否感染了弓形虫、风疹病毒、巨细胞病毒和单纯疱疹病毒，这四种病原体容易导致宫内感染及围产期感染，引起流产和畸形。如果孕妇不慎被狗、猫等咬伤、抓伤，应及时去医院请医生帮助诊治处理，以最大限度减轻危害。

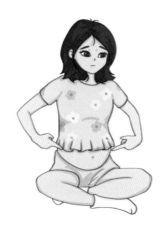

（李　梅）

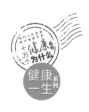

27. 为什么有些**感染**
能引起**癌症**

  癌症发病机制复杂，目前尚未完全明确，但很多研究表明病原体感染是癌症的重要致病因素之一。世界卫生组织国际癌症研究中心（IARC）已经将 11 种病原体列为 1 类致癌生物（表 3），包括细菌、病毒和寄生虫。其中幽门螺杆菌不仅是慢性胃炎、胃溃疡和十二指肠溃疡的主要病因，还能导致胃癌。病毒是人类肿瘤的重要致病因素之一，全球 15%~20% 的人类肿瘤与病毒感染有关，包括人乳头瘤病毒（HPV）、EB 病毒（EBV）、人类疱疹病毒 8 型、乙型肝炎病毒（HBV）和丙型肝炎病毒（HCV）等。此外，感染了埃及血吸虫、麝后睾吸虫、华支睾吸虫等也有明确的致癌和促癌作用。

表 3　与人类癌症相关的病原体感染

病原体	人类癌症
人乳头瘤病毒(16,18,31,33,35,39,45,51,52,56,58,59 型)	宫颈癌、口咽癌、鳞状细胞癌
EB 病毒	鼻咽癌,非洲儿童恶性淋巴瘤,霍奇金淋巴瘤,B 细胞淋巴瘤
人类疱疹病毒 8 型	卡波西肉瘤
乙型肝炎病毒	肝癌
丙型肝炎病毒	肝癌
人类免疫缺陷病毒 I 型	艾滋病相关恶性肿瘤
人类嗜 T 细胞病毒	成人 T 细胞白血病
幽门螺杆菌	胃癌
埃及血吸虫	膀胱癌
华支睾吸虫	肝癌
麝后睾吸虫	胆管癌

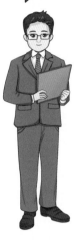

细菌、病毒和寄生虫可以在人和人之间传播，感染后有些能诱发某些恶性肿瘤，所以应对传染病的方法对某些癌症也有效，可以采取如下措施。

（1）**早诊早治**：如果已经感染可能引起癌症的病原体，建议尽快进行规范抗感染治疗，降低发生恶性肿瘤的风险。

（2）**接种疫苗**：目前我国乙肝疫苗接种率很高，因此乙肝的发病率显著下降，相信在未来的 10~20 年，肝癌的发病率会发生显著下降。预防 HPV 感染，也可以接种疫苗，减少 HPV 相关的恶性肿瘤发生。

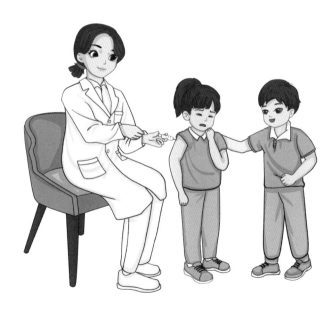

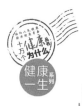

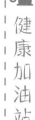

流行性感冒 普通感冒

致癌物的分类

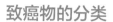

1 类致癌物　共 120 种，此类致癌物对人类确定致癌。

2 类致癌物　共 380 种，其中 2A 类 81 种、2B 类 299 种。

2A 类致癌物　对人很可能致癌，但证据有限，对实验动物致癌性证据充分。

2B 类致癌物　对人可能致癌，但证据有限，对实验动物致癌性证据不充分。

（李　梅）

28. 为什么说 "流行性感冒" 和 "普通感冒" 不是一回事

　　流行性感冒（流感）和普通感冒虽然都是急性呼吸道传染性疾病，但两者不是一回事，了解它们的不同点，在日常生活中才能科学预防和治疗。

（1）**病原体、好发季节不同：**流感由流感病毒引起，甲型和乙型流感常见，冬春季多发，传染性强，发病率高，每年会呈季节性流行，容易引起大流行。普通感冒则是由鼻病毒、副流感病毒、普通冠状病毒等多种病毒引起，全年散发，在季节交替时多发，传染性不如流感强。

（2）**临床症状、严重程度不同：**这是区分流感和普通感冒的重点。流感起病急，典型的症状有高热（38.5℃以上持续3天左右）、咽痛、头痛、明显的疲倦乏力、全身酸痛等，而鼻塞、流鼻涕、咳嗽等呼吸道症状不明显。流感病程7~10天且病情较普通感冒重，患者一般需要卧床休息。体质较弱的婴幼儿、老年人、慢性病患者，会使原有疾病加重，还容易引发肺炎、心脑血管病等严重疾病，危及生命。普通感冒起病缓慢，初期只是感觉嗓子或鼻子发干、发痒或有异物感，1~2天后逐渐加重为咽痛、声音嘶哑、干咳、鼻塞、流鼻涕等明显的呼吸道症状，虽然也有怕冷、头痛、乏力、食欲不振等症状，但较轻微，一般不会影响工作和生活。

（3）**治疗原则不同：**治疗流感必须尽早使用一些抗流感病毒药物，最好在两天以内去医院进行抗病毒治疗，这样可以缩短病程、减轻症状、预防并发症。而普通感冒主要采取多休息、多喝水、吃易消化的食物等措施，通常3~5天就会自愈。

（4）**预防方法不同：**日常生活中，加强锻炼增强体质，提高自身免疫力；多吃蔬菜水果，注意科学饮食；呼吸道疾病流行期间避免到人群聚集的地方，戴口罩、勤洗手，养成良好的卫生习惯，这是预防呼吸道传染病的一般性措施，对于预防普通感冒很重要。对于流感，及时接种流感疫苗可有效减少感染的机会或减轻流感症状。

总之，建议大家在日常生活中要注意区别流感和普通感冒，采取科学的预防和治疗措施。

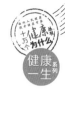

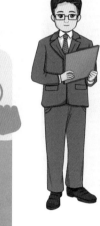

专家说

由于流感病毒容易变异，接种流感疫苗时要去正规的医院或社区卫生服务中心，接种含当年流行病毒株的疫苗进行特异性预防，在流感流行高峰前 1~2 个月接种可有效发挥疫苗的保护作用。治疗流感特异性的药物如金刚烷胺，可抑制甲型流感病毒的穿入与脱壳过程；奥司他韦可以选择性抑制甲型流感病毒的神经氨酸酶活性，但最好在首次出现症状的 48 小时内服用。利巴韦林、干扰素是广谱的抗病毒药，一些中草药如黄芪、板蓝根、大青叶等也有一定疗效。

（李　梅）

29. 为什么人
会患**免疫性疾病**

免疫系统是人体的卫士，能抵御外界病原体的进攻，还能清除机体内的"敌人"：衰老死亡细胞、肿瘤细胞、新陈代谢产生的废物以及其他有害成分。但是当其功能异常时，无论是攻击过于猛烈，抑或是反抗过于无力，都会引起机体疾病，统称为免疫性疾病。其中，由于免疫系统功能过度发挥引起的疾病是自身免疫病，而免疫系统防御太弱则会引起反复感染，最具代表性的是获得性免疫缺陷综合征

（AIDs），即艾滋病。

免疫系统的行为准则非常简单：凡是自己的，来自我身体内的组织细胞就需要坚决保护，凡是外来的就一概排斥。自身免疫病就是在某些复杂因素作用下（如链球菌感染引起的自身免疫性肾小球肾炎、风湿性心脏病），免疫系统对自身细胞和病原体之间的识别出现了问题，错将自己人当作外敌攻击，造成相应组织器官的损伤。这类疾病有些是在病原体感染后由于"分子模拟"机制导致的"敌我不分"，有些则是服用某些药物或受到电离辐射之后原先的组织细胞发生变化，不再被识别为"自己人"，还有一些病因至今未明。

获得性免疫缺陷综合征（AIDs）是另一个极端，HIV 病毒侵犯人体后专门攻击免疫细胞，将我们的防卫部队从内部逐渐破坏，受到影响的固有免疫和获得性免疫过程使机体清除外界病原体和内部变异的肿瘤细胞能力降低，因此 AIDS 患者大多死于复杂机会性感染和肿瘤。

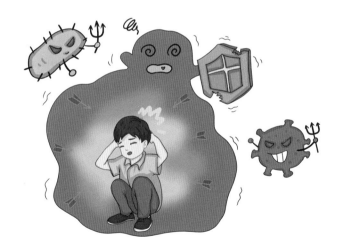

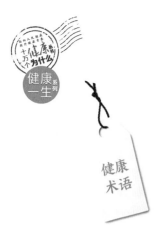

机会性感染

免疫功能正常的健康人体内寄生了许多微生物，由于我们免疫系统的持续监视，清除限制这些病原体的生长播散，其中绝大部分都无法引起疾病，而在严重营养不良、长期免疫抑制药物治疗、AIDs 患者等免疫缺陷人群中则容易引起疾病，称为机会性感染。艾滋病患者晚期最常见的机会性感染包括：念珠菌病（常见于呼吸道和消化道感染，又叫鹅口疮）；隐球菌病感染（常见肺部 / 脑部感染）；巨细胞病毒感染（引起大脑、肺部、肠道及眼部感染）；结核分枝杆菌感染、卡氏肺孢子虫肺炎等。

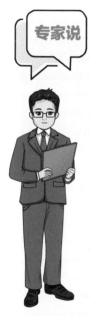

专家说

HIV 具有 CD4 阳性 T 细胞和 CCR5 阳性巨噬细胞亲嗜性。进入机体后，HIV 病毒包膜蛋白 gp120 与 $CD4^+T$ 淋巴细胞表面的 CD4 受体结合后，在 gp41 透膜蛋白的协助下，HIV 的膜与细胞膜相融合，病毒进入细胞内，利用宿主细胞的原料进行逆转录、复制、转录、翻译等生理过程，装配生产并释放出大量子代病毒颗粒，继续攻击其他细胞。$CD4^+T$ 细胞在机体细胞免疫中发挥关键作用，因此 AIDs 患者的免疫功能受到严重损害。感染后若不及时治疗，患者体内的 $CD4^+T$ 细胞数量进行性下降，当 $CD4^+T$ 淋巴细胞下降至 $0.2 \times 10^9/L$ 或更低时就可能发生机会性感染。

（胡立志）

30. 为什么补充**维生素 D**
能增强**免疫力**

维生素 D 一直由于其调节骨代谢的作用而为人们熟知。作为维生素家族明星成员中的一分子，维生素 D 经常与钙同时作为抗骨质疏松成分出现在各类保健品广告上。但实际上，除了参与钙磷代谢调节骨生成与骨沉积之外，维生素 D 还有许多其他功能。研究发现，维生素 D 代谢相关的酶和受体广泛存在于肠黏膜上皮，皮肤角质形成细胞、免疫细胞等多种细胞中，维生素 D 在肠道稳态、自身免疫病、皮肤屏障、糖尿病及相关并发症等诸多方面均发挥重要作用。

强有力的实验室和流行病学证据表明，维生素 D 缺乏与炎症性肠病等自身免疫病有关。维生素 D 是一种针对各种免疫细胞的免疫调节剂，可以调节包括单核细胞、巨噬细胞、树突状细胞以及 T 淋巴细胞、B 淋巴细胞在内的多种免疫细胞活性及细胞因子的产生。研究表明，维生素 D 水平不足与免疫介导疾病（包括慢性感染如结核病和自身免疫性疾病如 1 型糖尿病）的易感性较高有关。

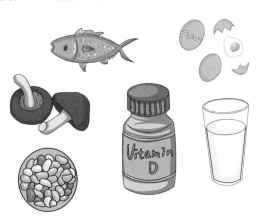

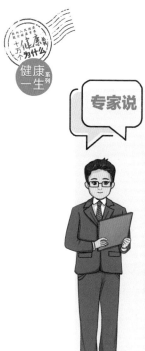

维生素 D 在体内主要有两种来源。其一，皮肤经受紫外线照射将胆固醇生成的 7- 脱氢胆固醇（维生素 D_3 原）转化为维生素 D_3，适当的日光照射可以满足人体对维生素 D 的日常需要。因此在担忧皮肤晒黑晒伤时，也需要适当考虑维生素 D 的摄取，面对阳光不要"严防死守"。其二，进入血液的维生素 D_3 首先在肝脏被羟化为 25- 羟维生素 D_3（25-OH-D_3），之后在肾小管上皮细胞线粒体的 1α- 羟化酶作用下形成维生素 D_3 的活性形式 1，25- 二羟维生素 D_3 [1，25-（OH）$_2$-D_3]，循环全身发挥作用。

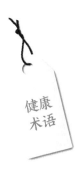

健康
术语

免疫调节剂

指一类能够调节免疫系统，对机体的免疫反应具有促进或抑制作用的物质，主要可分为免疫增强剂和免疫抑制剂。

免疫增强剂指促进某类免疫细胞的增殖及分化，促进其功能作用的制剂，一般可用于抗肿瘤、抗感染和纠正免疫功能缺陷。常见的免疫增强剂包括：干扰素、白介素、胸腺制剂等。免疫抑制剂是指对免疫反应具有抑制作用的药物，能抑制与免疫反应有关细胞（T 细胞、B 细胞、巨噬细胞等）的增殖和功能，对细胞免疫、体液免疫产生抑制作用，主要用于器官移植抗排斥反应和自身免疫病如类风湿性关节炎、红斑狼疮、皮肤真菌病、膜性肾小球肾炎、炎性肠病等自身免疫病。常见的免疫抑制剂包括：糖皮质激素、环孢素、他克莫司、西罗莫司等

（胡立志）

31. 为什么**小朋友**容易**生病**

小朋友就像脆弱的花骨朵儿，人满为患的儿科门诊里随处可见腹泻、感冒发热的患儿，一些传染性疾病，如麻疹、水痘、腮腺炎、手足口病，也更常见于小朋友。传统认为小儿时期，特别是新生儿期，免疫系统不成熟，更易感染疾病，但实际上，新生儿的免疫器官和免疫细胞已经相当成熟，免疫功能低下主要是没有接触抗原、尚未建立免疫记忆的缘故。小儿的免疫系统还没有充分接触外界的异源性物质，产生的抗体和募集的免疫反应有限，细胞因子也低于成人水平。子宫的无菌环境使得胎儿出生前无法接受抗原刺激，这一方面是对胎儿的保护，另一方面也导致新生儿的免疫系统未能完全准备好面对多种病原体。新生儿的 B 细胞仅能产生特定种类的抗体，主要依靠母体的 IgG 透过胎盘屏障转运进入胎儿体内。新生儿自身合成的 IgG 在出生后三个月降至最低，之后逐渐由自身合成，直到 8~10 岁时，儿童体内抗体 IgG 水平才能达到成人水平。

关键词

免疫记忆

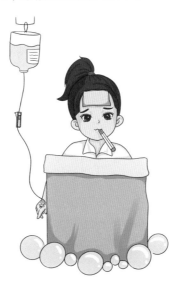

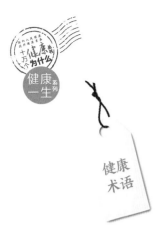

胎盘屏障

胎盘是由母体和胎儿双方的组织构成的，由绒毛膜、绒毛间隙和底蜕膜构成。绒毛膜内含有脐血管分支，分散在母体血窦中，吸收母血中的氧气和营养成分，并排泄代谢产物。胎盘屏障能在一定程度上保护胎儿不被外界的某些大分子毒物、病原体侵害，但一些病毒（如风疹病毒、巨细胞病毒等）、分子量小的药物可通过胎盘影响胎儿，造成胎儿畸形甚至死亡。

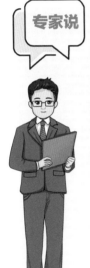

专家说

抗体产生是由于免疫细胞（主要是 B 淋巴细胞）暴露于抗原提呈细胞呈递的抗原启动的，主要有 IgM、IgG、IgA、IgE、IgD 五种，其中 IgG 是唯一能通过胎盘的抗体，孕晚期大量 IgG 通过胎盘进入胎儿体内。儿童体内分泌 IgG 的 B 细胞通常于 2 岁时达成人水平，分泌 IgA 的 B 细胞于 5 岁时达成人水平。新生儿 IgG 的自身合成比 IgM 慢，其 IgG 亚类随年龄增长而逐渐上升，IgG2 代表细菌多糖的抗体，其上升速度在 2 岁内很慢，因此在此年龄阶段易患荚膜细菌感染。

（胡立志）

32. 为什么**老年人**的皮肤更易**干燥、瘙痒**

日常生活中，尤其是北方的冬天，我们总是发觉家中老年人皮肤比较干燥粗糙，每次脱衣服总会有"白花花"的小皮屑随之扬起，更有甚者还会出现瘙痒。这种现象虽然不会直接危害生命，但往往会降低老年人的生活质量和健康水平，加重老年人的心理负担，许多老年人对此表示尴尬和难以启齿。那么，为什么老年人的皮肤比起其他人群更易干燥、瘙痒呢？

随着年龄的增长，皮肤的代谢活动会减慢，导致表皮更新延缓和萎缩，引起老化的皮肤角质层出现结构紊乱和保湿因子减少，这会使得角质层结合水减少、皮肤保持水分的能力减弱，水分过多流失就会引发皮肤过分干燥。同时，老年人皮肤胶原结构的改变也会使皮肤弹性减弱、自我修复能力降低，并且老年人的皮脂腺分泌功能降低，进一步引起角质层脂质减少及皮肤屏障功能紊乱。最后，老年人相较于其他年龄群体更易发生表皮功能障碍、渗透性内环境平衡受损。以上这些因素都会导致皮肤老化混乱，引起皮肤干燥。当老年人因皮肤干燥出现小裂纹时，就会有部分神经末梢外露，引起皮肤干燥症的常见伴随症状——皮肤瘙痒。

此外，老年人群体质下降，患基础疾病的概率也逐渐上升。多种慢性原发性疾病也能引起皮肤干燥、瘙痒，如自身免疫疾病、心脑血管疾病、肾脏疾病、肺部疾病等。

皮肤干燥症 皮肤瘙痒 老年人

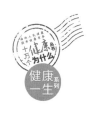

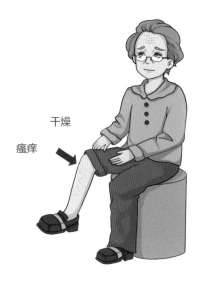

干燥

瘙痒

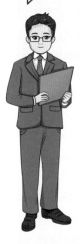

皮肤干燥症的临床表现主要为皮肤干燥、外观暗淡无光泽、粗糙且厚度增加。严重时可表现为皮肤外观出现裂缝和裂纹，好像"破裂的瓷器"，甚至引起出血并继发皮肤感染等问题。目前认为，皮肤干燥症及随之引发的瘙痒与众多因素有关，如年龄、季节变化、理化因素、疾病与药物因素等。老年人年龄增长，表皮角质层结构、功能紊乱和皮肤屏障功能紊乱，频繁洗浴、日晒，患基础疾病及服用药物等均为风险因素。

老年人可以通过皮肤护理等方式进行预防和早期干预，例如：洗浴时间不宜过久和过于频繁、水温不宜过高；在冬季或在空调房等干燥环境内建议使用空气加湿器；合理膳食、营养均衡及适当运动；涂抹保湿类乳液等。但当皮肤干燥及瘙痒十分严重，或皮肤干燥症是因病理性情况引发时，应及时就医。

皮肤是覆盖于体表的最大器官，具有重要的屏障功能。皮肤屏障可以抵抗外界有害刺激，避免体内水分过度流失，因而对维持人体健康具有重要作用。皮肤屏障的分类丰富，按结构可分为微生态屏障、物理屏障、化学屏障和免疫屏障，按功能作用可分为物理屏障、色素屏障、神经免疫屏障和免疫屏障。当皮肤屏障发生异常时，可能会影响皮肤的正常生理功能，若损伤不能及时修护则会导致皮肤问题或疾病。

细胞内部的自然衰老以及外界紫外线照射等多种因素的综合作用使得老年人皮肤的血供减少、角质层细胞间脂质成分发生改变，皮肤更新减慢，屏障功能受到损伤。由此引起经表皮失水增多、角质层含水量下降等一系列问题，进而导致皮肤干燥和难以忍受的瘙痒。因此改善皮肤屏障功能对于老年人皮肤干燥、瘙痒的缓解具有重要意义。

（胡立志）

六

病由"心"生

33. 为什么要给孩子营造一个
良好的家庭氛围

著名教育家苏霍姆林斯基认为：家庭既是进行家庭教育的前提条件，其本身也是一种有效的教育方式。如果说孩子是一颗种子，那家庭就是土壤，家庭氛围便是空气和水分。因此，家庭是孩子成长的首要环境因素，良好的家庭氛围能使孩子活泼开朗、积极向上。建立和谐、愉快、整洁、有序、完好的家庭氛围是保证孩子健康成长的有利途径。

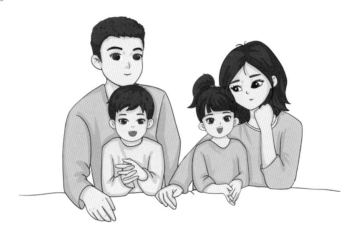

每个人从出生伊始就受到家庭环境的影响，这种影响往往是多方面的、深远的。一个好的家庭环境能影响人的一生，家庭是对儿童影响最早、影响时间最长的环境。儿童发展最快、最具可塑性的阶段，主要

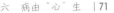

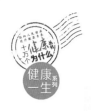

是在家庭中度过。家庭对孩子的影响可分为直接因素（依恋、教养方式）和间接因素（家庭环境等）。

（1）**依恋：**英国精神病学家鲍尔比于 1969 年正式提出了依恋的概念。他认为依恋是婴儿与主要抚养者（通常是母亲）间最初的社会性的联结，对于人的情感生活具有重大影响。儿童依恋于为之提供安全与照顾以满足其各种需要的特定养育者（母亲或其他抚养者）。依恋是幼儿出生后最早形成的人际关系，是成人后形成的人际关系的雏形，对儿童心理的发展具有重要影响。大多数纵向研究发现，形成不安全依恋的儿童出现情绪问题和行为问题的比例远远超过形成安全型依恋的儿童。

（2）**教养方式：**在家庭系统中，父母的言行对孩子的行为和个性可产生直接或间接的影响。家庭教育方式以及家庭成员的作风、习惯、品德修养，家长的心理品质、心理发展水平和个性、性格特征都深深影响孩子的心灵。父母应更多地与孩子交流，更多地鼓励孩子，采用关爱、说理和赞扬等方式教育孩子并赋予他们更多的自由去探索世界。

（3）**家庭环境：**核心家庭指父母和孩子所组成的家庭，大多数家庭属于这种类型，这种家庭亲子互动比较多。如果家庭成员关系长期紧张，会使孩子长期生活在充满敌意的、没有安全感的环境中，容易出现情绪和行为障碍，还会出现心理调适方面的障碍，比如在一些不良伙伴中寻求慰藉，出现旷课、离家出走、过早性行为及违法行为等。在和谐幸福的家庭环境中长大的孩子更有安全感，更自信。

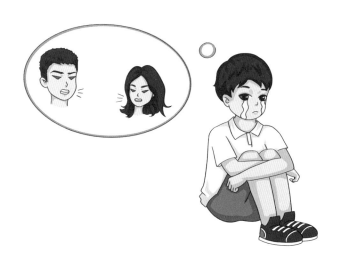

　　因此，家庭对儿童的发展具有特别重要的意义。一个良好的家庭氛围在孩子成长中的作用非常之大。家长们要努力营造良好的家庭氛围，这会给孩子的教育带来事半功倍的效果。

（李　洁）

34. 为什么多**晒太阳**、多**运动**能改善**情绪**

　　"草长莺飞二月天，拂堤杨柳醉春烟。儿童散学归来早，忙趁东风放纸鸢。"阳光下，孩子们追逐嬉戏，一张张小脸上洋溢着快乐。"寒雨连江夜入吴，平明送客楚山孤。"冷雨连夜的清晨，诗人的脸上眉头紧锁，离愁无限。提到阳光明媚、奔跑运动，仿佛总是与心情愉

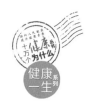

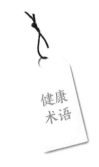

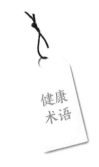

健康术语

抑郁障碍

　　抑郁障碍是最常见的精神障碍之一，是指由各种原因引起的以显著而持久的心境低落为主要临床特征的一类心境障碍。临床上不仅在精神科常见，其他躯体疾病也常伴发抑郁障碍，且容易复发，对患者个人及其家庭乃至社会有着深远影响。抑郁障碍会伴有不同程度的认知、生理和行为方式的改变，可伴有幻觉、妄想、精神运动迟滞等精神病性症状，部分患者存在自伤、自杀等行为。而疾病的反复发作，残留症状的出现或转为慢性化，都会为患者带来社会功能的损害。

悦联想在一起；而提到阴雨绵绵却总会让人联想到怅然失落。那么多晒太阳、多运动是否真的能改善我们的情绪呢？

　　2021 年 5 月 4 日发表于 *The Lancet* 的一项研究，评估了 27 个欧洲国家当前抑郁症的患病情况，并探讨各国之间患病率的差异，以及各国抑郁症的性别分布特征。北欧国家的抑郁高发，在很大程度上与其相对寒冷的天气和时长较短的日照有关。2021 年 12 月，莫纳什大学研究团队发现，白天缺乏光照是抑郁、情绪低落和失眠的危险因素，每天获得足够的自然阳光会改善一个人的情绪和睡眠质量。2022 年 4 月，剑桥大学领导的国际研究团队发表研究结果，每周累计快走 2.5 小时者比完全不运动者患抑郁症的风险降低 25%；有上述一半活动量者，比完全不运动者患抑郁症的风险降低 18%。运动量不需要太大，就可以显著降低患抑郁症的风险。

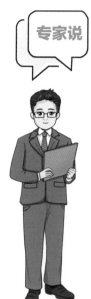

专家说

（1）**为什么多晒太阳能改善情绪：**褪黑素是由人脑松果体分泌的吲哚类激素，褪黑素的合成和分泌，受下丘脑视交叉上核控制，并具有一定的昼夜规律，是一个重要的情绪行为调节因子。一般情况下，光照可以抑制褪黑素的分泌，黑暗则会刺激褪黑素的分泌，而褪黑素可以调节人体自然睡眠，改善睡眠障碍，提高睡眠质量。阳光能够刺激大脑里的"生物钟"，促进神经递质的合成分泌，让人产生愉快的感觉。如果光照不足，生物钟紊乱，神经递质就会不平衡，也就容易引起抑郁。

（2）**为什么多运动能改善情绪：**研究表明，运动可能通过和抗抑郁药物一样的神经分子机制来发挥作用，包括增加神经营养因子的表达，增加 5- 羟色胺和去甲肾上腺素的可用性，调节下丘脑 - 垂体 - 肾上腺轴的活性，以及减少系统性炎症信号传导。这些过程会影响新神经元的发育，增加神经元之间的突触连接，进而调节与情绪相关的神经通路，改善抑郁症状。简而言之就是，运动通过特定的神经机制，调节自身激素水平，在生理层面让我们更快乐。《中国抑郁障碍防治指南》中明确提到运动疗法可以用于治疗抑郁症。

（李 洁）

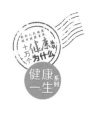

35. 为什么要关注
宝妈的情绪健康

"宝妈"是很多女性生命中一个重要的角色，神圣而美好。然而，不是所有女性都能很好地适应宝妈的角色。事实上，约80%的女性在分娩后都会体验到"情绪低落"：高兴不起来、感觉委屈，容易哭泣或莫名烦躁、易怒。上述症状均提示宝妈的情绪健康出现了问题，若不及时干预，很可能进展为产后抑郁症。为什么宝妈容易出现情绪问题？家人可以提供哪些帮助？

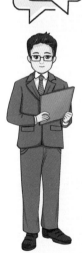

专家说

分娩后，宝妈体内的激素（如雌激素、孕激素、皮质激素、甲状腺激素等）水平迅速下降，这种急剧变化导致脑内和内分泌组织的儿茶酚胺减少，从而影响高级脑活动，造成宝妈大脑发生情绪波动，出现悲伤、哭泣和易怒等情绪。

此外，社会心理因素也会成为情绪问题的"导火索"。宝妈需要24小时照顾宝宝，导致身体疲劳、睡眠变差，心情容易烦躁。宝妈不仅要经历角色的转变，还要维持工作与生活之间的平衡。她们承受压力过大、思虑过多，容易出现焦虑、抑郁、自卑、沮丧、绝望等不良情绪。

"产后抑郁"并非"矫情"，为了帮助宝妈适应角色转换、减少精神压力，家人一定要给予最大的理解和支持！首先，家人要学会换位思考，主动分担家务，学习育婴知识，帮助照顾宝宝，营造舒适的生活环境，尤其要重视睡眠环境。其次，要提高情感支持。宝宝出生后，家人的关注重心转移到小生命身上，宝妈容易形成巨大的心理落差，因此耐心倾听宝妈的心声、给予充分的鼓励十分必要。最后，在相处过程中，家人应密切关注宝妈的情绪变化，如果宝妈情绪低落持续超过两周，需要寻求专业医生的指导和治疗。

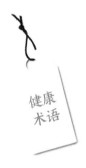

健康术语

产后抑郁症

产后抑郁症又称产后抑郁障碍，通常指女性产后4周内出现长时间的抑郁情绪，主要症状为情绪低落，兴趣和愉快感丧失及精力减退。患者会经常感觉闷闷不乐，高兴不起来，还可能会毫无缘由地悲伤、哭泣；对以前热爱的活动丧失兴趣，也无法体会到愉快的感觉；患者总感觉疲乏无力，做什么事情都很困难，难以照顾婴儿。同时，可能伴有紧张焦虑、注意力下降、自我评价降低、自罪自责、失眠或早醒、食欲下降、体重减轻、躯体不适及精神病性症状等，严重者可出现自伤自杀，甚至扩大性自杀的杀婴行为（因担心自己死后婴儿遭受不幸而在自杀前杀害婴儿）。

产后抑郁症的患病率为10%~15%，给无数宝妈和家庭带来痛苦和负担。家人的陪伴和支持，是预防与缓解宝妈产后抑郁情绪的有力法宝。若宝妈患上产后抑郁症，通过正规的咨询和治疗，其症状多数可以得到控制、缓解或治愈。家人一定要关注宝妈的情绪健康，创造一个温馨的家庭环境，帮助宝妈和宝宝迎接更好的未来。

（李　洁）

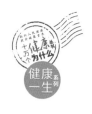

36. 为什么说**气大伤身**

张大娘与老伴生气后，出现手脚麻木、肌肉痉挛、胸闷憋气的症状，气得"背过气去"，家人赶紧将她送去医院抢救，张大娘恢复健康之后，感到一阵后怕，没想到生气能有这么严重的后果。经常听到有人说"气饱了""气晕了"甚至"气死了"，那么过度生气到底会对身体健康造成哪些危害呢？

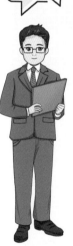

生气，是人们在需求没有得到满足或者被剥夺后而感到的恼怒、不愉快，达到一定程度后被称为"愤怒"。生气不仅仅是一种情绪反应，身体也在帮您表达。

生气时，大脑的情绪警报开关——杏仁核被触发，迅速传递信号到下丘脑等大脑其他区域，进一步引发交感神经兴奋，皮质醇、肾上腺素和去甲肾上腺素分泌增多，给身体释放信号：请做好"战斗"准备。那么身体会受到哪些伤害呢？

（1）伤害脾胃：生气会使胃肠中的血流量减少，蠕动减慢，胃肠道开始反酸、痉挛，让您失去食欲，还可能引发胃病，甚至诱发应激性溃疡。这就是为什么有人会出现"气饱了"的情况。

（2）伤害心脏：生气时心脏负荷突然增加，使心肌收缩力增加，心率加快，导致心脏耗氧量增加，心脏对血液的需求量也会随之增加，心脏需要加倍工作。而一旦心脏血管的供血不能相应增加，就可能引起心律失常、心绞痛甚至心肌梗死。

（3）**呼吸性碱中毒**：生气时呼吸急促，呼出更多的二氧化碳，影响血液酸碱平衡，产生手脚发麻、发抖胸闷、心慌等不适感。

（4）**伤害大脑**：生气会导致神经细胞的连接数量减少，造成记忆力下降，更容易焦虑、抑郁、失眠。

（5）**影响内分泌系统**：生气会改变皮质醇的分泌规律，使免疫力下降，性激素的分泌也受到影响，导致月经不调等问题。

健康加油站

俗话说"气大伤身"，《黄帝内经》中有"百病生于气也"。过度生气就像身体内火山爆发，不仅影响心情，而且损害健康。我们在用深呼吸、适量运动等方法缓解情绪的同时，更需要注意的是，生气常常是一种表面的情绪，往往发生在我们的期望受挫的时候，我们希望自己得到尊重却受到侮辱的时候，我们希望自己被肯定却遭到贬低的时候，觉察到这些潜在的需求非常关键，这样才能合理表达愤怒，坚定地表达愤怒背后隐藏的委屈、焦虑本身。愤怒的目的不在于伤害别人，而是表达和保护自己。学会合理表达愤怒，我们才能时刻准备好接纳自己，这样才更有助于身心健康。

（李　洁）

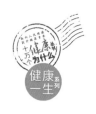

37. 为什么**退休**后
仍要保持一定的**社交活动**

退休是我们工作的终点，但不是生活的终点。很多老年人退休后开启了全新的生活篇章：在老年大学里学习书法、乐器；与朋友一同旅游、摄影；甚至在社交 APP 上做主播，丰富的生活促进了老年人的身体健康和心理健康。然而，有一些老年人在退休后感到空虚和无价值，渐渐变得孤僻懒动，沉默寡言，心情郁闷，严重时悲观厌世。这也是我们通常说的老年期抑郁障碍。2019 年 *Social Science & Medicine* 杂志发表了一项重磅研究，其结果显示一种和多种社交活动能够显著减轻老年人的抑郁症状。所以，退休后的老年人仍要保持一定的社交活动。

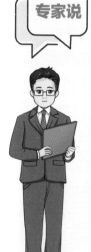

专家说

社交活动是指为了维持社会人群中因交往而构成的相互依存和相互联系的社会关系而举行的各种集体性活动。常见的社交活动包括：①信息交流性活动；②智力竞技性活动；③娱乐享受性活动；④社会服务性活动。

基础研究显示，长期社交缺乏或社交失败会导致小鼠前额叶皮层谷氨酸能和 γ- 氨基丁酸能活动的失调，社交缺乏还会导致小鼠海马区 5- 羟色胺的浓度显著下降，这些神经递质的改变均与抑郁情绪的出现密切相关。

人际心理治疗是抑郁症心理治疗策略中重要的一种治疗方式，其理论核心就是让来访者学会把情绪与人际交往联系起来，通过适当的人际关系调整和改善人际关系，减轻抑郁。社交活动和人际交往有利于抑郁情绪的改善。

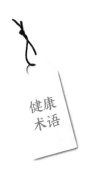

健康
术语

老年期抑郁障碍

老年期抑郁障碍（late life depression，LLD）是指年龄 60 岁及以上的老年人出现的抑郁障碍，是老年人群中一种较常见的精神障碍，在合并各种脑器质性疾病和躯体疾病的患者中患病率更高。

老年期抑郁障碍的核心症状表现为情绪低落、快感缺失和兴趣减退，此外，相比较年轻患者，还具有以下特征：①焦虑/激越，表现为过分担忧，灾难化思维和冲动、易激惹。②躯体不适主诉突出，其中以多种躯体不适为主诉的"隐匿性抑郁"是常见类型。③精神病性症状，多以被害、贫穷等妄想为主。④自杀行为，成功率、计划周密程度较年轻患者高。⑤认知功能损害，尤其以执行功能损害为主。

伴随我国老龄化的加剧，老年期抑郁障碍已经成为常见的老年期精神障碍，严重影响老年人的生活质量和预期寿命，同时，给社会和家庭带来沉重的负担。增加社交活动是预防老年抑郁的有效方式，能够提高老年人的幸福指数，增加正能量的人际传播，减少孤独、无价值以及抑郁情绪的发生。

（李　洁）

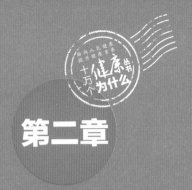

第二章

对传染病说不

一

疫病联盟

甲乙丙

1. 隐瞒传染病病情
构成**犯罪**吗

关键词

传染病　法律法规

　　传染病患者隐瞒自身病情，可能会导致传染病进一步传播流行而严重危及公共安全。《中华人民共和国传染病防治法》（以下简称《传染病防治法》）以及《突发公共卫生事件应急条例》等法律法规都对公民在疫情防控和应急管理期间的权利与义务进行了详细描述。《传染病防治法》第十二条明确规定，在中华人民共和国领域内的一切单位和个人，必须接受疾病预防控制机构、医疗机构有关传染病的调查、检验、采集样本、隔离治疗等预防、控制措施，如实提供有关情况。《传染病防治法》第三十一条明确规定，任何单位和个人发现传染病病人或者疑似传染病病人时，应当及时向附近的疾病预防控制机构或者医疗机构报告。《突发公共卫生事件应急条例》第四十四条规定，在突发事件中需要接受隔离治疗、医学观察措施的病人、疑似病人和传染病病人密切接触者，在卫生行政主管部门或有关机构采取医学措施时应当予以配合。

　　因此，隐瞒传染病病情的行为涉嫌以危险方法危害公共安全罪、妨害传染病防治罪，应当对此行为进行依法惩处。

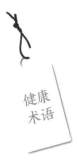

健康术语

传染病

　　传染病指能够在人与人之间、动物与动物之间以及人与动物之间传播的疾病，一般由病毒、细菌等病原体引起。传染病最突出的特点就是具有传染性，传染病不仅对患者本人的身体健康产生危害，还会通过不同的传播方式对周围健康人群造成健康威胁，甚至在社会大众中广泛流行。

专家说　传染病患者知晓自身感染后应该如何做？

（1）了解国家防疫政策，自觉遵守相关法律法规。

（2）服从政府及防疫部门发布的传染病防控指示，积极主动配合防疫人员工作，如实提供自身感染情况。

（金　聪）

关键词 @

鼠疫　烈性传染病　疾病监测

2. 为什么**鼠疫**居于**甲类传染病**之首

　　鼠疫是由鼠疫耶尔森菌感染引起的一种烈性传染病，被列为我国甲类传染病之首，主要原因有以下几点。

　　（1）死亡率高：鼠疫主要有三种类型，即腺鼠疫、肺鼠疫和败血型鼠疫。腺鼠疫是最常见的临床类型，除具有鼠疫的全身症状以外，以受伤害部位所属淋巴结肿大为其主要特点，在没有医疗干预的情况下能导致 50%~60% 的患者死亡；肺鼠疫根据感染途径不同，可分为原发性和继发性两种类型。原发性肺鼠疫是临床上最重的病型，死亡率可达 95% 以上；败血型鼠疫同样分为原发性和继发性两种类型，患者发病后全身出血而亡，若救治不及时，死亡率接近 100%，死后尸体全身发黑。

（2）**传染性强：**鼠疫可以通过跳蚤叮咬、直接接触、飞沫等途径传播，甚至可能发生实验室感染。人类鼠疫的首发病例多由跳蚤叮咬所致，最常见的是印鼠客蚤，其次是不同类型鼠疫自然疫源地宿主动物的主要寄生蚤。

（3）**危害性大：**历史上鼠疫曾有三次大流行。第一次起源于公元 542 年，持续了 200 多年，此次鼠疫流行使欧洲南部约 1/5 的人口丧命；第二次起源于中世纪欧洲，绵延数百年，并于此次大流行中被命名为令人闻之色变的"黑死病"（black death）；第三次流行开始于 19 世纪末的中国香港地区，并于 20 世纪 30 年代达到最高峰，波及亚洲、欧洲、美洲、非洲和澳洲的 60 多个国家，死亡千万逾人。

 我国发生大规模鼠疫疫情的风险还高吗?

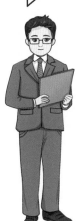

（1）人类对鼠疫普遍易感，没有天然免疫力，在流行病学上表现出的差异与接触传染源的机会和频次有关。

（2）未加治疗的鼠疫患者可能迅速致死，及早诊断和治疗对于患者的存活和减少并发症至关重要。

（3）使用抗生素和支持性疗法可有效对抗鼠疫，鼠疫的治疗仍以链霉素（streptomycin，SM）为首选，并强调早期、足量、总量控制的用药策略。

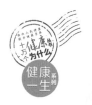

（4）加强自然疫源地动物间鼠疫监测，可有效评估发生人间鼠疫的风险。

（5）基于目前我国的鼠疫检测和监测能力，以及临床救治能力，短时间内发生大规模鼠疫疫情的风险较低，但散发疫情仍将长期持续存在。

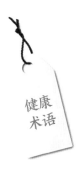

自然疫源地

通常情况下，自然界中某些野生动物体内可长期保存有某种传染性病原体，其自然生存的地区被称为自然疫源地（natural epidemic focus）。在自然疫源地内，某种疾病的病原体可以通过特殊媒介感染自然宿主，长期在自然界循环，不依赖人而延续其后代，并在一定条件下传染给人，甚至在人与人之间流行。如我国云南、青海等地的鼠疫自然疫源地等。

（刘海灿）

3. 为什么**霍乱**又叫**"2号"**病

霍乱（cholera）是由 O1 血清群或 O139 血清群霍乱弧菌引起的急性肠道传染病，因其曾经带来的高发病率和高死亡率，而被列为我国两种甲类传染病之一，俗称"2号"病。

（1）**流行情况**：据历史记载，自 1816 年以来已发生七次霍乱全球大流行。霍乱在第一次大流行期间（1820 年）即传入我国，其后历次大流行，我国均遭侵袭。从 1961 年开始至今，霍乱大流行已波及全球五大洲 140 多个国家和地区，累计报告病例数达到 400 万例，而实际的发病数可能远远不止于此。

（2）**致病病原**：病原学研究证明，第六次霍乱全球大流行由 O1 群霍乱弧菌古典生物型（classical biotype）引起；第七次大流行的病原菌则为 O1 群的埃尔托生物型（El Tor biotype，以前将该菌引起的霍乱称为"副霍乱"）；1992 年，印度出现 O139 群产毒菌株引起的霍乱暴发，目前该血清群导致的霍乱疫情主要局限在东南亚部分国家。

（3）**传播途径**：霍乱是经粪-口途径感染的肠道传染病，主要经水、食物及生活密切接触传播。对于缺乏安全饮用水的地区，经水传播常是最主要的传播途径，常呈现暴发流行，病例多沿被污染的水体分布。

（4）**人群易感**：无论种族、年龄和性别，人群对霍乱弧菌普遍易感。但受胃酸及免疫力等个体因素影响，感染后并非人人都发病。人体感染霍乱弧菌后可在肠道局部产生分泌型 IgA 抗体，该肠道局部免疫和体液免疫的联合作用，可使患者病后获得良好的免疫保护，但并不排除少数人病后再次感染的可能性。

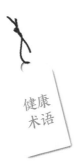

健康
术语

粪-口途径传播

粪-口途径传播（fecal-oral transmission）指病原体经感染者的肠道（粪）排出，污染食物和饮水后，再经饮食（口）传播的一种方式。常见的消化道传染病多属于此种传播方式，如：霍乱、痢疾、伤寒等。

如何预防霍乱疫情的发生？

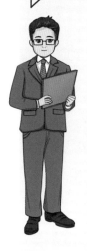

（1）加强食品安全监管，建立食品追踪溯源制度。

（2）确保饮用水安全，采取有效措施保护水源。

（3）开展爱国卫生运动，搞好环境卫生。

（4）积极开展健康教育，切实提高宣传教育的实际效果。

（5）基于疫情发生风险，合理使用疫苗等预防措施。

（6）规范疫情报告和管理，做到早发现、早报告、早诊断、早隔离、早处置。

（7）建立与完善以感染性疾病科（肠道门诊）为主体的腹泻病诊疗监测体。

（8）做好渔船、渔民和交通运输的卫生管理，以及其他重点人群监测。

（9）提高疾病预防控制机构霍乱监测防控能力。

（刘海灿）

4. 为什么结核病会卷土重来

结核病是一种古老的传染病，在古埃及木乃伊身上就曾发现结核病病灶。在青霉素等有效抗生素发现之后，曾经被乐观地认为是可以被有效控制的疾病。但20世纪90年代以来，由于人们交往的日益频繁、耐药性结核的出现，以及艾滋病患者、糖尿病患者等免疫异常人群的增加，结核病在全球范围内再次成为严重威胁人类健康的呼吸道传染病。

（1）结核病流行状况：据世界卫生组织报告，全球每年仍有约1000万例新发结核病患者，以及约140万例因结核病死亡的患者。其中，我国每年有80万~100万例新报告结核病患者，居全球前三位，是全球高结核病负担国家之一。

（2）结核病的致病菌：结核分枝杆菌是导致人感染并发生结核病最常见的致病菌，但牛结核分枝杆菌和非洲分枝杆菌等结核分枝杆菌复合群菌种，以及鸟-胞内分枝杆菌、脓肿分枝杆菌、戈登分枝杆菌等非结核分枝杆菌也可感染人并导致疾病。近年来的报告数据显示，发达国家非结核分枝杆菌感染比

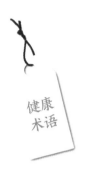

健康术语

结核菌素试验

结核菌素试验是常用的一种结核病诊断方法，又称PPD试验。通过皮内注射结核菌素，观察接种局部的迟发性超敏反应，用于辅助诊断或筛查结核病。但该方法在细胞免疫功能异常人群中的适用性受限。

关键词

结核病 耐药

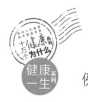

例持续升高，我国部分地区的非结核分枝杆菌感染比例也较高。

（3）目前面临的困境：卡介苗作为唯一大规模使用的预防性结核病疫苗，保护效果存在较大争议，新型疫苗研究进展缓慢；临床结核病患者中病原学阳性患者比例仍较低，亟须开发经济、高效、特异的检测方法；面对目前严峻的耐药性结核病防控形势，抗结核药物研发进展缓慢，部分患者面临无药可用的窘境。同时，HIV 感染者和糖尿病患者增多，也给结核病防控工作带来新的挑战。

 如何防治结核病？

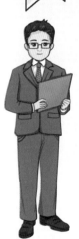

（1）注意加强锻炼，生活规律，注意个人和生活环境卫生，聚餐时使用公筷公勺。

（2）家庭成员中有细菌学阳性肺结核患者的，应注意适当防护，并定期到结核病防治机构开展结核病筛查。

（3）学校等人员密集场所，如果发现细菌学阳性肺结核患者，应由结核病防治机构 / 疾病预防控制机构进行感染风险判定并开展结核病筛查，并基于检测结果进行处置。

（4）日常做好症状监测，如果出现咳嗽、咳痰、痰中带血等情况超过两周，应及时到结核病防治机构进行结核病筛查。

（5）被诊断为活动性结核病时，一定要遵医嘱按时服药、定期复诊，防止病情迁延甚至发生耐药结核病导致治疗更加困难。

（刘海灿）

5. 为什么
艾滋病难治愈

关键词

艾滋病 治疗

导致艾滋病的病原体是人类免疫缺陷病毒（HIV），HIV 是一种逆转录病毒。现有的高效抗逆转录病毒治疗（HARRT）药物可以有效抑制艾滋病患者体内的病毒复制，是目前全球公认治疗艾滋病最有效的方案。但遗憾的是，艾滋病患者需要终身接受 HARRT，不能彻底根除 HIV 感染，达到治愈的效果。如何治愈艾滋病依然是一个医学难题，艾滋病难以治愈的原因主要有以下三点。

（1）**病毒直接攻击免疫细胞，破坏免疫系统：**人体抵御病原体入侵最重要的防线是免疫细胞，而 HIV 感染后直接攻击杀伤免疫细胞。免疫细胞数量不断减少，导致人体免疫系统逐渐丧失防御功能，当免疫功能非常低下时就会引起各种机会性感染和恶性肿瘤的发生。

（2）**病毒以病毒储存库的形式逃避免疫清除：**HIV 感染人体后，可以与宿主 T 淋巴细胞的基因组整合，形成病毒储存库，在人体内持续存在。病毒储存库广泛分布在人体的淋巴结、脾脏以及肠道黏膜的淋巴组织中。虽然 HARRT 作用于病毒复制增殖的各个环节，可以有效抑制病毒储存库生成新的病毒，但如果停用药物，病毒储存库又可以新生成大量病毒。并且，当细胞处于静息状态时，HIV 储存库也保持隐匿状态，可逃避宿主的免疫识别和清除。因此现有的抗病毒治疗手段无法根治艾滋病，患者只能通过终身服药抑制病毒在体内的复制。

（3）**病毒基因的高频突变：** HIV 在人体内的复制速度非常快，因此 HIV 基因非常容易发生变异，可以迅速在宿主体内产生复杂的病毒群体，一个 HIV 感染者体内病毒的变异程度甚至大于所有流感病毒感染者体内病毒的变异程度。HIV 基因高度变异的特性可以帮助 HIV 快速适应新环境，逃避免疫系统和药物的识别，并且导致 HIV 不同病毒亚型之间的抗原差异可高达 35%，使得疫苗诱导产生的抗体追不上病毒的变异速度，因此至目前为止仍然没有有效的疫苗用以预防艾滋病。

感染了艾滋病病毒怎么办？

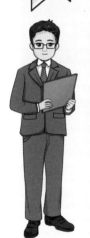

（1）到当地的疾病预防控制机构获得免费、保密、专业的咨询和心理支持服务。

（2）尽早接受抗病毒治疗，治疗越早，效果越好。国家有免费抗病毒治疗药物，每个地区都有开展抗病毒治疗的定点医院。

（3）采取防护措施，保护性伴不被感染。同时告知性伴并动员性伴接受艾滋病检测，以尽早发现可能的感染。

健康加油站

HIV 抗病毒治疗是指在艾滋病患者的治疗过程中，通过高效抗逆转录病毒治疗（HARRT）药物抑制病毒在体内的复制，从而保护免疫系统不再被病毒攻击和杀伤并逐渐恢复到接近正常水平，有效控制疾病进展、延长生命的治疗方式。目前，针对艾滋病的 HARRT 药物主要有六大类，分别为：核苷类逆转录酶抑制剂、非核苷类逆转录酶抑制剂、蛋白酶抑制剂、整合酶抑制剂、融合酶抑制剂、辅助受体拮抗剂。

（金　聪）

6. 为什么**不建议**喝**生牛奶**

布鲁氏菌病（简称布病），是由布鲁氏菌感染引起的一种传染病。布鲁氏菌一般寄生在牛、羊、狗、猪等动物体内并导致动物患病，也可以通过破损的皮肤黏膜、消化道和呼吸道等途径传染给人，是一种典型的人畜共患病。患布病的奶牛，其新鲜生牛乳有可能被布鲁氏菌污染，若未经消毒或加热就饮用，布鲁氏菌可通过消化道进入人体，并导致人感染而患布病。

（1）**流行状况**：我国曾是布病疫情较严重的国家之一，经过几十年的努力，布病疫情在 20 世纪 80 年代末至 90 年代初期得到较好控制，发病率一度低至 0.02/10 万左右。但在 90 年代中后期，布病疫情有所回升，2003 年人间疫情发病率达 0.48/10 万，甚至在部分省区出现暴发和流行，布病整体防控形势较为严峻。

（2）**疾病特征**：布病的潜伏期为 1~3 周，长至数月，平均 2 周，

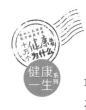

最明显的症状就是不明原因的持续发热（包括低热），同时伴有夜间盗汗、肌肉和关节酸疼、乏力倦怠、体重降低等症状，严重者还会出现关节痛及肝脾肿大等问题。由于多数症状与流行性感冒较相似，经常被误诊为感冒，耽误病情。

（3）传播途径： 现有研究已发现 60 多种家禽、家畜和野生动物是布鲁氏菌的宿主，与人类感染有关的主要是羊、牛、猪和狗等。布鲁氏菌感染首先造成动物带菌或发病，随后通过皮肤黏膜、消化道、呼吸道等途径传染给人。主要包括：直接接触病畜或其排泄物、阴道分泌物、娩出物；饲养、挤奶、剪毛、屠宰以及加工皮、毛、肉等过程中未注意防护，可经皮肤微小伤口或眼结膜感染；间接接触病畜污染的环境及物品而感染；食用被病菌污染的食品、水或食生乳以及未熟的肉、内脏而受染；病菌污染环境后形成气溶胶，可引发人体感染；苍蝇携带、蜱虫叮咬也可传播本病。

 如何预防布病？

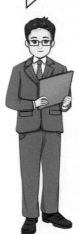

（1）防止经皮肤和黏膜感染： 牲畜饲养人员、经常接触牲畜或其产品的相关工作人员，工作过程中应严格做好个人防护，禁止赤手抓、拿流产物。家畜的流产胎儿、胎盘、胎衣和死胎等，不要随意丢弃，应进行深埋或焚烧等无害化处理。皮毛消毒、剪毛、收购、保管、搬运和加工人员，工作时应做好个人防护，不要赤手接触皮毛，工作后应洗手、洗脸和洗澡，及时处理手上的伤口，工作场所应及时清扫、消毒。

（2）**防止经消化道感染：**注意饮食、饮水卫生，不吃不清洁或可能被布鲁氏菌污染的食物，饭前洗手，不喝生水。各种奶及制品必须经过消毒处理才能食用。消毒方法包括巴氏消毒（70℃，30分钟）和煮沸消毒。

（3）**做好重点人员筛查：**对从事畜牧养殖、牲畜产品初加工等布病高风险工作的人员，加强症状监测，出现疑似症状后应及时开展布病筛查，争取做到感染早发现、早治疗，提高布病救治成功率。

（4）**加强宣传教育：**积极开展布病相关知识宣传教育活动，让人民群众了解布病发生的风险因素、相关症状和早期规范治疗的重要性，主动做好个人防护、及时开展感染筛查。

（刘海灿）

7. 为什么说
狂犬病可防不可治

狂犬病是感染狂犬病病毒后引起的人畜共患传染病，当前尚没有有效的治疗手段，临床症状的出现意味着狂犬病的发病，并最终导致不可逆转的死亡。

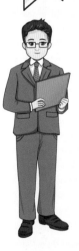

关键词

狂犬病 病死率高 可预防

患者早期被发病动物咬伤时，狂犬病病毒从伤口处进入患者体内，此时病毒寻找并感染神经末梢的神经细胞，进入神经末梢后病毒按照每小时 2~4mm 的速度向中枢神经系统前进，在神经细胞的胞浆内复制并沿着神经突触进入脊髓，最终到达大脑。狂犬病病毒在中枢神经系统内大量复制，病毒的大量复制影响了神经系统正常功能的执行，此时狂犬病患者表现出恐水、恐风、妄语、神经错乱等多种临床症状，这就是临床上的发病。狂犬病患者疾病进展到后期，中枢神经系统的多项功能均受到影响，支配心跳、呼吸等的副交感神经均会丧失功能，狂犬病患者多因心脏或呼吸功能衰竭而死亡。狂犬病患者发病是通过临床症状来判定，此时中枢神经系统内的病毒已经大量复制，并造成了不可逆转的损伤，目前的医疗手段无法有效治疗，最终患者不可避免地走向死亡。

专家说

狂犬病发病后不可治疗，但狂犬病是可以预防的，当被患病或疑似患病动物咬伤时，及时前往医疗结构接受规范的暴露后处置，可以避免绝大多数的狂犬病发生。规范的暴露后处置包括有效的伤口清创和清洗，注射狂犬病疫苗或联合注射狂犬病免疫球蛋白。及时注射狂犬病疫苗可以激活体内免疫系统，尽早产生抗狂犬病病毒中和抗体。有研究表明，中和抗体超过 0.5IU/mL 时可以 100% 避免狂犬病发生。严重的三级暴露还需要注射免疫球蛋白，免疫球蛋白中包含中和抗体，在伤口周围浸润注射可以阻止病毒侵入神经细胞进而避免狂犬病。

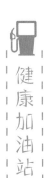

健康加油站

病原微生物侵入人体后，免疫系统会产生抗体来对抗和清除病原体，这些抗体可以和病原体结合，其中一部分抗体结合病原体后，可以阻止病原体侵入细胞，具有阻止病原体入侵功能的抗体称为中和抗体。狂犬病病毒外膜是糖蛋白，糖蛋白和细胞表面的受体结合介导病毒进入神经细胞并逐步发展为狂犬病。抗狂犬病病毒中和抗体是特异性结合糖蛋白的抗体，结合糖蛋白后封闭了糖蛋白和细胞受体结合的区域，阻止狂犬病病毒侵入，避免狂犬病发生。WHO 推荐高于 0.5IU/mL 的抗狂犬病病毒中和抗体，可以 100% 避免狂犬病发生。

（卢学新）

8. **百日咳**真的会 **咳一百天**吗

关键词

百日咳 百白破 疫苗可预防疾病

百日咳是由百日咳鲍特菌（又称百日咳杆菌）感染导致的一种急性呼吸道传染病，以婴幼儿最为多见。临床上以典型的阵发性痉挛性咳嗽、鸡鸣样吸气吼声为特征，病程可长达 2~3 个月，故名百日咳。但并不是所有人的咳嗽症状都会持续如此长时间。

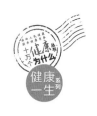

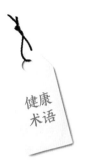

健康术语

细菌毒素

通常可分为外毒素（exotoxin）和内毒素（endotoxin）两类。其中，外毒素是细菌在生长过程中分泌到菌体外的毒性物质（多为蛋白质），如白喉毒素、破伤风毒素、肉毒毒素等；内毒素是革兰氏阴性菌细胞壁产物，主要化学成分是脂多糖中类脂A成分，一般不释放，仅在细菌死亡自溶或与其他细胞黏附时，才表现其毒性。

（1）流行情况： 有明确记录的第一次百日咳暴发疫情，发生于1578年的巴黎，主要患者是婴幼儿，造成了大量死亡。17世纪，百日咳开始广泛流行，并且在疫苗前时代每隔1~2年即流行一次。20世纪40年代末，全细胞百日咳疫苗开始在一些国家广泛使用，特别是近年来无细胞疫苗的推广使用，百日咳疫情逐渐得到控制，年报告发病率和死亡率均显著下降。但近年来，部分国家的青年和成人群体中再次出现了较为集中的百日咳疫情，被称为百日咳重现。

（2）发病原理： 百日咳杆菌通过呼吸道进入人体后，依靠菌毛上的血凝抗原附着于人呼吸道纤毛上皮并在局部繁殖，引起局部炎症和纤毛麻痹，进而导致呼吸道中黏液排出障碍、堆积潴留。堆积物不断刺激神经末梢并导致痉挛性咳嗽，且咳嗽后因出现深长吸气，急速的气流通过痉挛、狭窄的声门，发出高声调的吼声，即典型的鸡鸣声。直到堆积的分泌物全部排出，剧烈的咳嗽才能缓解。长期咳嗽，可在中枢神经系统相关区域形成兴奋灶，以致在恢复期或病愈后短期内，受到一些非特异性刺激和其他感染也可诱发百日咳样咳嗽。

（3）疫苗情况： 接种疫苗虽然不能使受种人获得持久的免疫力，但仍是世界范围内预防和控制百日咳最有效的手段。因接种疫苗而获得的免疫力，会随时间等因素而下降，这可能是导致目前青少年及成人百日咳发病率上升的原因。我国自 1978 年实施扩大免疫接种规划（EPI），百白破混合疫苗（DPT）被纳入儿童计划免疫，过去我国普遍使用百日咳 - 白喉 - 破伤风全细胞百白破联合疫苗（DTwP），2007 年后主要使用自主研发的含百日咳毒素（PT）和丝状血凝素（FHA）的无细胞百日咳 - 白喉 - 破伤风疫苗（DTaP）。

什么是疫苗可预防疾病？

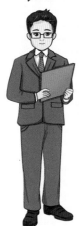

（1）疫苗是人类预防和控制传染病最有效的手段之一，最成功的应用案例便是在全球范围内通过疫苗接种消灭了天花。

（2）目前，疫苗有灭活的全菌体疫苗、减毒活疫苗、重组蛋白亚单位疫苗、核酸疫苗等多种形式。

（3）能够通过规范接种疫苗而实现有效控制的感染性疾病，即被称为疫苗可预防疾病，如百日咳、水痘、流脑等。

（4）依据国家或当地制定的免疫接种策略，及时接种疫苗，可有效控制相应传染病在当地的传播和流行。

（刘海灿）

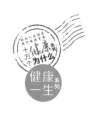

9. 为什么**炭疽杆菌**会成为**生物武器**

炭疽是由炭疽杆菌引起的人畜共患病，主要流行于牛、马、羊等草食动物中，人主要经接触感染引起皮肤炭疽，以及吸入性炭疽和胃肠炭疽。炭疽杆菌成为生物武器的原因主要有以下几点。

（1）炭疽杆菌的芽孢具有很强的抵抗力。炭疽杆菌在适宜条件下易形成芽孢，对干燥、热、辐射以及常规化学消毒剂具有较强的抵抗力，在自然条件下能长期生存，在土壤中也能存活十几年。

（2）炭疽杆菌容易培养和获得。炭疽杆菌在普通培养基上生长良好，易于培养。炭疽杆菌也是一种容易进行遗传操作的细菌，可以通过遗传学改造增强其致病性、耐药性等生物学特性。

（3）作为生物制剂易于制备和传播。将炭疽芽孢附着在一定的载体后（如树叶、昆虫和滑石粉等），可大面积扩散传播。

（4）炭疽杆菌具有很强的感染性和致病性。除接触感染和经口感染外，还可通过尘埃和气溶胶传播，形成大范围的攻击。吸入炭疽杆菌的芽孢引起的肺炭疽最为凶险，人感染发病后往往迅速出现昏迷和死亡，死亡率可达 90%。

专家说

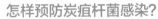
怎样预防炭疽杆菌感染？

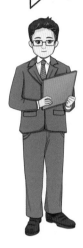

（1）从事屠宰和皮毛加工等高风险职业的人员，在操作时应采取佩戴口罩和手套等个人防护措施，避免病原菌经皮肤或呼吸道进入体内，引起感染。

（2）避免接触病死牲畜和分食病死畜肉。

（3）加强饮食和个人卫生，不食用发霉、变质或未煮熟的食物；在接触食物、动物和患者后应洗手。

（4）预防性服药。炭疽患者的密切接触者可以服用氟喹诺酮、四环素、大环内酯类或头孢菌素进行预防。

（5）疫苗接种。一般不主张药物预防和广泛疫苗接种。在炭疽常发地区的人群、皮毛加工与制革工人、畜牧员以及与牲畜密切接触者中，可进行疫苗接种。在受到炭疽的生物攻击并发现炭疽患者的情况下，可对区域内的人群接种疫苗。

（熊衍文）

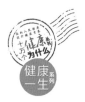

10. 为什么**戴口罩**还会**感染**新冠病毒

关键词

新冠病毒 口罩 个人防护

一直戴口罩，却依然感染了新冠病毒，有人疑问："为什么戴了口罩还会感染新型冠状病毒，戴口罩还有用吗？"

戴口罩是有效预防新冠病毒感染的一种方式。新冠病毒感染人体后，引起发热、咳嗽等呼吸道症状，严重者引起肺部炎症。患者咳嗽或打喷嚏均会通过飞沫或液滴等方式将病毒播散，这些病毒有的落在物体表面，有的暂时在空气中悬浮。当健康人通过触摸口鼻或呼吸方式接触到这些病毒后，病毒会侵入呼吸道上皮细胞大量繁殖并产生相关的临床症状。与新冠病毒感染者密切接触或接触被污染的物品后没有洗手就接触口鼻，或与新冠病毒感染者近距离接触后口罩被喷出的飞沫等污染，均有可能造成戴口罩的情况下仍感染新冠病毒。

戴口罩并不能完全避免新冠病毒感染，但可以大大降低被感染的可能。双方均佩戴口罩并保持一米距离时，新型冠状病毒传染的概率可低至 1.5% 左右。戴口罩可以阻挡大部分的新冠病毒，但还应该勤通风、勤洗手、保持适当距离并积极锻炼身体增强抵抗力，这些都是预防呼吸道传染病的利器。

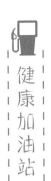

七步洗手法

七步洗手法是医务人员操作前的洗手方法，目前已经被推广至各人群使用。此方法可以有效清除手部污物和病原体，预防接触感染，减少传染病的传播。

具体的操作流程是：取适量洗手液，先洗手的内侧指缝，再洗背侧指缝，三步洗掌侧指缝，四步洗指背和各关节，五步洗大拇指，六步洗指尖，最后一步洗手腕。每一步的揉搓时间均应大于 15 秒。

特别要注意的是彻底清洗戴戒指、手表和其他装饰品的部位。

（卢学新）

11. 为什么会出现
"乙肝家庭聚集"

家庭聚集性乙肝是指乙肝病毒感染者的父母、子女或同胞中有 2 个以上感染了乙肝病毒，乙肝易于在家庭聚集发生是由乙肝病毒可在家庭内水平传播和垂直传播的特点决定的。

（1）水平传播： 乙肝病毒可以通过家庭成员之间的亲密接触而发生水平传播。有研究发现，在乙肝病毒感染者家中，受乙肝病毒污

关键词 乙型肝炎病毒 传播途径 家庭聚集

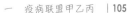

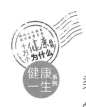

染概率最高的是桌椅和门把手，污染概率高达 70%；其次为刷牙用的牙具，污染概率近 50%，除此之外乙肝病毒还可污染其他家具和日用品。乙肝病毒感染者的家人不可避免地会与这些被乙肝病毒污染的家具和日用品接触，如果此时家人的皮肤或黏膜有破损，乙肝病毒就有可乘之机，增加家人感染乙肝病毒的可能性。此外，与乙肝病毒感染者接吻、性交、接触感染者的血液等行为，都存在感染乙肝病毒的风险。

（2）垂直传播：乙肝病毒还可通过母婴传播、父婴传播的途径进行垂直传播。母婴传播是主要的垂直传播途径，主要的传播方式有以下三种：①宫内感染，即胎儿在子宫内就已感染乙肝病毒；②产时感染，即乙肝孕妇在分娩时，婴儿吸入带有乙肝病毒的羊水导致感染；③产后感染，即婴儿通过母乳喂养导致感染。母体的病毒载量、感染状态、病毒变异等均会影响母婴传播的风险。父婴传播是次要途径，患有乙肝的父亲其精子中携带有乙肝病毒 DNA 片段，通过在受精的卵细胞中继续复制增殖，引起乙肝的父婴传播。

如何预防乙肝病毒感染？

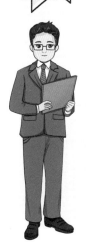

（1）规范自身性行为。洁身自爱，避免多个性伴侣，使用安全套。

（2）提高自我防范意识。避免共用针头和注射器，避免共用剃须刀和牙刷，不使用消毒不严格的医疗器具进行诊疗，不接触未经严格检验的血液或血制品等。

（3）接种乙肝疫苗。疫苗诱导的抗体能有效抵御乙肝病毒的入侵。

（金　聪）

12. **梅毒**是个什么毒

梅毒是由苍白（梅毒）螺旋体（Treponema pallidum，TP）感染引起的性传播疾病，可累及人体多个组织和器官，主要表现为阴部糜烂、外发皮疹、筋骨疼痛、皮肤溃烂、神情痴呆等症状，严重影响患者的生活质量和生命安全，是我国重大的公共卫生问题和社会问题之一。

梅毒绝大多数通过性途径传播，临床上可表现为一期梅毒、二期梅毒、三期梅毒、潜伏梅毒和先天梅毒等。一期、二期梅毒合称为早期梅毒，早期梅毒的传染性较强但对人体的破坏力较弱，三期梅毒称为晚期梅毒，晚期梅毒虽然传染性较弱但破坏力极大。

一期梅毒：硬性下疳和硬化性淋巴结炎是一期梅毒的突出临床表现，但一般没有全身性症状。梅毒感染的潜伏期一般为 2~4 周，在梅毒螺旋体侵入部位首先发生硬下疳，表现为圆形或椭圆形的红色糜烂面或浅溃疡，多数情况下可自愈。

二期梅毒：部分梅毒螺旋体进入血液循环，扩散至全身各器官和系统，如皮肤黏膜、肝、脾、骨骼及神经系统，形成梅毒性损害。

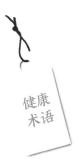

健康术语

关键词

梅毒　性传播疾病

先天性梅毒

先天性梅毒指未治疗的梅毒孕妇分娩生产的先天梅毒儿童。早期先天梅毒的表现基本与成人二期梅毒相同；晚期先天梅毒临床表现与成人三期梅毒一样，除可出现皮肤黏膜、中枢神经系统和心血管系统损害外，还可影响儿童生长发育甚至致畸，如桑椹齿、马鞍鼻、马刀胫、角膜瘢痕和耳聋等。

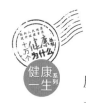

皮肤黏膜损害是该期最常见的临床表现，以梅毒疹最为突出，皮疹分布广泛且对称，疹型多种多样，以斑丘疹最为常见，手掌和足底部对称性红斑和阴肛部扁平湿疣可单独存在，也可与躯干皮疹并存，部分患者还可出现骨关节、眼、神经系统的损害。如不经治疗皮疹可自行消退，但会反复发作，每次发作后潜伏期越来越长，而皮疹数目越来越少。

三期梅毒：通常已感染 2 年以上，可侵及神经系统产生无症状神经梅毒、脑膜梅毒、脑血管梅毒、脑脊髓实质梅毒；可侵及心血管系统产生主动脉炎、主动脉瘤、主动脉瓣闭锁不全。晚期梅毒病程长，常造成器质性损伤而导致机体功能异常和丧失，严重者甚至危及生命安全。

梅毒的传播途径有哪些？

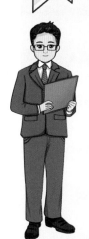

梅毒的传播途径包括性接触传播、母婴传播和血液传播三种。

（1）**性接触传播：**最主要的传播途径，占 95%以上。

（2）**母婴传播：**孕妇感染梅毒可传染给胎儿，未经治疗的早期梅毒孕妇传染性最强。

（3）**血液传播：**输入被梅毒螺旋体污染的血液，或与他人共用被梅毒螺旋体污染的注射器等情况都有可能感染梅毒。

（金　聪）

13. 为什么
禽流感会传染给人

流感来袭，禽流感的报道屡见不鲜，很多人不禁问，禽类的流感也会传染给人吗？

禽流感是可以跨种传播给人的，不仅仅是人类，包括猪、马、雪貂和猴子在内的多种哺乳动物也会被禽流感感染。病毒作为一种特殊的生命体，一直在不断扩大生存范围，多数情况下会由于物种的差异而被阻止。禽流感病毒是一种分节段的 RNA 病毒，同时具有 RNA 的易突变和多节段间可重新组合的特点，相较于其他病毒更易实现跨种传播。病毒大量繁殖时会产生多个方向随机突变，当突变与人类细胞感染增殖相匹配时，病毒就具有了侵入人体的能力。一旦实现跨种传播，病毒在新宿主中会继续累积突变并实现新物种间的种内传播。通常情况下，病毒的突变率较低，不足以积累足够的突变，且新宿主自身免疫系统在短时间内清除病毒，病毒传播无法继续。

人感染禽流感病毒后，多数情况下病情进展快，病死率高，需要引起关注。被感染的家禽和野鸟是主要传染源，病毒可从呼吸道、结膜和粪便中排出，通过直接接触或与被粪便等污染的环境接触等方式传播。病毒不断变异，仅发现有限的人 - 人直接的传播，目前还未发现病毒具备人际间持续传播的能力。

禽流感　跨种传播　流行性感冒

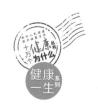

人感染禽流感病毒后，主要累及呼吸道，部分严重者伴有多脏器衰竭。临床主要是对症和支持治疗，早期抗病毒治疗十分关键，可使用金刚烷胺、金刚乙胺和神经氨酸酶抑制剂，如奥司他韦和扎那米韦等药物。坚持四早原则是预防禽流感的有效手段。

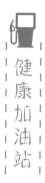

坚持"四早"　预防禽流感

早发现，当自己或周围人出现发热、咳嗽、呼吸急促、全身疼痛等症状时，应立即就医。

早报告，发现人感染高致病性禽流感病例或疑似病例，及时报告当地医疗机构和疾控机构。

早隔离，及时隔离人感染高致病性禽流感病例和疑似病例，对密切接触者要按照情况进行隔离或医学观察，以防止疫情扩散。

早治疗，人感染高致病性禽流感确诊患者，积极对症治疗，有基础疾病者应及早治疗。通过抗病毒药物治疗及支持疗法、对症疗法，绝大部分患者可康复出院。

（卢学新）

14. 为什么叫"传染性非典型肺炎"

从严重急性呼吸综合征（SARS）到新冠病毒肺炎（COVID-19），经常听到"非典型性肺炎"的说法，很多人疑惑肺炎是如何区分典型和非典型的？

"非典型肺炎"是非典型病原体肺炎（atypical pneumonia）的曾称，目前已不再使用。肺泡、远端气道和肺间质出现炎症都可以称为肺炎，引起肺炎的原因很多，其中绝大多数肺炎由细菌、病毒或真菌等病原微生物引起，部分病原微生物引起的肺炎具有传染性。临床上将常见的细菌感染以外的病原微生物引起的肺炎叫作非典型病原体肺炎。常见的非典型病原体有支原体、衣原体、流感病毒、军团菌、真菌、结核等十几种病原体及不明病原体。

与典型性病原体肺炎相比，非典型病原体肺炎的传染性比较强，除咳嗽、发热等症状外，往往没有脓痰，一旦治疗不及时，患者会出现呼吸衰竭等严重的并发症并引起死亡。

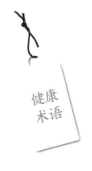

关键词

SARS 非典型性肺炎

健康术语

社区获得性肺炎

社区获得性肺炎（community-acquired pneumonia，CAP）是严重威胁人类健康的常见感染性疾病之一，也是临床急诊、门诊最常见的肺炎类型。CAP指在非医院环境中，在社区中受到致病微生物侵袭所发生的急性肺部炎症，以及在住院48小时内所发生的肺部感染，主要由细菌、病毒、衣原体和支原体等多种微生物引起。最常见的致病菌为肺炎链球菌，其他致病菌包括流感嗜血杆菌、克雷伯菌以及金黄色葡萄球菌等。常见的病毒类病原体包括流感病毒、鼻病毒、腺病毒、副流感病毒等。

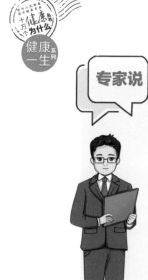

专家说

引起肺炎的原因多种多样，积极健康的生活方式是预防疾病的重要手段。做好以下 4 点可以预防大多数肺炎的发生。

（1）积极锻炼身体，提高身体免疫力是抵抗疾病的基础。

（2）改善居住环境，勤通风，呼吸新鲜空气。

（3）戒掉不良习惯，戒烟、限酒、不滥用药物、保持良好作息等。

（4）关注自身健康，出现不适症状，及时就医。

（卢学新）

15. 为什么对于**小儿麻痹症**不能太**"麻痹"**

小儿麻痹症是多见于儿童的传染病，它的学名为脊髓灰质炎，是由脊髓灰质炎病毒感染所致。脊髓灰质炎病毒通过粪 - 口途径传播，在肠道中增殖并侵犯中枢神经系统，病毒侵犯脊髓前角运动神经细胞，典型的临床表现为急性弛缓性肢体麻痹，严重者可因呼吸肌运动功能丧失而失去生命。脊髓灰质炎无药可医，会导致患者终身残疾，也给家庭和社会增加沉重的负担。

得益于疫苗的使用，近年来我国未报告本土野生脊髓灰质炎病例，但与我国接壤的邻国经常发生脊髓灰质炎暴发疫情。我国也曾发生输入性脊髓灰质炎野病毒和疫苗衍生毒株引起的公共卫生事件，提示我国面临着再次发生脊髓灰质炎病例的风险。我国野病毒输入风险趋大，如部分地区接种率不够高，一旦有野病毒输入，则有局部暴发的风险。

目前我国很多欠发达地区疫苗接种仍然存在空白，这些地区接壤的邻国正是脊髓灰质炎野病毒流行的国家和地区，外防输入的压力巨大；此外，一些地方防控工作麻痹大意，局部地区监测质量需要加强，常规免疫工作发展不平衡。

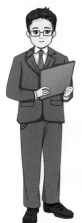

我国实施消除脊髓灰质炎计划并获得了巨大成功，为了维持我国无脊髓灰质炎状态，保护人民群众健康，目前还不能松懈，还需要进一步加强工作。

（1）人是脊髓灰质炎病毒唯一的自然宿主。通过脊髓灰质炎疫苗常规接种、强化免疫活动，维持高水平疫苗接种率，建立免疫屏障，保护儿童免受脊髓灰质炎病毒的危害。

（2）建立高水平高质量的监测网络，通过对哨点医院、发热患者等的监测，以及对环境、污水等监测，一旦发现疫情，及时预警，控制并消除疫情。

关键词

脊髓灰质炎 小儿麻痹症

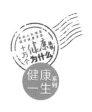

（3）了解国际疫情现状，开展风险评估，发现有脊髓灰质炎输入传播风险的潜在地区（尤其是与脊髓灰质炎流行国家接壤的边境地区），提前做好针对性的预防工作，从而有效防范脊髓灰质炎野病毒输入传播。

（4）加强生物安全管理，参照国家相关管理规定，快速处置脊髓灰质炎野病毒输入性疫情和脊髓灰质炎疫苗衍生病毒相关事件，维持我国无脊髓灰质炎状态。

（卢学新）

16. 为什么**洪涝灾害**时要谨防"**大肚子病**"

血吸虫病俗称"大肚子病"，是一种自然疫源性寄生虫病，与社会、经济和自然因素密切相关。洪涝灾害时要谨防血吸虫病的原因如下。

（1）粪便污染水源指数增高。洪水灾害发生时，人畜粪便污染水源，粪便中血吸虫虫卵可以在温暖湿润的环境中孵化。

（2）钉螺扩散。洪水期间，水位升高、气温适宜，易引起钉螺繁殖扩散，血吸虫毛蚴侵入中间宿主钉螺的机会增加。

关键词

洪涝灾害 血吸虫病

（3）人群接触疫水机会增加。洪涝灾害发生期间，在抗洪救险中，生产生活行为改变，使洪涝灾害地区接触疫水人数大幅加，增加了血吸虫尾蚴感染风险。

洪涝灾害时"大肚子病"如何防治？

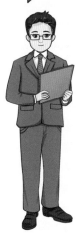

血吸虫病的流行必须具备 3 个环节：虫卵随粪便排出体外，入水后孵化出毛蚴，毛蚴遇中间宿主（钉螺）即主动侵入并发育成尾蚴，逸出入水或青草露水中，即形成疫水。终宿主（人、畜等）接触疫水，尾蚴吸附并溶解其皮肤，脱去尾部进入表皮变为童虫。童虫在肝内初步发育后，到肠系膜静脉定居、产卵。洪涝灾害后疫区血吸虫病防治，主要从以下几方面做起。

（1）教育群众尽量避免接触疫水。在血吸虫传播风险地区张贴醒目标识，并利用新闻媒体发布风险提示，宣传相关防护知识。

（2）加强重点人群防护。对因生产生活、抗洪救灾等必须接触疫水的人群，采取必要的防护措施，在下水前涂抹防护剂，穿戴防护用具。

（3）预防性治疗。抗洪救灾人员、灾区居民在接触疫水后4~5 周，按 40mg/kg 体重总量吡喹酮口服治疗一次。

（4）重点地区开展灭蚴活动。采用投放氯硝柳胺缓释剂等方法灭蚴，降低人群感染风险。

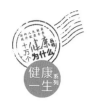

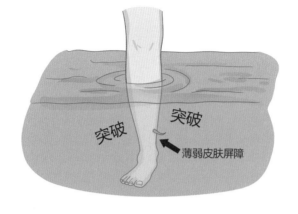

突破　突破

薄弱皮肤屏障

（熊衍文）

17. 为什么
小小**流感**会**致命**

流感是由流感病毒引发的一种自限性呼吸道疾病，潜伏期通常为1~4天，平均2天。流感的临床表现各异，包括无症状感染、自限性上呼吸道感染、重症肺炎或潜在致死性并发症。

流感起病急，最突出的症状是高热（38~40℃），其他症状包括头痛、寒战、干咳、肌肉酸痛、乏力和厌食。流感的呼吸道症状，如流涕、鼻塞和咽痛较常见，但通常在发病的前3天被全身其他症状掩盖。咳嗽经常由干咳变为咳黏液性痰甚至脓痰。当发热和上呼吸道感染症状消失后（通常需要7~10天），咳嗽和虚弱状态还可持续1~2周。

关键词

流感　重症肺炎

流感的严重性与患者年龄、是否存在高危因素以及疫苗接种情况有关。在健康人群中，流感通常会导致普通的自限性上呼吸道感染，并在 1~2 周内恢复，但在大多数幼儿、老年人、慢性肺心病患者、孕妇和免疫抑制患者中，肺炎是比较常见的并发症。

流感并发肺炎的病原体可以是病毒、细菌或病毒与细菌混合。在原发性病毒性肺炎中，典型的流感伴随快速进展的发热、咳嗽、呼吸困难、胸痛和发绀（持续 2~3 天或更久）。影像学检查显示双肺弥散性浸润，伴有急性呼吸窘迫综合征。如果症状严重，通常在首发症状出现的 4~5 天后死亡。病毒、细菌联合感染性肺炎比原发性病毒性肺炎更常见。对于严重的肺炎患者，75% 会继发细菌感染。这些病例中，流感症状基本缓解时会再次出现呼吸道症状，从而导致病情恶化。哮喘发作、慢性阻塞性肺疾病（COPD）也是流感的常见并发症，这些患者的病情会很快恶化，导致重症甚至死亡。

 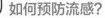

如何预防流感？

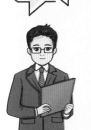

（1）接种疫苗是预防重症流感的有效手段。

（2）注意良好的个人卫生习惯，如勤洗手等。

（3）在流感流行季节，老年人与慢性病患者尽量避免去人群聚集场所，避免接触呼吸道感染患者。

（4）出现流感样症状后，应保持良好的呼吸道卫生习惯，咳嗽或打喷嚏时，用纸巾、毛巾等遮住口鼻，咳嗽或打喷嚏后洗手，尽量避免触摸眼睛、鼻或口。

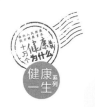

（5）家庭成员患流感时，要尽量避免相互接触，尤其是家中有老年人与慢性病患者时。

（6）去医院就诊时，应同时做好患者及自身的防护（如戴口罩），避免交叉感染。

（朱 娜 陈 涛）

二

战"疫"
之控制传染源

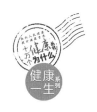

18. 为什么一人得**红眼病**，**全家**都要**防传染**

关键词

👆

红眼病

急性结膜炎

　　"红眼病"是急性结膜炎的俗称，是由微生物感染或多种因素引起的一类结膜组织炎症。由细菌、病毒或沙眼衣原体感染引起的急性炎症，表现为单眼或双眼异物感、灼烧感、畏光，流泪，分泌物增多等，自觉眼睛磨痛，异物感或瘙痒感，可有头痛、发热、视物模糊等其他伴随症状，病程一般短于 3 周。"一人得红眼病，全家都要防传染"是由该病的特征，尤其是传播途径决定的。

　　（1）病因：由细菌、病毒或沙眼衣原体感染所致，常见致病菌包括流感嗜血杆菌、肺炎链球菌、Koch-Weeks 杆菌和金黄色葡萄球菌等。常见病毒包括腺病毒、单纯疱疹病毒、肠道病毒 70 型等。

　　（2）易感人群：任何人群、年龄段均可感染，发病率与年龄和季节相关。传染性强，多发于春秋季节，可以散发感染，易发生于人群密集场所如学校、工厂。长期服用免疫抑制剂、类固醇皮质激素等全身免疫力低下人群，干眼症、泪液生成系统受累、眼球表皮屏障破坏、眼球附属结构异常、外伤等能导致眼部免疫防御能力降低的人群，也易受感染。

　　（3）传播途径：主要为直接和间接接触（接触患者的生活用具），包括接触被病原体污染的手部和污染物。

　　（4）治疗措施：主要是对症治疗和抗感染治疗。分泌物较多时，选择 3% 硼酸水或生理盐水冲洗结膜囊。根据病原学检测结果及药物敏感性实验结果，选择抗生素滴眼液、眼膏等，必要时辅以全身用药。

如何预防"红眼病"传播？

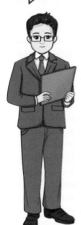

（1）严格注意个人卫生、集体卫生。提倡勤洗手、洗脸，特别注意不用手或衣物揉擦眼部。避免佩戴隐形眼镜，治疗期间避免眼部化妆。

（2）急性期患者应隔离，避免传染，防止流行。单眼患病时应防止另一只眼感染。

（3）严格消毒患者用过的洗脸用具、手帕、毛巾、浴巾及接触的医疗器皿，避免交叉感染。

（4）保证充足睡眠，让眼睛得到充分休息。

（5）请注意，与患者对视不会被传染！

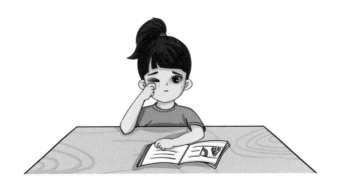

（袁　敏）

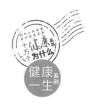

19. 为什么很多 **新发传染病**的病原体 来源于**动物**

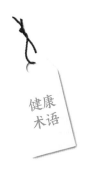

健康术语

新发传染病

新发传染病是指由新种或新型病原微生物引起的传染病，以及近年来导致地区性或国际性公共卫生问题的新识别的和以往未知的传染病。大致可分为两类：一是新出现或新诊断的病原体所致疾病；二是已得到基本控制，不构成公共卫生问题的，因某些原因近年来又重新流行的古老传染病。

20 世纪 70 年代以来，全球已发现 50 余种新型病原微生物引起的新发传染病，且增长速度不断加快。据世界卫生组织统计，全球 70%~80% 的新发传染病都是动物源性的。新发传染病的病原体多来源于动物的主要原因有以下几点。

（1）**自然资源的开发和利用**：野生动物是自然疫源性病原体的天然储藏库，存在于动物体内并在动物之间传播的病原体原本与人类和平共处，互不干扰。随着人类对自然资源越来越密集的开发，使人类与自然界，尤其是与动物宿主和媒介宿主接触更为密切，野生动物体内的病原体不断传播给人类，导致一些原存在于自然界中不为人知的病原体感染人类的概率大增，人类被感染后又向更大区域传播，导致新发传染病流行。

（2）**环境气候的改变**：动物传染病通

常在自然界自然循环，由于大型水利工程等修建引起生态环境的变化，如气温升高、湿度增加、水源质量下降、植被减少等环境气候变化，导致鼠、蚊等媒介的孳生地、地理分布、数量改变，从而引起新发传染病的发生及播散。

（3）人类饮食习惯和生活方式的改变：违法违规烹制、捕猎野生动物，国际旅行、户外探险等行为增多，都在动物源性传染病向人类传播中扮演着重要角色。

新发传染病应对措施有哪些？

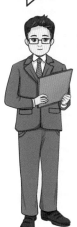

（1）做好顶层设计，完善传染病监测和实验室检测网络设置，建立多点触发、多渠道监测预警技术平台，提升病例早发现能力。

（2）制定和完善新发传染病应急处置预案，建立联防联控工作机制和平急转换应急体系。

（3）加强新发传染病救治、处置培训和演练，提高实战能力和应急协同能力。

（4）加强新病原检测技术、疫苗和药物的研发，为应对新发传染病做好技术储备。

（5）做好政策宣传、健康宣教和风险沟通，增加人类对大自然的敬畏之心，自觉保护环境、维护生态平衡，实现人与动物和谐相处。

（常昭瑞）

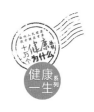

20. 为什么要做好
家畜的预防接种和
检验检疫

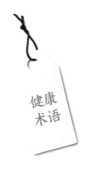
家畜 预防接种 检验检疫

人畜共患病

　　人畜共患病指可以从脊椎动物自然传播给人类的任何疾病。目前有超过 200 种已知的人畜共患病，常见的有狂犬病、禽流感、炭疽、布鲁氏菌病、口蹄疫、登革热、黄热病、血吸虫病等。人畜共患病的传染源主要有患病动物、带菌动物和患者等，其中绝大部分以动物为传染源，主要经呼吸道、消化道、皮肤接触和节肢动物传播。

　　严格做好家畜的预防接种和检验检疫工作的原因主要有以下几点。

　　（1）降低家畜中可能存在的人畜共患病病原体给人群健康带来的巨大威胁。如患狂犬病的猫、狗，唾液中含有大量的狂犬病病毒，当猫狗咬伤人时，病毒就随唾液进入体内，便可引发狂犬病。此外家畜的粪便中可能含有沙门氏菌病、结核病、钩端螺旋体病、布鲁氏菌病等疾病的病原体，可通过污染人的食品、饮水或直接接触等方式造成疾病的人际传播。

　　（2）减少家畜中传染病流行给社会经济生活造成的损失。目前，我国的家畜养殖向集约化、规模化发展，养殖户需要不断引入种畜，这为疾病的传入提供了可能，病原体一旦传入，引起疾病流行的可能性极大。一旦发病，扑杀大批家畜会造成重大的经济损失，引发一系列社会经济问题，如非洲猪瘟、口蹄疫的流行等。

因此，严格做好家畜的预防接种、疫病的检验检疫工作，才能有效降低家畜疾病给人类健康和社会经济生活带来的危害和影响。

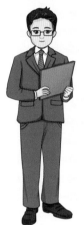

除做好家畜疫苗接种和检验检疫工作外，还有哪些方法预防人畜共患病发生？

（1）及时控制和消灭感染动物。对于检出携带病原体的动物及其相关加工产品，必须按规定进行无害化处理。

（2）高危人群定期检测。牧民、饲养员、兽医、卫生防疫人员、地质工作者和军队有关人员以及从事动物实验的医学工作者，是人畜共患病的高危人群，是主要的监测对象，应定期对其进行检测，一旦发现感染，应及时治疗。

（3）接触家畜时做好自我防护，对家畜生活环境定期消毒，加强粪便、污水的管理，切断动物传染人的传播途径。

（尹遵栋）

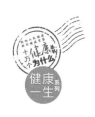

21. 为什么与**猫、狗**同床要当心**传染病**

猫、狗的传染病大多具有物种特异性，但也有少部分病原体可以通过猫或狗的抓、咬、亲密接触等行为感染人类。目前已知的人畜共患传染病中，约40种通过猫、狗传播。

狂犬病是猫、狗共患的传染病，猫、狗感染狂犬病毒后，可经唾液排出，人被猫、狗抓伤或咬伤后可被感染。其他人、猫共患病包括：①弓形虫病，在猫的粪便中含有其卵囊，如果食用被猫粪便污染的食物可能导致弓形虫感染。②猫抓病，由细菌汉赛巴尔通体感染引起，被猫抓伤、咬伤后可导致感染。③猫癣，孢子菌感染引起，猫可以通过密切接触传播给人。其他人犬共患病包括：①钩端螺旋体病，细菌随着狗尿液排出体外，如果人闻到、接触到尿液或被尿液污染的水则可能被感染。②犬布鲁氏菌病，可以通过唾液、血液和尿液传播，最容易携带布鲁氏菌的动物为妊娠的母犬。③蛔虫、绦虫病，如果狗肚子里有虫，主人也有可能被感染。④沙门氏菌病，如果人接触到被沙门氏菌感染的狗的舌头或唾液，可能会被感染。⑤疥癣，属于皮肤传染病，由寄生在狗皮肤上的螨虫所引发的皮肤炎症，人接触患病的狗也会被感染。

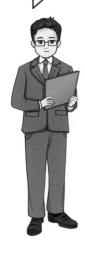

专家说 **如何避免猫、狗的传染病传染给人？**

（1）接触猫、狗（特别是宠物店或外来物种）后，做好手卫生，应使用肥皂和持续的水流，清洗至少20秒。

（2）做好环境清洁，定期清理猫砂或院子，至少每24小时要清理1次粪便。

（3）不要让猫、狗食用生的或未煮熟的肉。

（4）避免猫、狗饮用受污染的水，尤其是户外遛狗时。

（5）定期去宠物医院检查，定期给宠物服用驱虫药等。

（6）与猫、狗亲密接触时，防止被其抓伤、咬伤，一旦被抓伤、咬伤应及时就诊。

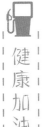

健康加油站

哪些动物致伤后需要暴露后处置？

我国属于狂犬病高风险地区。根据我国目前的狂犬病流行情况，将致伤动物传播狂犬病风险分为高风险、低风险和无风险三类：

高风险包括犬、猫（包括流浪和家养），流浪或野生哺乳动物（主要指食肉哺乳动物，如狐狸、老虎）和蝙蝠；低风险包括牛、羊、马、猪等家畜，兔和鼠等

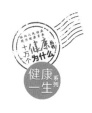

啮齿动物；无风险指所有哺乳动物以外的动物不传播狂犬病，如龟、鱼、鸟等。

被高风险动物致伤后必须进行暴露后处置；被低风险类动物致伤后是否要开展暴露后处置，应基于当地流行病学调查结果进行综合评估，一般无须处理；被无风险动物致伤后无须处理。

（常昭瑞）

22. 发生**传染病**疫情，
哪些人群需要**隔离**

传染源是指体内有病原体生长、繁殖，并能排出病原体的人和动物，包括患者、病原携带者和受感染的动物。

患者是最重要的传染源，因为患者体内存在大量病原体，又具有利于病原体排出的临床症状。患者排出病原体的整个时期称为传染期，传染期的长短可影响疾病的流行特征，传染期是决定传染病患者隔离期限的重要依据。

病原携带者是指没有任何临床症状而能排出病原体的人，是带菌者、带毒者和带虫者的统称。病原携带者按其携带状态和临床分期可分为三类，即潜伏期病原携带者、恢复期病原携带者、健康病原携带

关键词

患者　病原携带者　接触者

者。病原携带者作为传染源的意义，不仅取决于携带者的类型、排出病原体的数量、持续时间，更取决于携带者的职业、生活行为、活动范围，以及环境卫生状况、生活条件、卫生防疫措施等。在饮食服务行业、供水企业、托幼机构等工作的病原携带者对人群的威胁非常严重。例如，历史上美国纽约有一位女厨师 Mary Mallon，身体健康，没有异常表现。但她的粪便中伤寒沙门菌持续阳性，引起了纽约和新泽西地区伤寒暴发，人们称她为"伤寒玛丽"。

接触者是与传染源有过接触并有可能受感染的人。

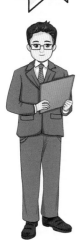

针对传染源采取措施是为了消除或减少其传播作用，对不同类型的传染源须采取不同措施。《中华人民共和国传染病防治法》第四章第三十九条规定："医疗机构发现甲类传染病时，应当及时采取下列措施：（一）对病人、病原携带者，予以隔离治疗，隔离期限根据医学检查结果确定；（二）对疑似病人，确诊前在指定场所单独隔离治疗；（三）对医疗机构内的病人、病原携带者、疑似病人的密切接触者，在指定场所进行医学观察和采取其他必要的预防措施。"

医疗机构发现乙类或丙类传染病患者，应当根据病情采取必要的治疗和控制传播措施。

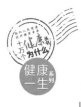

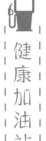

关键词

接触者

医学观察

健康加油站

流行过程是传染病在人群中连续传播的过程，包括病原体从传染源排出，经过一定的传播途径，侵入易感者机体而形成新的感染的整个过程。流行过程须具备传染源、传播途径和易感人群三个基本环节。

（张　伟）

23. 为什么
接触传染病患者后
要进行医学观察

对密切接触者采取较为严格的医学观察等预防性公共卫生措施十分必要，这是一种对公众健康高度负责的态度，也是国际社会通行的做法。

接触者是与传染源有过接触并有可能受感染的人。

医学观察是指对曾经与传染病患者或疑似传染病患者有密切接触的人按传染病的最长潜伏期采取隔离措施，观察其健康状况，是否有感染的可能，以便这些人群在疾病潜伏期和进展期内及早获得诊断、治疗与救护，同时又可减少和避免将病原体传播给健康人群。

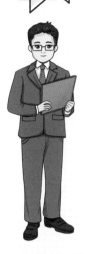

参考疾病潜伏期、防控需要等信息，确定密切接触者医学观察期。曾接触传染源而有可能受感染者均应接受医学观察，期限为从最后接触之日起至相当于该病最长潜伏期的时间。医疗机构发现甲类传染病时，应及时采取下列措施：对医疗机构内的患者、病原携带者、疑似患者的密切接触者，在指定场所进行医学观察并采取其他必要的预防措施。拒绝隔离治疗或隔离期未满擅自脱离隔离治疗的，可由公安机关协助医疗机构采取强制隔离治疗措施。对乙类和丙类传染病接触者应施行医学观察，即在正常工作、学习的情况下，接受体检、病原学检查和必要的卫生处理。

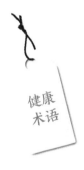

潜伏期

潜伏期是指病原体侵入机体至最早出现临床症状的时间。不同的传染病潜伏期长短不一，短至数小时，长至数月，甚至数年。即使同一种传染病，其潜伏期也不尽相同，但多局限于一定范围。潜伏期长短受病原体侵入的途径、数量、毒力、繁殖能力及机体状态等诸多因素影响。

潜伏期的流行病学意义及用途：根据潜伏期可判断患者被感染的时间，以追踪传染源，明确传播途径；确定接触者的留验、检疫或医学观察期限，一般以平均潜伏期增加1~2天为准，危害严重的传染病可按最长潜伏期予以留验；确定免疫接种时间；评价预防措施的效果；潜伏期长短可影响疾病的流行特征。一般潜伏期短的传染病常呈现暴发，而潜伏期长的传染病流行持续时间可能较长。

（张 伟）

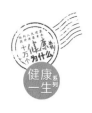

24. 为什么
要警惕**超级传播者**

超级传播者 传播力

　　超级传播者是指短期内将病原体传播给 10 人以上的患者，被感染者多为患者的家属、医务工作者或其他密切接触者。超级传播者通常有以下特征。

　　（1）携带的病原体载量大，传染性强。

　　（2）症状严重，具有释放更多病原体的能力，比如有更严重的咳嗽、出血等症状，更容易传播；或无症状，但具有传染性，传播隐匿，不易发现，如"伤寒玛丽"作为无症状携带者将伤寒沙门菌传给了 51 人。

　　（3）从事职业、所处环境、出行方式和与他人接触程度，利于病原体的传播，如经常在人员密集的地方（超市、医院）工作或参观，由于工作性质接触人员多（快递员），在密闭空间（酒吧、KTV）工作或生活，参加聚会聚餐等。

　　由于具有以上特征，超级传播者的传播模式和普通传播者不同，可在短时间内将病原体传播给大量易感者，疫情短期内可快速传播扩散，所以须警惕超级传播者。

 如何阻断超级传播？

　　在麻疹、结核病、SARS、中东呼吸综合征（MERS）、埃博拉出血热等传染病传播和暴发中都存在超级传播者及超级传播事件。对超级传播者的判定和管理是阻断传染病扩散的有效措施。阻止超级传播行之有效的措施包括早发现、早诊断、早干预和早检疫。

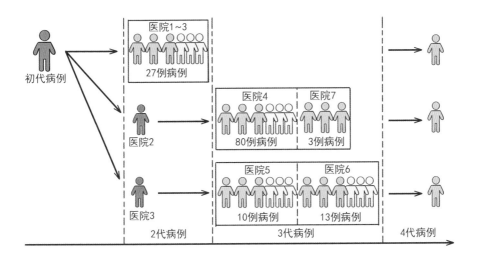

（常昭瑞）

25. **野外露营**需注意哪些 **传染病**

当我们在大自然享受野外露营的浪漫时，殊不知已成为病媒生物的眼中美味，作为大自然的"土著居民"，病媒生物享受着叮咬的快

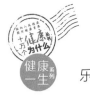

乐，在不知不觉中将"虫媒传染病"传播开来。

（1）常见的病媒生物有哪些？ 病媒生物是指能直接或间接传播疾病，危害、威胁人类健康的生物。我们熟知的蚊子、苍蝇、蟑螂、臭虫、虱子、跳蚤、蚂蚁、蜱、蛉、老鼠等，都是大自然土著居民，也是常见的病媒生物。随着全球气候变暖，生态环境不断改变，病媒生物种类、密度和分布等发生了新的变化。

（2）什么是虫媒传染病？ 虫媒传染病是由病媒生物传播的自然疫源性疾病，与鼠传疾病构成了媒介生物性疾病，习惯上均称为虫媒传染病。这类传染病在我国每年传染病总发病病例中占 5%～10%，但其病死人数则占传染病总死亡人数的 30%～40%。

（3）常见的虫媒传染病有哪些？ 常见的虫媒传染病包括流行性脑炎、登革热、黄热病、基孔肯亚出血热、疟疾、丝虫病、西尼罗热、森林脑炎、莱姆病、克里米亚-刚果出血热、发热伴血小板减少综合征、蜱传回归热、Q 热、兔热病、斑疹伤寒、鼠疫、恙虫病等。不同虫媒传染病的传染源和传播媒介不相同，如流行性脑炎主要由蚊媒传播，流行性出血热主要由鼠媒传播，流行性斑疹伤寒是由普氏立克次体通过人虱传播，疟疾由疟原虫传播，发热伴血小板减少综合征由蜱媒传播等。

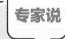 如何防范虫媒传染病？

 外出时要做好防护措施，穿长袖衣裤，尽量避免被蚊虫叮咬。如果在外出回来身体出现不适症状，应及时到医院就诊。

关键词

露营 病媒生物 自然疫源性传染病

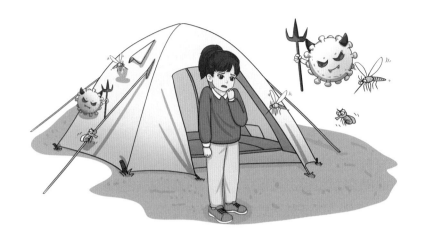

（朱　娜）

关键词
疫源地　消毒

26. 为什么
传染源离开疫源地后
须严格消毒

疫源地是指现在存在或曾经存在传染源的场所和传染源可能播散病原体的范围，即可能发生新病例或新感染的范围。

构成疫源地有两个不可缺少的条件：传染源的存在；病原体能够继续传播。疫情发生时，为了采取有效的防疫措施，查清疫源地的范围和存在的时间很有必要。疫源地范围因病而异，不同传染病的疫源地范围不同，取决于三个因素：传染源的活动范围、传播途径的特点、周围人群的免疫状况。同种传染病在不同条件下的疫源地范围也不同。传染源离开疫源地后进行彻底消毒，目的是完全消灭患者所播散的、遗留在居室和各种物体上的存活的病原体，使疫点无害化。

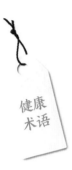

消毒

指用化学、物理、生物的方法杀灭或者消除环境中的病原微生物。

终末消毒

指传染源离开疫源地后进行的一次彻底消毒。

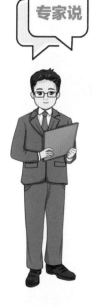

按照 GB 19193—2015《疫源地消毒总则》终末消毒卫生要求：①物体表面消毒后，自然菌的消亡率应≥90%。②排泄物、分泌物消毒后，不应检出病原微生物或目标微生物。③被病原微生物污染的血液等消毒后，不应检出病原微生物或目标微生物。④空气消毒后，不应检出指示微生物或目标微生物；自然菌的消亡率应≥90%。

疫源地消毒必须具备下述条件：传染源已被移走（住院、死亡、移至他处）或不再排出病原体（治愈）；通过各种措施消灭了传染源排于外环境的病原体。

疫源地消毒必须在当地疾病控制部门的指导下，由掌握消毒专业技能的人员及时进行消毒处理，通常可直接由当地疾病预防控制部门的消毒人员进行终末消毒。在医院对传染病患者的终末消毒由医院安排专人负责，非专业消毒人员开展消毒前应接受培训。

（张　伟）

27. 为什么要对疫区分级管理

我国传染病防治法规定，甲类、乙类传染病暴发、流行时，县级以上地方人民政府报经上一级人民政府决定，可以宣布本行政区域部分或全部为疫区；国务院可以决定并宣布跨省（自治区、直辖市）的疫区。县级以上地方人民政府可以在疫区内采取紧急措施：限制或停止集市、影剧院演出或其他人群聚集的活动；停工、停业、停课；封闭或封存被传染病

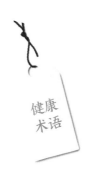

健康术语

疫源地

传染源及其排出的病原体向四周播散所能波及的范围称为疫源地，一般将范围较小的或单个传染源所构成的疫源地称为疫点，当传染源达到一定数量并相互交叉、扩大和重叠时，就会产生疫区，疫区的范围大小受传染病传播方式和环境条件的限制。

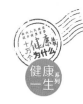

病原体污染的公共饮用水源、食品以及相关物品；控制或扑杀染疫野生动物、家畜家禽；封闭可能造成传染病扩散的场所；并可以对出入疫区的人员、物资和交通工具实施卫生检疫。

疫区内相关措施的实施，对人民群众正常生产、生活会造成影响。考虑到划定的疫区内人员风险大小不同，按照风险大小对疫区分级管理，可以最大限度降低疫情防控对人民群众生产、生活的影响，使疫情防控更加科学、精准。

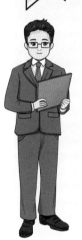

疫区形成条件是什么？如何对疫区采取分级管理？

疫区形成条件是存在传染源和传播途径。传染源的活动范围、传播途径的特点和周围人群的免疫状况决定疫区的范围。当划定疫区后，应基于流行病学调查，根据疾病的传播特点（如潜伏期、传染期、传播途径等），传染源在波及范围内活动时间、停留时间、个人防护措施，及接触人群的免疫状况等综合评估，确定风险等级。

我国在新冠病毒感染疫情防控期间，始终坚持"科学防治、精准施策、分区分级"的原则做好疫情防控。在第九版防控方案中，基于流行病学调查，将病例和无症状感染者居住地，以及活动频繁且疫情传播风险较高的工作地和活动地等区域，划为高风险区；将病例和无症状感染者停留和活动一定时间，且可能具有疫情传播风险的工作地和活动地等区域，划为中风险区；中高风险区所在县（市、区、旗）的其他地区为低风险区。对不同区域采取不同措施分级管理，高效统筹疫情防控和社会经济发展，最大限度降低疫情防控对人民群众的影响。

（常昭瑞）

战 "疫"
之切断传播途径

28. 为什么**疫情**期间
别扎堆

  扎堆与"聚集"为同义词，疫情期间扎堆会加快传染病的传播扩散，尤其是通过呼吸道飞沫、直接或间接接触等方式传播的传染病。其原因为：扎堆时，人员密度大、人与人之间的距离较近，接触机会增加，为疾病的传播创造了条件，尤其在环境密闭、通风条件差的空间，更容易引起聚集性疫情发生。新冠病毒感染疫情期间，棋牌室、麻将馆、网吧、酒吧、线下培训机构等场所，人员聚集，加快了病毒的传播。发生在学校的流感等呼吸道传染病疫情增加，也是由于学校人员聚集引起疫情传播。

  因此，疫情期间，要尽量做到不扎堆、避免前往公共场所，同时采取勤洗手、科学佩戴口罩、保持社交距离、注意咳嗽礼仪等防护措施，这样才能降低感染风险，避免聚集性疫情发生。

专家说 为什么减少扎堆可降低疫情传播？

  一是可阻断传播途径，降低感染风险。飞沫传播是呼吸道传染病的主要传播方式，只有与传染源近距离接触，飞沫传播才能实现。不扎堆可以最大限度降低人群密度，病毒传播难以实现，降低人传人的风险。

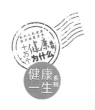

　　二是可避免聚集性疫情发生。疫情期间，有咳嗽、发热等症状的人，一般能引起其他人重视，会尽量避免与其接触。但无症状感染者难以识别，在人群密集、环境密闭、通风条件差的场所扎堆时易引发聚集性疫情。

疫情期间做好个人防护

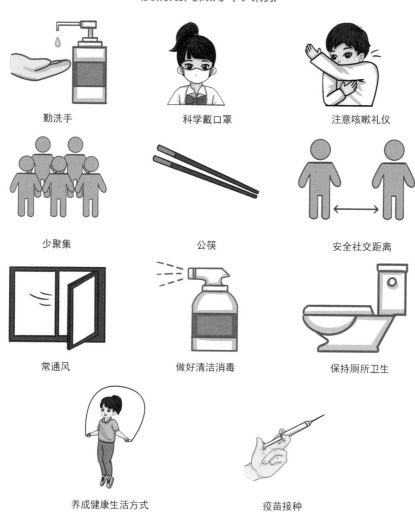

勤洗手　　　　　　科学戴口罩　　　　　注意咳嗽礼仪

少聚集　　　　　　公筷　　　　　　　　安全社交距离

常通风　　　　　　做好清洁消毒　　　　保持厕所卫生

养成健康生活方式　　　　疫苗接种

（常昭瑞）

29. 为什么**病原体**可以通过**空气传播**，还要**开窗通风**

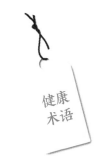

空气传播 开窗通风

病原体的空气传播容易发生在空气不流通的地方，例如教室、车厢、电影院等相对密闭的空间。如长时间不进行通风，空气质量变差，可能出现异味、二氧化碳含量升高、病原体浓度增大等情形。加强通风，可保持室内空气新鲜，降低被病原体感染的风险。

经空气传播是呼吸系统传染病的主要传播途径，包括下列 3 种方式。

（1）**飞沫传播：**指患者喷出含有病原体的飞沫，飞沫直接被他人吸入而引起感染，由于飞沫在空气中停留时间短，只能传播给周围的密切接触者。对外环境抵抗力较弱的病原体如脑膜炎

健康术语

气溶胶

气溶胶是悬浮在空气中的固体或液体微小颗粒，直径在 0.001~100 微米之间。气溶胶颗粒较小，可以较长时间悬浮在空气中。在密闭环境中，病原体气溶胶会存留较长时间，从而加大感染风险。因此，应注意开窗通风或使用机械排风，保持空气清新。

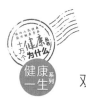

双球菌、流感病毒，通常此方式传播。

（2）**飞沫核传播：**飞沫在空气中失去水分后由剩下的蛋白质和病原体形成飞沫核。飞沫核可以气溶胶的形式飘浮至远处，在空气中悬浮时间较长，吸入带病原体的飞沫核引起感染，称为飞沫核传播。白喉棒状杆菌、结核分枝杆菌等耐干燥的病原体可通过飞沫核传播。

（3）**尘埃传播：**含有病原体的分泌物以较大的飞沫散落在地上，干燥后成为尘埃，落在衣服、床单、手帕或地板上，整理衣物或清扫地面时，带有病原体的尘埃飞扬，易感者吸入后被感染。对外界抵抗力较强的病原体如炭疽芽孢杆菌可通过尘埃传播。

开窗通风要注意的细节：一般来说在室外天气条件较好的情况下，开窗时间可以长一些。室外气温较低，可在每日上午和下午气温相对较高时各开窗通风一次，每次 20~30 分钟。如室外出现严重雾霾，则可减少开窗通风的次数和时长。

（张　伟）

30. 为什么**洗手**
对**预防传染病**有大作用

　　洗手是预防传染病最简便有效的措施之一，在日常工作、生活中，人的手不断接触到各类物品，如果不及时正确洗手，手上的病原体可以通过手和口、眼、鼻的黏膜接触进入人体，洗手可以简单有效地切断这一途径，保持手的清洁卫生可以有效预防传染病。倡导正确洗手是健康干预最简单、最经济的措施之一。保持手部清洁卫生，不但可以降低腹泻等肠道传染病和肺炎等呼吸道传染病患病风险，同时也是个人卫生和社会文明的重要体现。

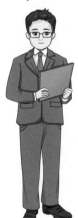

专家说

　　手与外界接触最为广泛，因此其传播传染病的机会极多。日常生活中，可以用七步洗手法清洁双手，减少传染病的传播。

　　第一步（内） 洗手掌，流水湿润双手，涂抹洗手液 / 肥皂，掌心相对，手指并拢相互揉搓。

　　第二步（外） 洗背侧指缝，手心对手背沿指缝相互揉搓，双手交换进行。

　　第三步（夹） 洗掌侧指缝，掌心相对，双手交叉沿指缝相互揉搓。

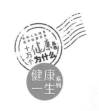

第四步（弓） 洗指背，弯曲各手指关节，半握拳把指背放在另一手掌心旋转揉搓，双手交换进行。

第五步（大） 洗拇指，一手握另一手大拇指旋转揉搓，双手交换进行。

第六步（立） 洗指尖，弯曲各手指关节，把指尖合拢在另一手掌心旋转揉搓，双手交换进行。

第七步（腕） 洗手腕、手臂，揉搓手腕、手臂，双手交换进行。

洗手每一步揉搓时间均应大于 15 秒。

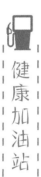

全球洗手日和世界手卫生日

2008 年，促进用肥皂洗手公私伙伴组织发起"全球洗手日"活动倡议，号召世界各国从 2008 年起，每年 10 月 15 日开展用肥皂洗手活动，"全球洗手日"由此诞生。该活动通过加大对用肥皂或洗手液洗手益处的宣传，培养洗手的良好卫生习惯，预防疾病发生。

2009 年，世界卫生组织发起"世界手卫生日"，时间是每年的 5 月 5 日。世界手卫生日强调在医疗护理过程中加强医护人员手部卫生，减少医源性感染的发生。

（张 伟）

31. 为什么**吹空调**会感染**军团菌**

军团菌是一种广泛存在于自然界中的机会致病菌，能引起以发热和呼吸道症状为主的军团菌病，其中最为多见和严重的临床类型为以肺部感染为主、同时伴有全身多系统损害的军团菌肺炎。吹空调感染军团菌的主要原因如下。

（1）军团菌的生长和扩散需要适宜的温度和湿度，空调的开放式循环冷却水系统适宜其生长。

（2）空调的冷却塔中有大量有机物和微生物，冷却塔补给水箱的水流量和流速较小，容易形成沉积物，遮盖不严还会吸附灰尘和微生物，致使藻类滋生，易于军团菌繁殖。

（3）军团菌的生长需要适合寄生的微生物，如阿米巴等。部分冷却塔的水盘暴露在阳光之下，十分适合藻类繁殖，为军团菌及其宿主提供了良好的生存环境。军团菌在阿米巴中寄生，增强了它的存活力、传播力和致病力，人接触感染的阿米巴原虫而感染。

（4）经呼吸道吸入是感染军团菌的主要途径，气溶胶是其传播的重要载体。被军团菌污染的水经过空调机入口和通风管被抽入室内或在冷却塔一定范围形成气溶胶，人群吸入体内引起感染。

关键词

嗜肺军团菌 军团菌病

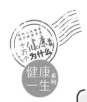

专家说

如何防治空调引起的军团菌感染?

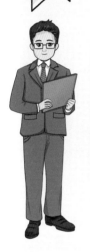

自然环境中,军团菌在温水中及潮热的地方蔓延,在人工供水系统如矿泉池、喷泉以及空调设备的冷却水塔中大量繁殖。常见的预防控制措施如下。

(1)定期检查空调系统,检查过滤器是否堵塞,及时更换过滤器。确保空调系统正常运行,定期清洗空调系统,避免污染源堆积。

(2)对空调系统进行清洁消毒。使用消毒剂如含氯消毒剂,以及采用紫外线消毒、膜过滤除菌等方式对空调系统进行消毒。

(3)加强室内空气净化,经常开窗通风,降低空气中的军团菌浓度。

(4)规律生活、适当锻炼、平衡膳食,增强体质,提升身体免疫力。

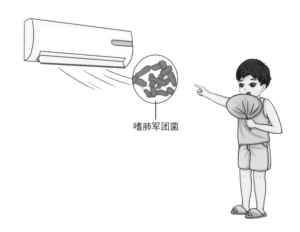

嗜肺军团菌

(熊衍文)

32. 妊娠前 3 个月

应重点预防哪些

病原体感染

妊娠期发生病原体感染可引起流产、早产、死胎、胎儿发育迟缓和畸形等，这些不良妊娠结局不仅会影响女性健康，还会影响出生人口素质，给家庭和社会带来沉重负担。妊娠前三个月应重点预防乙肝病毒、梅毒螺旋体、HIV 等病原体的感染，主要原因如下。

（1）妊娠期女性处于特殊的生理阶段，内分泌的变化使其身体免疫力降低，因而容易感染病原体。妊娠前 3 个月即孕早期，是胚胎器官（头颅、面部、四肢、内脏）形成的重要时期，此时胚胎对外界因素最敏感，稍有不慎便严重影响胎体的正常发育。此外，很多治疗传染病的药物都会对孕妇及胎儿带来损害。

（2）乙肝病毒、梅毒螺旋体、HIV 感染的共同特征为病原体可以通过感染孕妇垂直传播给胎儿或新生儿，导致严重的不良后果。

乙肝病毒：妊娠期感染乙肝病毒不但增加孕产妇妊娠高血压及产后出血的风险，还可导

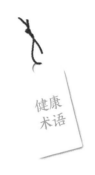

健康术语

母婴传播

母婴传播是指分娩前和分娩过程中，孕妇体内的病原体传播给胎儿 / 婴儿，导致婴儿感染的传播方式，包括经胎盘传播、上行性传播和分娩时传播。

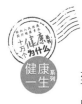

致母婴传播。即使目前已有药物用于阻断母婴传播，但仍有 1%~9% 的新生儿发生感染。

梅毒螺旋体：梅毒对孕妇和胎儿均会造成严重危害，梅毒螺旋体能通过胎盘进入胎儿体内，引起胎儿宫内感染，并可导致流产、死产、早产，分娩低出生体重儿或先天梅毒患儿。

HIV：HIV 可通过母婴传播导致胎儿和新生儿感染，感染的婴儿如果不接受抗病毒治疗，通常在 3~5 年内死亡。如果接受抗病毒治疗，需要终身服用药物，严重影响生活质量。

如何预防乙肝、梅毒、艾滋病母婴传播？

乙肝、梅毒、艾滋病母婴传播是可防可控的，在孕早期及时检测发现感染，一旦发现感染后尽快进行规范治疗并定期复查。

（金　聪）

33. 为什么**大灾**之后 容易有**大疫**

我国的自然灾害主要包括洪涝、地震、旱灾、台风、雨雪冰冻和泥石流等。大灾之后容易有大疫的原因主要有以下 4 点。

（1）**安全饮用水短缺：** 多数自然灾害发生后，会因饮用水水源污染、供水系统损毁等原因导致安全饮用水短缺，短期内无法保障受灾群众的饮用水卫生和食品卫生需求，容易造成灾区水源性和食源性疾病暴发，如感染性腹泻、痢疾、伤寒、甲肝等。

（2）**居住条件恶化：** 部分自然灾害发生后，大量群众会被临时安置在各安置点，安置点居住环境拥挤，人群密切接触的机会增加，从而造成直接接触传播与经呼吸道传播的传染病发生风险加大，如麻疹、流感、肺结核、脑膜炎及急性出血性结膜炎等。

（3）**环境破坏：** 部分自然灾害会导致灾区附近原有生态环境甚至地形地貌被破坏，也可能因灾害引起生物群落结构改变和栖息地变迁，从而打破原有的生态平衡。厕所、粪池、下水道等污物较为集中的设施遭到损毁，大量植物和动物尸体腐败，蚊、蝇等各种媒介滋生，同样可以导致环境恶化。

（4）**人群抵抗力降低：** 自然灾害后，由于食品供应困难以及生活习惯改变，人群尤其是婴幼儿、孕妇和老年人，容易出现营养不良，加上身体和精神的创伤，人群免疫力降低，容易感染各种疾病。

普通群众如果遇到自然灾害应该注意什么？

（1）服从政府或救灾指挥部的安排，配合救援、卫生等队伍工作，及时、有序撤离灾害现场。

（2）注意饮用水及食品卫生，尽量饮用消毒过的水或瓶装水，食物须洗净、煮熟后方可食用，避免食用腐败变质或霉变的食物。

关键词

自然灾害 传染病

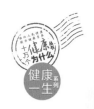

（3）注意个人卫生，防制媒介生物，条件允许情况下在饭前便后洗手，不随地大小便。

（4）出现身体不适及时向医疗卫生部门报告。

（沈　瑾　梁　辰）

四

战 "疫"
之保护易感人群

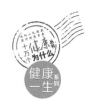

34. 为什么**传染病**好发于**儿童**

儿童一直以来都是传染性疾病的易感人群，比如麻疹、水痘、百日咳、手足口病等。儿童易感染传染病主要有以下两个原因。

（1）免疫系统发育不成熟，免疫力低：新生儿可以从母体中获得一定数量的抗体，同时还可以从母乳中持续补充部分抗体，因此6月龄内的婴儿很少得传染病。但这些从母体中直接或间接获得的抗体通常在半年内逐渐下降。随着儿童慢慢长大，接触各种细菌和病毒的机会也随之增多，但体内无法及时产生有效的免疫力抵抗这些外界病原体，因此很容易发生各种传染病。

（2）卫生习惯差，自我防护意识薄弱：日常生活中每一样物品都可能是细菌和病毒的栖息地，手作为人体的"外交官"，接触这些物品后通常会携带多种细菌和病毒。如果儿童没有养成良好的卫生习惯，在玩玩具或吃食物时，病从口入，容易导致各种病菌或病毒感染。另外，儿童多喜欢去公共游乐场所或户外玩耍，通常不喜欢戴口罩、手套等防护用品，也会增加感染风险。

综上所述，儿童正处于生长发育时期，因自身特殊的生理特点，免疫系统对外界各种致病菌的抵御能力欠佳，加之尚未形成较强的自我保护意识以及良好的卫生习惯，导致传染病来袭时好发于儿童。

专家说 如何降低人类幼崽感染传染病的风险？

（1）培养儿童良好的卫生及生活习惯，包括勤洗手、戴口罩、作息规律等。

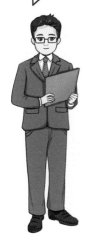

（2）根据儿童常见传染病的季节性特点（比如手足口病的发病高峰为5—7月），在季节交替时做好预防措施。

（3）按照免疫计划做好儿童的预防接种工作，提高免疫力。

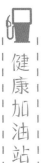

疫苗接种可以有效防止多种传染病的发生。儿童接种疫苗后要注意休息，避免剧烈活动，多喝水，注意保暖，饮食宜清淡。另外，接种当天不宜洗澡，但要保证接种部位的清洁，防止局部感染。

（金　聪）

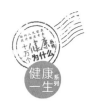

35. 为什么**中小学生**扎堆得**水痘**

关键词

水痘 中小学生 传播

学校尤其是中小学，是水痘聚集性疫情的高发场所，造成中小学生扎堆得水痘的原因主要有三方面。

（1）人群聚集密度大： 水痘传染性极强，传播速度快，水痘患者是唯一的传染源，从发病前 1~2 天至皮疹完全结痂期间均有传染性。水痘主要通过人与人的直接接触、吸入含有水痘患者疱疹液或呼吸道分泌物的气溶胶传播。中小学生在校期间共同学习，共同生活，人群密度大，接触比较密切，感染后极易导致水痘在学校的流行和暴发。水痘好发于冬春季，每年的 5—7 月和 10 月至次年 1 月是我国水痘发病高峰期，2—3 月和 8—9 月是水痘发病低谷期，这与中小学生寒暑假时间基本一致，主要与人群聚集有关，使得中小学生易扎堆得水痘。

（2）水痘疫苗第 2 剂接种率较低： 接种水痘减毒活疫苗是预防和控制水痘流行最有效、最经济的措施，可降低水痘的发病率和死亡率。既往研究表明，接种 1 剂水痘疫苗保护效果会随着年龄的增长和接种间隔的延长不断下降，距离疫苗接种日期的时间间隔越长，发病数越多。两剂次水痘疫苗接种可显著提高疫苗保护效果，对防控水痘疫情效果显著。但由于第二剂水痘疫苗接种率较低，难以形成有效免疫屏障，不能阻断学校等密集场所发生聚集性疫情。

（3）对水痘的认识不足： 部分学生和家长对水痘传染性、危害性和防治措施缺乏足够的认知；也有家长认为儿童没有感染水痘的风险，对子女接种水痘疫苗存在犹豫情绪。如果没有接种水痘疫苗，且班级内有水痘病例发生，则极易被感染。

中小学生如何避免扎堆得水痘？

（1）接种水痘疫苗，尤其是接种 2 剂次水痘疫苗。

（2）养成良好的卫生习惯，做好个人防护。

（3）增强个人抵抗力，疾病流行期间尽量避免到人群聚集场所。

（4）避免与水痘病例接触，一旦发病做好隔离。

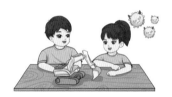

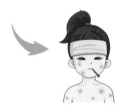

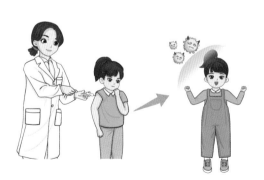

（朱　娜　赵　艳）

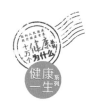

36. 为什么**男男同性恋**是 **艾滋病**的高发人群

关键词

男男同性恋 艾滋病 易感人群

男男同性恋是感染 HIV 的高风险群体，造成男男同性恋艾滋病高发的原因主要有四方面。

（1）独特的性交方式： 男男性行为和一般的男女性行为有所差异。男男同性恋者多采用肛交。与阴道的黏膜拥有多层鳞状上皮细胞不同，肛门及直肠下部仅覆有一层薄薄的柱状上皮细胞，这就造成肛门及直肠的弹性、延伸调节及抵抗张力都比阴道弱。而且肛交往往动作比较剧烈，男男同性恋在肛交过程中容易造成损伤，引起肛门、直肠皮肤黏膜出血。未使用避孕套或避孕套破损、滑脱的情况下，如果一方感染了 HIV，精液中的病毒可以乘机从肛门或直肠的黏膜破损处侵入，进入血液循环或淋巴系统繁殖和复制，造成机体感染。

（2）性伴侣多且不固定： 男男同性恋人群多无固定性伴侣，而拥有多名性伴侣往往是感染 HIV 或其他性传播疾病的主要原因。

（3）无保护性行为： 男男同性恋在性交过程中通常不使用安全套，也就是"无保护性行为"。

（4）静脉注射毒品： 男男同性恋群体中，静脉注射毒品的比例较高，静脉注射也是 HIV 传播的重要途径。

专家说 男男同性恋应如何保护好自己?

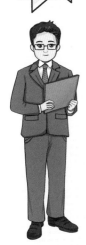

（1）最好有固定的性伴侣，清楚、全面地了解双方的健康状况。

（2）全程使用安全套：安全套能降低感染 HIV 的风险，一旦发现安全套脱落或破裂等意外情况，应立即停止性行为。

（3）定期身体检查：每 6 个月做一次艾滋病相关检查，性伴也要进行检查。

（4）不吸毒、不与他人共用注射器。

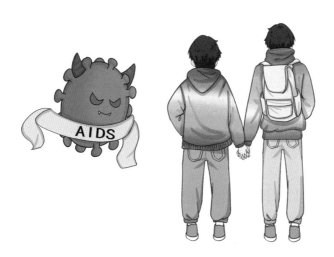

（徐 帅 李振军）

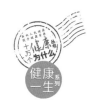

37. 为什么**女性**
HPV 感染率高

关键词

人乳头瘤病毒　感染率　女性

近年来，HPV 感染一直被认为是导致宫颈病变的罪魁祸首，但无须过度恐慌，大部分女性可以通过自身免疫力清除病毒感染。但少数女性也会持续感染 HPV，并可能发展为宫颈癌。

HPV 主要通过性行为传播，由于其特有的病毒学特征和免疫逃逸机制，人群感染率极高。我国约 80% 的女性一生中至少感染过 1 次 HPV。HPV 感染多较短暂，会自行消退，平均感染时间为 6~14 个月。但有约 17% 的女性会发展为高度鳞状上皮内病变或侵袭性宫颈癌。

不同女性人群，不同地区和不同年龄女性 HPV 感染率存在差异：健康女性人群中，HPV 感染率为 13.5% 左右；妇科门诊女性人群中，HPV 感染率可达 20% 以上。农村女性比城市女性的 HPV 感染风险更高，这可能与个人卫生习惯和健康检查意识有关。此外，青春期（10~19 岁）和绝经过渡期（始于 40 岁，历时短 1~2 年，长至 10~20 年）是女性 HPV 感染的两个高峰时期，这与机体内环境及免疫系统在这两个特殊时期的变化调节有关。

专家说　女性如何预防 HPV 感染？

（1）提高对 HPV 感染的认知程度，增强自我防范意识。避免过早、过频的性行为，避免长期口服避孕药。

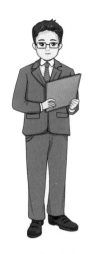

（2）保持良好生活习惯。加强锻炼，保持充足睡眠和合理饮食；保持个人卫生，私密用品单独清洗，以及避免使用公共场所的卫生用品等。

（3）有性生活的女性，应定期普检筛查，有助于及时发现、及早诊治生殖道感染和性传播疾病。

（4）接种 HPV 疫苗。HPV 型别众多，目前针对不同型别的 HPV 有二价、四价和九价 HPV 疫苗可供选择，疫苗适用于 9~45 岁女性。2021 年的《人乳头瘤病毒疫苗临床应用中国专家共识》优先推荐 9~26 岁女性，特别是未满 17 岁女性接种 HPV 疫苗，同时推荐 27~45 岁有条件的女性接种 HPV 疫苗。接种 HPV 疫苗越早越好，即使感染过 HPV 的人群仍可以接种 HPV 疫苗。另外，接种过 HPV 疫苗同样也要进行宫颈癌定期筛查，以防发生恶性肿瘤。

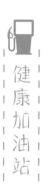

健康加油站

人乳头瘤病毒（human papillomavirus，HPV）可通过性接触、皮肤 - 皮肤接触、母婴传播 3 种途径传播，感染后主要表现为女性生殖道及皮肤黏膜处的寻常疣、生殖器疣（尖锐湿疣）等症状。

（金 聪）

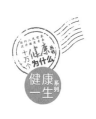

38. 为什么**更年期**女性易发生**细菌性阴道炎**

　　细菌性阴道炎是由菌群失衡引起的阴道感染，属于更年期女性常见病、多发病，发病率较高。更年期女性易患细菌性阴道炎主要有以下原因。

　　（1）更年期女性卵巢功能减退，绝经后女性体内雌激素分泌量减少，这会改变阴道的 pH，打破微生物的动态平衡。阴道内常有细菌、病毒、真菌等多种微生物，维持阴道酸性环境的主要为乳酸杆菌。正常情况下各种微生物处于一种生态平衡，对维系宿主健康具有重要作用，而更年期女性卵巢功能衰退，雌激素水平降低，阴道内的乳酸杆菌含量降低，使 pH 升高，破坏了菌群生长的环境，更有利于某些类型的细菌生长，从而引发细菌性阴道炎，严重影响女性健康。

　　（2）更年期会导致身体免疫系统发生变化，降低抵抗感染的能力，使炎症更容易发展，更难治疗。

　　（3）更年期女性使用某些类型的产品，如冲洗液，会破坏阴道菌群的正常平衡，并增加患细菌性阴道炎的风险。

更年期女性如何防治细菌性阴道炎？

　　（1）不良的生活及卫生习惯与细菌性阴道炎的发生密切相关。预防细菌性阴道炎的最佳方法是保持良

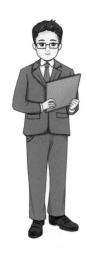

好的卫生习惯。注意随时保持外阴和阴道的清洁，每天用温清水清洗，勤换内裤，尽量减少盆浴，坐盆单独使用，减少感染或交叉感染的机会。清洁局部时一定注意不要乱用外用的冲洗药。

（2）细菌性阴道炎的主要危险因素之一是无保护性行为，有多个性伴侣会增加患病风险，安全性行为和使用避孕套可以防止感染。

（3）若出现阴道分泌物异常，排尿时瘙痒、灼热和疼痛等症状，应及时就诊。最常见的治疗方法是抗生素，无论是药丸形式还是插入阴道的乳膏或凝胶，重要的是完成整个抗生素疗程，以确保感染完全清除。

（4）注意饮食营养，保持良好精神状态，增强体质，提高身体免疫功能。

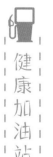

健康加油站

更年期妇女的常见症状

更年期综合征是女性绝经前后由于性激素波动或减少所致的一系列身体及心理症状，主要包括以下方面。

（1）**心血管系统症状**：潮热、潮红、出汗、心悸、阵发性心动过速或过缓、血压升高等。

（2）**神经及精神症状**：表现为忧虑、抑郁、易激

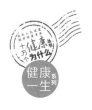

动、情绪不稳定、记忆力减退、头痛、头晕、失眠倦怠等。

（3）**月经紊乱**：月经不规则，经期提前或错后，经量或多或少。

（4）**泌尿生殖系统症状**：出现子宫及卵巢逐渐萎缩性变化，可出现尿频、尿急、尿痛、排尿困难、性交不适感和性欲下降等。

更年期综合征保健措施

（1）**心理调适**：通过多种途径了解更年期相关生理卫生知识，管理和调整好心态，顺利度过这段时期。

（2）**饮食、营养调节**：饮食特点应为低热量、低脂、低糖、低盐，增加膳食纤维摄入并补充适量维生素。

（3）**加强运动**：适宜的运动可以改善脂质代谢，降低血清胆固醇水平，还可改善心理状态，消除焦虑。

（4）**药物治疗**：必要时可使用激素替代治疗、抗焦虑剂和抗抑郁剂治疗以及心理治疗等。

（熊衍文）

39. 为什么**老年人**要警惕社区**获得性肺炎**

社区获得性肺炎是在医院外由细菌、病毒、衣原体或支原体等多种病原微生物所引起的呼吸道疾病。其主要临床症状是咳嗽，伴或不伴咳痰、胸痛，前驱症状主要有鼻炎样症状或上呼吸道感染症状，如鼻塞、鼻流清涕、喷嚏、咽干、咽痛、咽部异物感、声音嘶哑、头痛、头昏、眼睛热胀、流泪及轻度咳嗽等。

多种病原体能引起社区获得性肺炎，临床较为常见的细菌包括肺炎链球菌、结核分枝杆菌、流感嗜血杆菌、金黄色葡萄球菌、军团菌、肺炎克雷伯菌和卡他莫拉菌等；病毒包括甲型和乙型流感病毒，1型、2型、3型副流感病毒，呼吸道合胞病毒、腺病毒、冠状病毒等；其他微生物如肺炎支原体、肺炎衣原体和鹦鹉热衣原体等也能引发社区获得性肺炎。

老年人是社区获得性肺炎的重点防护人群。首先，老年人身体各项器官的功能逐渐退化，特别是肺组织功能，导致其呼吸道防御功能下降，因此老年人是社区获得性肺炎的易感者。其次，老年人患社区获得性肺炎的症状不

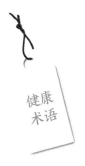

健康术语

关键词

社区获得性肺炎 基础性疾病

衣原体

衣原体是一类能通过细菌滤器、在细胞内寄生、有独特发育周期的原核细胞性微生物。过去认为衣原体是病毒，现归属细菌范畴。衣原体广泛寄生于人类、鸟类及哺乳动物，能引起人类疾病的有沙眼衣原体、肺炎衣原体、鹦鹉热衣原体。

明显，发热患者较少，症状比较隐匿，可能导致贻误诊疗发生危险。再次，老年人合并基础性疾病较多，高血压、冠心病、慢性阻塞性肺疾病、心脑血管疾病等，均为社区获得性肺炎的治疗带来困难。综上，老年人比其他人群罹患社区获得性肺炎的风险高，要高度警惕。

专家说

老年人如何预防社区获得性肺炎？

（1）做好个人防护，出门佩戴口罩。

（2）尽量少去人多及环境脏乱的地方，居家常开窗通风。

（3）依据个人能力适当增加运动量，促进心肺功能。

（朱　娜）

五

战 "疫"
之消毒守卫队

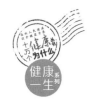

40. 为什么家中
除了**日常清洁**，
还需要**消毒**

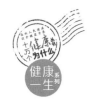 关键词

居家消毒 物理消毒 消毒剂

日常情况下，家庭环境遵循清洁为主、消毒为辅的原则。在传染病流行等特殊时期，做好清洁的同时，可对重点部位或物品进行消毒处理。

居家消毒首选物理方法，如煮沸、暴晒等。餐饮具可煮沸或用餐具消毒柜消毒，衣物可采用高温烘干方法，被褥可采用暴晒等方法。无法采用上述物理消毒方法的物品或表面，如卫生洁具、桌面、玩具等，可选择合适的化学消毒剂，按照产品说明书的应用范围和操作方法合理使用。

专家说 家中使用化学消毒剂应注意什么？

（1）切勿在室内喷洒酒精消毒：酒精可喷洒于手部进行手消毒，或用于小件物品表面擦拭消毒，不可用于大面积的环境喷洒。

（2）使用消毒剂时应进行必要防护：使用消毒剂的过程中，要注意避开口鼻；配制消毒剂时，最好佩戴口罩和手套，防止液体飞溅。

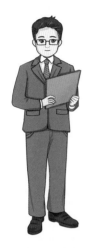

（3）**严格按照产品说明书使用：**所有消毒产品均应按照产品说明书使用，严禁超范围使用，或自行调整使用浓度。

（4）**不要以消毒替代日常清洁：**家中环境应以清洁为主，消毒为辅，消毒剂使用频率过高可能导致呼吸道损伤，且过度消毒会破坏室内环境微生物平衡，不利于人体健康。

（5）**避免混合使用：**不同类型消毒剂混合使用，或洗涤剂和消毒剂混合使用，容易产生化学反应，导致消毒无效甚至对人造成伤害。

健康加油站

紫外线消毒灯产生的紫外线一般为短波紫外线——UVC，因其波长较短，能量充沛，可以破坏细菌、病毒的基因物质。同理，其对人体也会造成严重的伤害，不可直接照射人体，也不能直视。紫外线消毒灯的适宜使用距离是 1~2 米，过远的距离或遮挡物可能导致消毒效果降低甚至无效。关闭紫外线灯后，下一个动作是"开窗"。紫外线灯消毒期间会产生臭氧，如果浓度过高可能会使人产生恶心、头晕等症状，严重者甚至会引发呼吸道症状。

（沈 瑾 梁 辰）

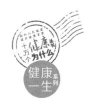

41. 家中有
呼吸道传染病患者，
该如何进行居家消毒

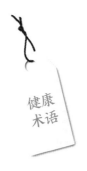

健康术语

关键词

呼吸道传染病 居家消毒

手卫生

手卫生是进行洗手或手消毒的过程。手部有可见污染物时，在流动水下用洗手液 / 肥皂洗手；无可见污染物时，可洗手或用手消毒剂揉搓双手。

呼吸道传染病可以通过飞沫、气溶胶传播，也可以通过直接接触或间接接触传播。因此，如果家中有呼吸道传染病患者，家庭成员须做好手卫生，并做好患者所用物品和家庭环境的清洁消毒。

（1）每天定时开窗通风，保持室内空气流通。每日通风 2~3 次，每次不少于 30 分钟。不具备自然通风条件的，可使用排气扇等机械通风方式。

（2）桌椅、卫生洁具、家具等物体表面和地面，可用含氯消毒剂或其他有效的消毒剂擦拭或喷洒消毒，或用消毒湿巾进行擦拭消毒。

（3）餐具清除食物残渣、清洗后，煮沸 15~30 分钟或使用餐具消毒柜消毒。

（4）手机、遥控器、钥匙、门把手、水龙头等物体表面，可用75% 酒精擦拭消毒。

专家说

呼吸道传染病患者家中同住人员应注意什么？

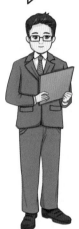

（1）患者居家期间，尽可能待在通风较好、相对独立的房间，同住人员应减少与患者近距离接触。

（2）同住人员应避免与患者共用餐具、毛巾、床上用品等日常生活用品；患者康复后，其生活区域内物体表面及毛巾、衣物、被罩等须及时清洗消毒。

（3）患者用过的纸巾、口罩、一次性手套以及其他生活垃圾装入塑料袋，放置到专用垃圾桶，每天清理。

（4）勤洗手，在流动水下，用洗手液或肥皂洗手。

（5）配制和使用消毒剂时要注意做好个人防护，不同类型的消毒剂不可混合使用。

（沈 瑾 梁 辰）

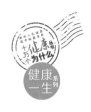

42. **84 消毒液**你用对了吗

84 消毒液 含氯消毒剂

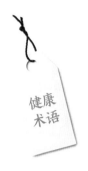

健康术语

有效氯

有效氯是指与含氯消毒剂的氧化能力相当的氯量，是衡量含氯消毒剂氧化能力的标志，有效氯含量用 mg/L 或百分比（%）表示。

含氯消毒剂

含氯消毒剂是指溶于水中能产生次氯酸的消毒剂。

84 消毒液是含氯消毒剂的一种，适用于医疗卫生机构、公共场所和家庭的一般物体表面、医疗器械、医疗废物等消毒，也适用于疫源地各种污染物的处理，不宜用于室内空气、手、皮肤和黏膜的消毒。

84 消毒液常见浓度是 2%~5%，不直接使用原液，需要稀释后使用。具体配比要按照产品说明书进行操作。如说明书要求 100 倍稀释（1∶100），也就是 1 份消毒液加 99 份水之后，搅拌均匀才能使用。84 消毒液需要现用现配。

84 消毒液使用注意事项

（1）84 消毒液和洁厕灵不能混用。84 消毒液的主要成分是次氯酸钠，洁厕灵的主要成分是盐酸，两者混合会产生化学反应，生成氯气，可对上呼吸道黏膜造成损伤。

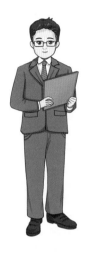

（2）84 消毒液和洗衣液不能混用。两者的化学成分会产生中和反应，既破坏了 84 消毒液的消毒效果，又导致洗衣液中的有效成分降低。有些洗衣液中的成分还能和 84 消毒液反应产生有毒物质。

（3）84 消毒液对金属有腐蚀作用，对织物有漂白、褪色作用。金属和有色织物慎用。

（4）84 消毒液是强氧化剂，不能与易燃物接触，应远离火源，放置在阴凉、干燥处密封保存。

（沈 瑾 梁 辰）

43. 如何避免
"消毒反而中毒" 的情况

大部分消毒剂对人体呼吸道、皮肤、黏膜等都有一定的刺激性。合理使用消毒剂，避免消毒剂对人体健康造成伤害，应该注意以下 4 点。

（1）避免盲目消毒、过度消毒：消毒要有针对性，只有在通过消毒能切断传播途径的时候才有必要实施消毒。如果有多种方法可以实现阻断传播，应选择最安全有效、经济便捷的方法，消毒是切断传播途径的方法之一。

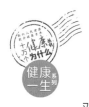

（2）**正确选择消毒方法：** 在确保消毒有效的前提下，尽量选择对人体和环境友好的消毒方法。针对不同的消毒对象选择消毒方法非常重要，同等效果下优先选择物理方法。

（3）**合理使用消毒剂：** 消毒剂是否安全有效与使用方法有较大关系，具体消毒剂的选择可参考国家卫健委印发的《常用消毒剂使用指南》；消毒剂的使用应该严格遵循产品说明书，切忌超范围使用。使用浓度不是越高越好，使用量也不是越多越好，要按照说明书提供的剂量和浓度进行科学消毒。

（4）**消毒时要做好个人防护：** 消毒时，无关人员应该尽量远离消毒操作区域，消毒人员根据需要选择个人防护用品，如手套、口罩、护目镜等。

 如何避免常见消毒误区

 不对室外环境开展大规模消毒，不对外环境进行空气消毒，不直接使用消毒剂 / 粉对人员进行消毒，不在有人条件下对空气使用化学消毒剂消毒，不使用高浓度（大于 1 000mg/L）含氯消毒剂做预防性消毒。

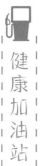 消毒是杀灭或清除传播媒介上病原微生物，使其达到无害化的处理。消毒剂是采用一种或多种化学或生物的杀微生物因子制成的用于消毒的制剂。按照用途可分为医疗器械消毒剂、皮肤消毒剂、黏膜消毒剂、手消毒剂、空气消毒剂、物体表面消毒剂等；按照有

效成分可分为含氯消毒剂、含碘消毒剂、含溴消毒剂、醇类消毒剂、醛类消毒剂、酚类消毒剂、胍类消毒剂、季铵盐类消毒剂、二氧化氯、过氧化物类消毒剂等；按照消毒水平可分为高水平消毒剂、中水平消毒剂和低水平消毒剂。

（沈　瑾　梁　辰）

六

战"疫"
之疫苗先锋队

44. 为什么**接种疫苗**能够**预防传染病**

引起传染病的病原体（通常是病毒、细菌等微生物）侵入人体时，会被人体免疫系统发现，由于其可以诱发免疫反应，故称为抗原。免疫系统识别后，会激活 T 细胞和 B 细胞发生免疫反应，产生能够对抗病原体的物质（抗体或细胞因子等），并留下相应的记忆细胞。病原体再次入侵时，免疫系统可迅速激活将其清除。但当机体第一次被某种病原体侵袭时，免疫系统并没有特异性的准备，来不及快速反应，病原体在体内大量繁殖，这时机体便会出现相应的疾病症状。如果是呼吸道传播疾病，可以通过咳嗽、打喷嚏等方式排出病原体，传染其他个体，从而引起传染病的流行。接种疫苗能通过以下两方面预防传染病的发生和流行。

（1）接种疫苗能提高个体免疫水平：接种疫苗类似于对免疫系统的一次演习，通过模仿感染来帮助免疫系统获取病原体的特征，但不使机体致病。让机体提前产生对付这种病原体的免疫细胞、活性物质以及特殊抗体等保护物质，使机体具有抵御该病原体的能力，等到真正病原体入侵时，免疫系统会根据记忆迅速做出反应，生成更多保护物质，防止病原体侵害机体。

（2）接种疫苗有可能形成间接保护：当人群中大部分个体都完成疫苗接种，那么该人群对病原体的免疫抵抗能力较强，即使有携带病原体的传染源侵入，病原体在人与人之间的传播机会也大大减少，从而阻断病原体的传播，使人群中不易发生传染病的流行，人群中个别因其他原因不能接种疫苗的个体，也可能免受感染。

接种疫苗被认为是预防和控制传染病的发生、流行，最经济、有效的干预措施之一。目前已有 30 多种疾病可通过接种疫苗得到有效控制。

接种疫苗后是否就不会患相应疾病？

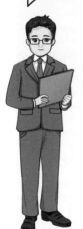

虽然接种疫苗能大幅度降低患病概率，但个体仍有感染发病的可能。其原因主要有以下几点。

（1）任何疫苗对机体的保护率都不能达到 100%，由于个体差异，接种过疫苗也有可能罹患疾病。

（2）接种疫苗到产生抗体需要一定时间，因此在这段时间仍然可能被病原体入侵。

（3）接种疫苗后体内的抗体、细胞因子等，随时间推移会逐渐降低，免疫保护也因此而降低。有的疫苗接种后，可能存在一定的免疫记忆，但如果病原体的潜伏期短，发病迅速，有可能还未能唤起机体免疫记忆，就因感染而发病。

（4）病原体的变异会导致原先接种疫苗产生的保护力减弱，机体感染变异后的病原体就可能发病。

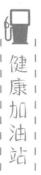

健康加油站

传染病在人群中流行必须具备传染源、传播途径和易感人群三个环节，这三个条件被称为传染病流行的三个基本环节，当这三个条件同时存在并相互联系时，就会造成传染病的流行，缺少其中一个就难以发生。因此针对三个环节采取相应措施，即控制传染源、切断传播途径、保护易感人群，就能有效阻止疾病在人群中的传播。接种疫苗属于保护易感人群的方式之一。

（尹遵栋）

45. 为什么**出国前**要进行**疫苗接种**

首先，出国前接种疫苗是对自己健康的保障。由于疾病的流行具有一定的地区性，某些疾病在国内并未流行，而国外某些国家却是该疾病的高发或流行地区，有些疾病具有较高的致病力。有出国需求人群未在疾病流行区长期居住生活，一般缺乏对这些病原体的抵抗力，很容易在国外被感染而罹患疾病，而接种疫苗可以产生相应的免疫保护，获得抵御病原体的能力，保护自身健康。

其次，为防止输入性病例造成疾病在本国内的传播，接种疫苗也

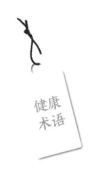

健康术语

输入性传染病

输入性传染病又称外来性疾病，凡本国或本地区不存在或已消灭的传染病，从国外或其他地区传入时，称为输入性传染病。如艾滋病是在 20 世纪 80 年代初期由国外传入我国。

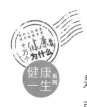

是世界卫生组织和大部分国家对入境者的要求。例如：世界卫生组织要求来自黄热病流行区的国际旅行者，以及前往黄热病流行区的旅行者须进行黄热病预防接种，并在出入海关时查验接种证书；美国的某些州则要求入境者接种麻风腮疫苗；俄罗斯要求入境者接种白喉疫苗等。

因此，无论到国外短暂旅游还是长期居住，都应提前了解目的地的季节、气候、疾病流行情况，完成预防接种，让自身健康得到一份保障。

 如何了解出国所需要接种的疫苗？

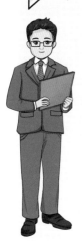

（1）黄热病疫苗是根据《国际卫生条例（2005）》的规定，目前唯一的一种要求来自或前往黄热病流行区的国际旅行者接种的疫苗。

（2）一般根据前往目的地国家的不同，所需要接种的疫苗也不同，有出国计划者可在离境前 4~6 周，前往当地国际旅行卫生保健中心或预防接种门诊进行疫苗接种，医务人员会根据世界卫生组织每周公布的疫情和目的地国家疾病流行情况，推荐出境者接种相应的疫苗。

（3）即使接种了疫苗，在国外也应注意健康防护，尤其是前往卫生条件较差的地区，注意防蚊虫叮咬、不喝生水等。

（尹遵栋）

46. 为什么有人**接种疫苗**后会出现**不良反应**

预防接种后发生的不良反应是指合格的疫苗在实施规范接种后，发生的与预防接种目的无关或意外的有害反应。不良反应的发生主要取决于两个方面。

（1）疫苗本身固有的生物学特性：疫苗的制备是将病原体及其代谢产物或遗传物质，经过人工减毒、灭活或利用基因工程等方法，经注射或其他方式进入人体，在体内能够激发人体产生免疫反应而形成保护。疫苗接种后，在诱导人体免疫系统产生对疾病的特定保护力的同时，疫苗所使用的毒株、生产工艺、附加物（防腐剂、稳定剂、佐剂）等本身生物学特性，有可能导致受种者发生不良反应。

（2）受种者的个体因素：主要包括年龄、健康状况，既往过敏史，免疫功能不完全等，接种后进行剧烈活动或酗酒、睡眠不足等也可能引起或加重不良反应。

不良反应按发生的相对严重程度，分为一般反应和异常反应。一般反应对机体只会造成一过性的生理功能障碍，主要包括接种部位的红、肿、痒、痛等局部症状，同时可能伴有发热、全身不适、乏力等综合症状，一般 1~2 天可自行恢复。异常反应主要指造成受种者机体组织器官、功能损害的不良反应，这种情况较为罕见。中国 2020 年监测数据显示，预防接种后的不良反应以一般反应为主，报告发生率为 37.89/10 万剂，严重异常反应极其罕见。

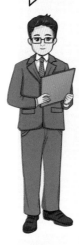

如何避免接种疫苗后出现不良反应?

1. 接种前仔细阅读预防接种知情同意书,明确自身身体状况,了解接种禁忌证,及时询问医务人员,判断自己是否符合接种条件。

2. 积极配合接种人员,在接种过程中如有晕针等不适情况及时报告。

3. 接种后在接种点留观 30 分钟以上,若有异常及时反馈,以避免接种后出现严重的过敏反应。

4. 通常接种疫苗后 24 小时内不进行剧烈活动,避免接种部位接触水或汗液导致局部感染。

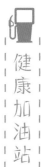

健康加油站

疫苗接种后出现不适并不一定是疫苗引起的,还有一种可能是出现偶合症(偶合反应)。偶合症是指疫苗接种过程中,受种者正好处于某种疾病的潜伏期或发病前状态,接种疫苗后,该种疾病碰巧发生,但其发生与接种疫苗之间并无直接联系,因此也不属于不良反应的范畴。疫苗接种后的偶合症有时不能立即做出判断,报告后需要疾控机构组织相关专家进行核实调查。

(尹遵栋)

47. 为什么

流感疫苗每年都要接种

关键词

流感疫苗

流感疫苗每年都需要进行接种，原因主要如下。

（1）流感病毒变异速度快：流感病毒是 RNA 病毒，很容易发生变异，以逃避机体免疫系统的防御。因此每年所流行的毒株可能与往年并不相同，世界卫生组织会根据监测数据追踪病毒的变异情况，每年定期公布适用于制造疫苗的毒株，每年疫苗成分也会据此进行调整。因此去年疫苗对今年的流感病毒并不能起到很好的保护作用。

（2）抗体在体内的持续时间有限：接种流感疫苗约 2 周后可产生保护性抗体，4~6 周体内的抗体水平会达到高峰，但随着时间推移，加上年龄、身体状况等原因，体内的抗体在 6~8 个月时会逐渐降低，保护效果降低。为保证接种人群得到最大限度的保护，所以每年都需要接种最新的流感疫苗。

据统计，流感的季节性流行在全球每年导致 5%~10% 的成人和 20%~30% 的儿童罹患流感，导致 300 万 ~500 万重症病例，并造成大量死亡。每年及时接种流感疫苗是预防流感最直接的办法，也是最经济、有效、安全和方便的预防措施。

（1）每年什么时间接种流感疫苗最合适？据中国疾病预防控制中心发布的《中国流感疫苗预防接种技术指南（2022—2023）》显示，通常接种流感疫苗

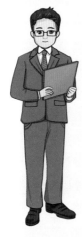

2~4 周后，可产生具有保护水平的抗体，各地每年流感高峰出现的时间和持续时间不同，为保证受种者在流感高发季节前获得免疫保护，建议在疫苗可及后尽快完成接种，最好在当地流感流行季前完成免疫接种，一般推荐每年 10 月底前完成免疫接种。

（2）流感疫苗可以和新冠疫苗同时接种吗？《中国流感疫苗预防接种技术指南（2022—2023）》显示，18 岁及以上人群同时接种灭活流感疫苗和新冠疫苗，其安全性和免疫原性是可以接受的，可以降低感染流感病毒或新冠病毒后出现严重疾病的风险。同时接种时应在两侧肢体接种部位分别进行接种。对于 18 岁以下人群以及接种非灭活流感疫苗的人群，建议间隔 14 天再接种新冠疫苗。

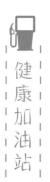

流感病毒的变异是指病毒的遗传物质在复制过程中发生错配、缺失、重复等情况，致使病毒的遗传信息发生改变，导致根据遗传信息编码的蛋白质结构也随之改变，通常引起病毒的致病力和抗原性发生变化。流感病毒的遗传物质结构简单，缺乏相应的纠错机制，因此极易发生变异，最主要发生的是抗原性变异。

（尹遵栋）

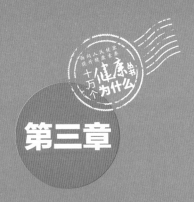

第三章

对慢性病说不

一

慢性病
知多少

1. 为什么
慢性病已经成为健康的
"头号杀手"

慢性非传染性疾病，简称"慢性病"，是指不具传染性、由长期风险积累形成机体损害的疾病的总称。慢性病的发生和流行与社会、经济、人口、生活方式、环境等因素息息相关。随着我国社会和经济水平的不断发展，生活环境和生活方式对健康产生的影响愈发凸显。同时，生活节奏加快、工作压力过大容易影响心理健康状况，也会引起慢性病的发生发展。

从数据统计来看，2019 年我国因慢性病导致的死亡占总死亡的88.5%，其中心脑血管疾病、癌症和慢性呼吸系统疾病导致的死亡占比为 80.7%。我国成年人超重及肥胖患病率达到了一半以上，糖尿病患病人数高居全球第一，达到了 1.21 亿；同时我国高血压和高脂血症患病人数也居高不下，分别为 4.2 亿和 1 亿；40 岁及以上居民骨质疏松症患病率为 12.6%。再加上慢性病常具有病程长、难治愈，需长期或终身服药等特点，因而被称为是影响居民健康的"头号杀手"。

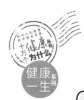

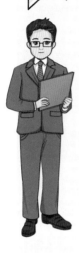

主要慢性病有哪些？

　　主要慢性病包括心脑血管疾病、癌症、慢性呼吸系统疾病、糖尿病和精神疾病。慢性非传染性疾病导致的疾病负担占总疾病负担的 70% 以上，是普遍影响我国居民健康的主要疾病，成为制约健康预期寿命提高的重要因素。

慢性病的危险因素有哪些？

　　慢性病的致病因素非常复杂，往往是社会环境、遗传、生活方式等多种不良因素的共同作用导致了慢性病的发生。不合理的饮食、缺乏体育锻炼、吸烟、过量饮酒和空气污染是慢性病最重要的危险因素。

如何预防慢性病？

　　（1）注意均衡饮食，避免摄入过多高能量、高盐高油食品，多吃蔬菜、水果和富含优质蛋白的食品，按照《中国居民膳食指南》调整饮食。

　　（2）进行适量的体育运动，避免久坐，每周至少进行150~300 分钟的有氧运动。

　　（3）养成规律的生活习惯，减少熬夜，戒烟限酒。

　　（4）注意心理健康，学会调节生活压力，预防焦虑、抑郁的发生发展。

　　（5）定期体检，必要时可以对特定慢性病进行早期筛检，早期发现有助于慢性病的控制和治疗。

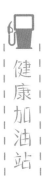

《中国居民膳食指南平衡（2022）》
平衡膳食八准则

准则一　食物多样，合理搭配

准则二　吃动平衡，健康体重

准则三　多吃蔬果、奶类、全谷、大豆

准则四　适量吃鱼、禽、蛋、瘦肉

准则五　少盐少油，控糖限酒

准则六　规律进餐，足量饮水

准则七　会烹会选，会看标签

准则八　公筷分餐，杜绝浪费

（般召雪　吴　静）

2. 为什么**慢性病**常常被称为
"生活方式病"

　　慢性病的致病因素复杂，包括遗传因素、环境因素、卫生条件和生活方式等，而不良的生活方式是导致慢性病的主要原因，因此许多人也将慢性病称为生活方式病。

吸烟、饮酒、饮食习惯、运动和睡眠等都是影响慢性病的主要生活方式。长期吸烟或被动吸入二手烟会增加患肺癌、心血管疾病、慢性阻塞性肺病的风险；长期过量饮酒会增加慢性胃炎、肝炎、肝硬化、心血管疾病、大脑功能障碍等疾病的发病风险；不良的饮食习惯也会增加慢性病患病风险，如高盐高油饮食会导致血压血脂升高，精细谷物摄入过多会增加糖尿病的患病风险；久坐不动会导致糖尿病患病风险上升，影响心肺功能；睡眠障碍也会导致抑郁和焦虑等精神疾病和心脑血管疾病风险升高。因此，保持健康的生活方式对防治慢性病非常重要。

专家说 **什么是健康的生活方式？**

在饮食方面要注意膳食平衡，同时适量运动也是保持健康生活的重要一环；在情绪方面要注意保持良好的情绪，保持积极、放松的人生态度；睡眠方面要保证充足的睡眠时间，定时睡觉，提高睡眠质量；要注意绝对禁烟，不仅个人禁烟，还应该远离吸烟人群，避免二手烟、三手烟的吸入；要限制饮酒，没有饮酒习惯的人建议禁酒。

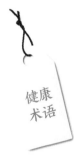

生活方式医学

生活方式医学是指通过食物调节、规律的运动、有质量的睡眠、压力管理、危险因素预防和积极社交等方式来治疗和逆转慢性疾病。

（殷召雪）

3. 为什么说**慢性病**患者的 **自我管理**非常重要

慢性病又被称作"生活方式病"，很大程度上是由不良的生活方式导致。虽然药物治疗可以在一定程度上缓解症状，延缓疾病发展，但对慢性病患者来说，慢性病的控制更为重要的是改变不健康的生活习惯，对自己的饮食、运动和作息进行合理规划，这就涉及慢性病的自我管理。

自我管理是指在卫生保健专业人员的协助下，患者承担一定的预防性和治疗性保健任务，在自我管理技能支撑下进行自我保健。事实上，对于慢性病患者来说，只有 20%~30% 的高危患者或急性期患者需要专业医护，70%~80% 的平稳期患者只需要进行自我管理即可。慢性病自我管理的作用在于最大限度保护患者处于平稳期状态，避免病情的恶化，降低医疗保健费用。同时，相对于被动接受医疗管理，慢性病患者的自我管理意味着患者需要主动了解疾病，对自己的健康承担一部分责任。在这一过程中，患者对自己的身体健康和疾病有了更深的了解，从而能够与医护更好地合作交流，进一步得到更加正确、合理和高效的医疗服务和支持。

当然，仅仅依靠患者自身的能力很难完全掌握自己的身体健康状况。疾病知识的了解和健康行为习惯的养成需要科学有效的方法，这就需要社区医生帮助患者进行自我管理，教授慢性病管理所需要的知识和技能，帮助患者制定科学的自我管理计划；同时，患者之间的互相交流与经验分享对树立战胜慢性病的信心，坚持计划的实施也十分重要。

专家说

慢性病自我管理的任务都有哪些？

慢性病自我管理的任务主要包括以下三类：第一，对慢性病本身的管理。如按时服药，定期就医，根据自身疾病状况改善饮食，定期锻炼，以及其他的支持治疗等。第二，角色的管理。建立好自己在社会、家庭、工作和朋友中的社会角色，正常履行家务、工作、社会交往等责任和义务。第三，情绪的管理。学会应对和处理慢性病带来的负性情绪，妥善处理抑郁、焦虑等情绪变化。

慢性病患者自我管理有哪些技巧？

除了我们常说的戒烟限酒、合理饮食、适量运动外，慢性病患者还可以通过一些小技巧来促进日常自我管理。例如：可以通过放松训练来缓解疾病带来的躯体症状和焦虑、抑郁等负性情绪；通过呼吸训练来控制自己的身体与情绪，改善肌肉紧张、疲劳等状态；使用分装药盒或电子提醒等方法管理多种药物的服用；学习与医生的有效沟通等。

健康加油站

慢性病自我管理小组：将 15~20 名慢性病患者组织在一起，定期举办小组活动，共同学习自我管理技巧与知识，分享自我管理经验，小组组长由经过专业训练的慢性病患者承担，他们能够切身体会患者需要什么，由他们组织适合慢性病患者的活动，传授相关知识，更有亲和力和示范效应。

（殷召雪　吴　静）

血压要知晓
降压要达标

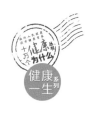

4. 为什么**高血压**被称为 "沉默的杀手"

高血压是血液在血管中流动时对血管壁造成的压力值持续高于正常值的现象。高血压是一种常见的慢性疾病，也是心脑血管疾病最主要的危险因素。

高血压发病比较缓慢，大多数患者在患病早期没有明显症状，仅在测量血压或发生心、脑、肾等并发症时才会被发现。即便没有症状，高血压对患者全身大小血管的损害也是一刻不停、悄无声息地进行着。如果不及时进行治疗，容易引起心脑血管或肾脏病变，治疗不当还容易出现脑卒中、肾功能衰竭、心肌梗死等严重并发症，甚至可能导致死亡。因此，高血压常被称为"沉默的杀手"。

专家说

生活中如何预防高血压？

（1）低盐饮食，每日食盐摄入量＜5g。

（2）平衡膳食，食物多样化，控制每日总能量摄入。多吃新鲜蔬菜、水果和豆类等富钾的食物，少吃肥肉、动物内脏、油炸等高脂肪食物，少吃咸肉、咸菜等腌制品，炒菜少放油。

（3）适量运动，循序渐进。可采取短时间、多次积累的方式，每日累计 30~60 分钟中等强度有氧运

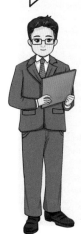

动，每周至少 5 天；肌肉力量练习与有氧运动相结合。

（4）增强心理健康意识，减轻精神压力，必要时进行专业心理咨询和心理治疗。

（5）不吸烟，彻底戒烟，避免接触二手烟。

（6）不饮酒或限制饮酒。

得了高血压，应该怎么办？

得了高血压后应该去专科医院就诊，明确高血压病因。对于原发性高血压患者，因其发病机制不明确，应根据患者血压情况采取有效的治疗措施，平稳降压。由其他疾病或病因导致的高血压，在治疗原发病的同时须积极进行降压治疗，并关注并发症情况。

此外，高血压患者须注意合理生活方式，低盐低脂饮食，戒烟戒酒，适当运动。

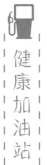
健康加油站

高血压的诊断标准是什么？

在未服用降压药物的情况下，非同日 3 次测量收缩压 ≥ 140mmHg（1mmHg=0.133kPa）和 / 或舒张压 ≥ 90mmHg，就可以诊断为高血压。如果目前正在服用降压药物，血压虽＜140/90mmHg，仍可以诊断为高血压。

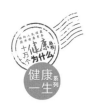

高血压有哪些危害？

　　高血压是心脑血管疾病最重要的危险因素，长期高血压容易引起心肌肥厚、心肌梗死、心力衰竭、心律失常等。高血压既可以引起脑梗死，又可以增加脑出血的危险。高血压与动脉硬化是"姐妹病"，相伴而生，相互影响，在老年人中尤其常见。

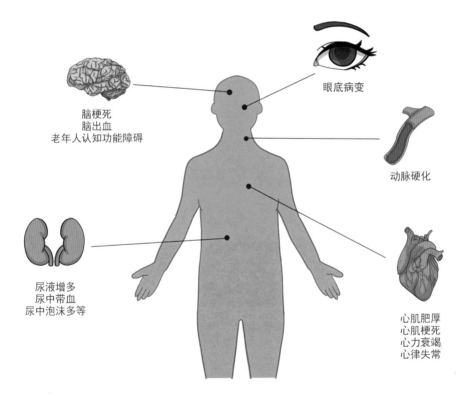

脑梗死
脑出血
老年人认知功能障碍

眼底病变

动脉硬化

尿液增多
尿中带血
尿中泡沫多等

心肌肥厚
心肌梗死
心力衰竭
心律失常

（李剑虹）

5. 为什么 **35 岁以上**人群 首诊必须**测血压**

关键词

首诊测血压是指辖区内 ≥ 35 岁的常住居民，每年第一次到各级医疗机构就诊时，医生免费为其测量血压并登记，如果血压超出正常范围，则进一步进行高血压的筛查和检出。

目前我国高血压患者越来越年轻化。心脑血管疾病是造成我国居民死亡的首要病因，而高血压是心脑血管疾病的重要危险因素。对 35 岁以上人群实行首诊测血压，发现高血压患者和高危人群，及时提供干预指导，可以有效降低和延缓心脑血管疾病的发生和发展。

哪些人容易得高血压？

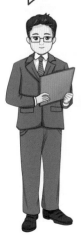

具有以下危险因素的人群容易得高血压：高血压前期，收缩压 120~139mmHg 和 / 或舒张压 80~89mmHg；年龄 ≥45 岁；超重和肥胖（BMI ≥ 24kg/m^2），或向心性肥胖（男性腰围 ≥ 90cm，女性腰围 ≥ 85cm）；有高血压家族史；高盐饮食；长期大量饮酒；吸烟（含被动吸烟）；缺乏体力活动；长期精神紧张。此外，血脂异常、糖尿病是高血压发生的潜在危险因素。

首诊测血压　血压监测　早诊早治

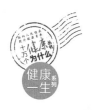

血压需要天天测吗？多久测一次血压比较合适？

　　建议健康人群每年前往医疗机构测量血压 1~2 次。高血压高风险人群建议每 3~6 个月前往机构测量血压 1 次。同时，推荐高血压高风险人群及患者长期进行家庭血压监测。初诊高血压患者或高血压患者调整降压药物期间，建议连续家庭自测血压 7 天。血压控制平稳者，建议每周家庭自测血压 1~2 天。精神高度焦虑者，不建议频繁自测血压。

哪种血压计测量血压最准确？

　　在家使用血压计进行家庭血压监测，推荐使用经过验证的上臂式电子血压计。血压计每年至少校准 1 次。不建议使用腕式血压计、手指血压计等其他部位的电子血压测量设备。

如何评估自测血压结果？

　　家庭自测血压结果一般低于诊室血压测量结果。如果非同日 3 次家庭自测血压 ≥ 135/85mmHg，可考虑诊断为高血压，这时建议到正规医院，按照医生的建议及治疗方案进行综合防治。经过治疗后，血压控制的目标值为 < 135/85mmHg。

（李剑虹）

6. 为什么**吸烟**
可以增加**高血压**的发生风险

吸烟产生的尼古丁、一氧化碳和大量的氧自由基等有害物质，通过不同的作用机制，能够引起心跳加快、血压升高、血管组织细胞损伤，导致血管壁增厚、硬度增加、弹性下降；而血管的损害又会使血压升高。血压的升高和血管的损害互相加重，恶性循环，加重高血压病情。

戒烟虽不能降低血压，但戒烟可显著降低高血压患者心脑血管疾病进展的风险，降低冠心病患者的远期病死率，戒烟并控制血压可使人群缺血性心脏病的发病风险降低 2/3。戒烟的益处十分肯定，而且"早戒比晚戒好，戒比不戒好"。

专家说

烟草中有哪些有害物质？

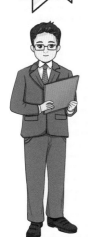

烟草燃烧的烟雾中含有 7 000 多种已知的化学物质，其中至少含有 69 种致癌物，它们是造成吸烟者成瘾和健康损害的罪魁祸首。烟草中的主要有害成分包括：尼古丁，焦油，一氧化碳，胺类，酚类，烷烃，醇类，多环芳烃，氮氧化合物，重金属元素镍、镉及有机农药等。

戒烟有哪些好处？

戒烟能够有效阻止或延缓吸烟相关疾病的进展。

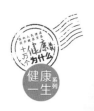

各年龄段戒烟均有益处，而且"早戒比晚戒好，戒比不戒好"。研究发现，戒烟 1 年后冠心病患者死亡的危险大约可降低一半，而且随着戒烟时间的延长会继续降低，戒烟 15 年后，冠心病患者死亡的绝对风险与从未吸烟者相似；戒烟是目前证实的能够有效延缓肺功能进行性下降的唯一办法；戒烟还可以减少脑卒中、外周血管性疾病、肺炎及胃溃疡、十二指肠溃疡的发病率和死亡率。戒烟还可减少周围人群尤其是家人和同事二手烟暴露的危害。

戒烟有哪些技巧？

（1）设定戒烟开始的日期，下决心戒烟，并告知周围的人（烟友、同事和家人）随时监督提醒自己，争取一口烟都不吸。

（2）丢弃所有与吸烟有关的物品，如烟草、烟灰缸、打火机等，远离吸烟的场所，尽可能避免参加可能吸烟的活动。

（3）烟瘾来时，可以深呼吸或咀嚼无糖口香糖，或采用其他转移注意力的方式，如体育锻炼等。

（4）除了依靠自身毅力戒烟，还可以通过拨打戒烟热线，咨询专业人员，获得帮助。我国戒烟热线号码为400-8885531，通过热线服务可以为吸烟者解决戒烟过程中遇到的各种困惑，提供有效的个性化解决方案，并强化吸烟者的戒烟信念，协助吸烟者顺利戒烟。

（李剑虹）

7. 多**吃盐**为什么会使**血压升高**

关键词

高盐 血压升高

每天盐的摄入量与你是否会得高血压关系非常密切。一个人每天多吃 2g 食盐，收缩压和舒张压将分别升高 2mmHg 和 1mmHg。

那么，多吃盐为什么会使血压升高呢？

食盐的主要成分是氯化钠，它在人体内主要以钠离子和氯离子的形式存在于细胞外液中，与存在于细胞内液中的钾离子共同维持细胞内外的正常平衡状态。当人体摄入食盐过量时，由于渗透压的作用，引起细胞外液增多，血容量随之增多，使血压升高。此外，细胞外钠离子浓度加大，将使细胞外钠离子和水分跑到细胞内，使细胞发生肿胀，一方面使小动脉内变狭窄，增加外周血管阻力，另一方面会引起小动脉痉挛，使全身各处的细小动脉阻力增加，血压升高。高盐摄入还会引起细胞外的钙流入细胞内，导致血管平滑肌细胞内钙离子浓度升高，引起血管平滑肌收缩，外周血管阻力增加，血压升高。

《中国居民膳食指南（2022）》中推荐我国成人每人每天摄入食盐不超过 5g。

专家说 科学控盐小窍门有哪些？

限制钠盐摄入的主要措施包括：①使用限盐勺罐，逐渐减少用盐量；②烹调时多用醋、柠檬汁、香料、

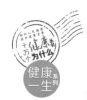

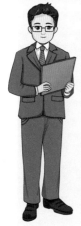

葱、姜等调味，替代一部分盐和酱油；③多采用蒸、煮、炖等烹饪方式，享受食物天然味道；④少吃高盐零食和加工食品等。

吃低钠盐就可以减少钠摄入量了吗？

影响人体血压的不是食盐，而是食盐中的钠。因此要格外注意"隐形盐"问题，少吃高钠食品。鸡精、味精、蚝油等调味品含钠量较高。一些加工食品虽然吃起来感觉不咸，但在加工过程中添加了很多食盐，如挂面、面包、饼干等；某些腌制食品、盐渍食品以及加工肉制品等预包装食品都是高钠食品。

减少钠盐摄入的同时，不要忘记增加钾的摄入

钠盐摄入过多和/或钾摄入不足，以及钾钠摄入比值较低是血压升高的重要危险因素。增加膳食中钾摄入量可降低血压，主要措施为：①增加富钾食物（新鲜蔬菜、水果和豆类）的摄入量；②肾功能良好者可选择低钠富钾盐代替，不建议服用钾补充剂来降低血压。肾功能不全者补钾前应咨询医生。

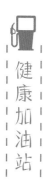

钠是预包装食品营养标签中强制标示的项目。购买预包装食品时应注意营养标签中钠含量。一般而言，钠超过30%NRV（营养素参考值）的食品，需要注意少购少吃。

（李剑虹）

8. 为什么**心理压力**过大容易导致**高血压**

精神压力增加主要来自过度的工作和生活压力以及病态心理（包括抑郁症、焦虑症、Ａ型性格、社会孤立和缺乏社会支持等）。一方面，高血压发病与长期精神紧张、焦虑、高负荷压力等因素显著相关。长期或慢性、反复出现、不可预期的应激因素往往是导致高血压的重要因素。在应激状态下，心率、血压、体温、肌肉紧张度、代谢水平等均可能发生显著变化。开始是精神紧张状态下的阵发性血压升高，经过数月乃至数年的血压反复波动，可能最终导致持续性高血压。另一方面，高血压患者更容易出现焦虑、抑郁症状。焦虑和抑郁症状可影响高血压的治疗效果，直接降低高血压非药物治疗（如生活方式干预）效果，降低高血压药物治疗的依从性。

日常生活中可以怎样调节情绪?

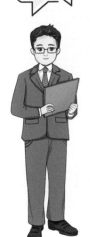

（1）**舒缓压力常态化**：通过合理调整工作生活节奏或反复练习冥想、深呼吸放松减压训练等，减缓压力、舒缓紧张心情，并使这种压力舒缓练习逐渐成为日常生活的一部分。

（2）**积极应对习惯化**：除了形成日常的减压习惯外，牢记自己才是自身健康的第一责任人，对各种应激或压力应采取积极应对的态度，形成合理应对的行为习惯。

心理压力　高血压　情绪调节

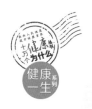

（3）培养乐观情绪：①增加愉快的生活体验。多回忆正面的、愉快的生活经验，有助于克服不良情绪状态。②培养幽默感。幽默感可以帮助个人适应社会，面对压力或应激。③学会从不同角度观察和思考。很多看似使人生气或悲伤的事件，换个角度看，也可能是"塞翁失马，焉知非福"，发现和挖掘生活积极正面的意义，全面提升心身健康。

哪些运动可以让心情变好？

规律的运动是改善情绪和预防心理疾病的良方。因为运动会引发身体分泌更多神经递质，包括血清素、多巴胺和内啡肽。这些信息物质能够有效调节人的情绪，激发大脑中的"奖赏回路"，让我们感到愉悦和满足。跑步、球类运动、散步、太极拳、健身操、游泳、瑜伽、骑车等都是较好的运动方式，建议每周 3 次，每次 40~60 分钟。个人可以根据自己的喜好来选择感兴趣的运动。

记住，动则有益，动就比不动要强。

如果生活中难以控制情绪怎么办？

如果发现当下的不良情绪状况持续时间较久、强度较大，已经严重影响到日常生活和学习，比如失眠、身体不适、学习工作效率显著降低，或频繁出错，甚至无法上学、工作，无法与人正常交流和沟通等，且很难通过自我调节而有所改善，就应及时寻求专业的心理帮助，尽早走出情绪低谷。

（李剑虹）

9. 为什么**肥胖者**更容易得**高血压**

　　肥胖是高血压独立且首要的危险因素，体重增加是造成几乎所有男性及部分女性高血压的重要危险因素。肥胖人群高血压患病率是非肥胖人群的2倍。

　　目前，肥胖导致高血压的机制还未完全明确。但大量研究表明，超重肥胖会增加高血压的患病风险。肥胖人群体内脂肪组织大量增加，使得血液循环量相应增加，外周阻力的增加导致心脏必须要加强做功，以确保外周组织血液供应满足机体需求，长期的高负荷做功，导致代偿性的血压升高。此外，肥胖的人往往吃得多，而且吃的可能大都是高脂肪、高糖分的食物，容易出现胰岛素抵抗，机体代偿性分泌过多胰岛素，造成血管内皮细胞功能障碍，刺激交感神经，导致血管收缩，血液在流动过程中对血管侧壁的压力增加，最后导致血压升高。这也是肥胖引起血压升高的可能原因之一。

专家说

怎样减肥才能避免反弹？

　　要想减肥不反弹，提高自身的基础代谢率是关键。肌肉量是维持基础代谢率的基础，肌肉量少的人基础代谢率往往比较低。所以，我们对于减肥的理解，不能仅停留在"少吃多动"，更应关注"维持肌肉量、增

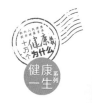

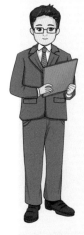

加基础代谢率"。要想维持机体的肌肉量甚至促进肌肉增长，营养和运动两者缺一不可。

合理营养　蛋白质是生命的物质基础，只有摄入足量的优质蛋白，才能为身体提供原材料，促进体内肌肉蛋白的合成。另外，钙、维生素 D、n-3 脂肪酸等营养素对于老年肌肉衰减症的防治具有积极意义。

适量运动　尤其要做适量抗阻运动。如果缺乏运动，机体的肌肉就很容易流失。对于肌肉健康而言，除了进行有氧运动，还需要进行适量的抗阻运动，常做的抗阻运动主要有举重、哑铃、俯卧撑以及仰卧起坐等。

高血压患者运动减重应该注意什么？

病情不稳定的高血压患者暂时不能运动。比如尚未控制的重度高血压，伴有急性症状的高血压，或合并不稳定型心绞痛、心力衰竭、严重心律失常、高血压脑病和视网膜病变，或伴有运动器官损伤，如关节炎、肌肉痛等，均不适宜运动。

选择合适的运动量和运动方式也很重要。除了依靠专业的评估方法来确定运动量的大小，也可以根据自己运动后的感觉来评估运动量是否合适。运动后食欲大增、睡眠好、神清气爽就是合适的运动量；反之，运动后感到疲惫、不舒服、没有食欲，可能是运动过量了。

运动方式可以根据自身身体情况和场地条件来选择。快走、慢跑、骑行、游泳、太极拳、广播体操、广场舞、爬楼梯、登山等都是很好的有氧运动方式。

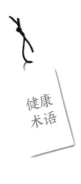

健康术语

基础代谢与基础代谢率

基础代谢是维持人体最基本生命活动所必需的能量消耗，是人体能量消耗的主要组成部分，占人体总能量消耗的60%~70%。基础代谢的水平用基础代谢率来表示，是指人体处于基础代谢状态下，每小时每千克体重（或每平方米体表面积）的能量消耗。基础代谢率取决于人体的生理状况、年龄、性别、体型和身体成分、遗传等多种因素（表4）。

表4　FAO/WHO 建议不同年龄性别基础代谢率的
计算公式

年龄 /岁	男性		女性	
	kcal/d	MJ/d	kcal/d	MJ/d
0~	60.9m−54	0.255 50m−0.226	61.0m−51	0.255 0m−0.214
3~	22.7m+495	0.094 9m+2.07	22.5m+499	0.941 0m+2.09
10~	17.5m+651	0.073 2m+2.72	12.2m+746	0.051 0m+3.12
18~	15.3m+679	0.064 0m+2.84	14.7m+496	0.061 5m+2.08
30~	11.6m+879	0.048 5m+3.67	8.7m+820	0.036 4m+3.47

注：m= 体重（kg），kcal/d 和 MJ/d 为能量单位。

（李剑虹）

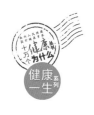

10. 为什么
心脑血管疾病偏爱冬季

冬季由于天气比较寒冷，心血管和脑血管容易发生痉挛。血管存在狭窄的基础上，血管痉挛可以引发相应的心血管和脑血管疾病，使人出现缺血和缺氧的症状。严重的患者血管内的斑块也可以破裂，引起血栓事件，甚至引起心肌梗死或脑梗死。

寒冷的天气同样可以引起血压增高，由于血管收缩、血压增高、血压波动，心脏负担增加，严重时也可以引起血管内的斑块破裂，触发严重的血栓事件，引起急性的脑梗死或心肌梗死。

寒冷的天气还可以使得我们户外活动减少，这个时候进餐量增加、体重增加，也可以触发心血管和脑血管事件。另外寒冷的天气，尤其北方气候又比较干燥，血液浓缩，也可以增加血栓事件的发生风险。

冬季预防心脑血管疾病，要注意什么？

冬季预防心脑血管疾病，最重要的是做好保暖工作。外出及时添加衣物，必要时应适当减少外出活动时间。特别是室内外温差较大时，如必须外出，一定要穿保暖的衣服和鞋袜，脚部保暖尤为重要，鞋袜的尺码适当宽松一些，不要影响到腿部和足部的血液循环。

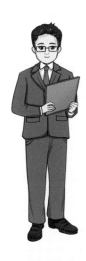

冬季什么时候进行户外运动比较好？

天气寒冷时，建议心脑血管疾病患者不要晨练，因为清晨气温太低。如想外出活动，最好选择上午 10 点以后至下午 3 点以前的时间段，温度相对升高时再进行户外运动。

冬季怎么吃能保护血管？

传统的饮食习俗认为，冬天是对身体"进补"的大好时节，但对于心脑血管疾病患者而言，健康饮食不容懈怠。膳食总体上要低盐、低脂肪、低胆固醇，常吃新鲜蔬菜对降低和稳定血压也有好处。冬季仍然要按照膳食营养平衡的原则合理安排饮食，还要注意及时给身体补充水分。

（李剑虹）

11. 为什么**心脑血管疾病**会盯上**年轻人**

近年来，心脑血管疾病呈现出发病年轻化的趋势。罪魁祸首正是年轻人不健康的生活方式，例如熬夜追剧、久坐不动、含糖饮料不离口、不爱运动等。

如今生活条件改善，年轻人餐桌上总少不了大鱼大肉，从而导致能量摄入过多，蔬菜水果摄入不足；上下楼乘电梯，出门坐车，长期坐着工作，看电视、电脑和手机时间长，总是处于久坐少动的状态。另外，不少年轻人为车贷、房贷奔波劳碌，生活和工作承受着巨大的压力，精神总是处于紧张、焦虑状态。白天忙于工作或学习，很多年轻人经常在晚上熬夜看手机、玩电脑，或长期熬夜加班，严重影响睡眠质量，导致入睡困难、失眠，免疫力下降。如果长期处于这种状态，可能会引起血糖、血压波动，内分泌紊乱，这些都会增加患心脑血管疾病的风险。

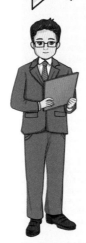

哪些人容易患心脑血管疾病？

生活方式不健康的人群，如吸烟、过量饮酒、饮食习惯不佳及缺乏身体活动的人群以及很多慢性病患者（如高血压患者、血脂异常患者、心脏病患者、糖尿病患者、肥胖人群等），都是心脑血管疾病的高危人群。

高血压患者应做哪些检查帮助自己了解心脑血管疾病的发生风险？

（1）**基本项目**：血常规、尿常规、血生化（包括空腹血糖、血脂、血肌酐、血尿酸、血钾等）、心电图。

（2）**推荐项目**：餐后 2 小时血糖（空腹血糖升高者）、糖化血红蛋白（合并糖尿病的患者）、尿蛋白定量

关键词

心脑血管疾病 年轻化 早防早治

（尿蛋白定性阳性者）、尿微量白蛋白或白蛋白／肌酐比、24 小时动态血压、超声心动图、颈动脉超声、脉搏波传导速度、踝臂血压指数。

（3）选择项目：怀疑继发性高血压以及有心血管合并症的患者，可根据病情需要行进一步检查。根据患者个人病情需要及医疗机构实际情况选择检查项目。

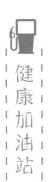

健康加油站

脑卒中——健康头号杀手

脑卒中俗称"中风"，是由于脑部血管突然破裂或因血管阻塞导致脑组织损伤的一组急性脑血管疾病，具有发病急、病情进展迅速、后果严重的特点。

脑卒中的症状该如何识别？常见的症状有平衡不稳、头晕、视物模糊、口角歪斜、肢体无力、言语不清等。一旦出现脑卒中的症状，一定要第一时间去急诊。因为有个重要的时间点——4.5 小时，也就是说在发生脑卒中相关症状的 4.5 小时以内，可以用静脉溶栓的方法抢救治疗，用得越早，治疗效果越好，风险越低。脑血管发生阻塞的脑卒中，治疗每耽误 1 分钟，就会有 190 万个神经细胞死亡。所以一旦发生症状，要第一时间、最快速度去医院就诊。

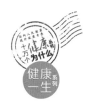

1看一张脸

不对称
口角歪斜

2查两只胳膊

平行举起
单侧无力

0（聆）听语言

言语不清
表达困难

快打120

有上述任何
突发症状

快速识别脑卒中

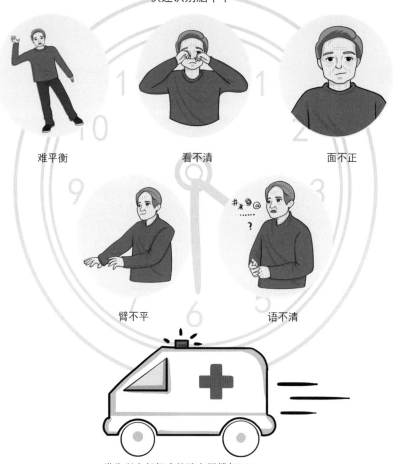

难平衡

看不清

面不正

臂不平

语不清

发生以上任何症状请立即拨打120！

（李剑虹）

三

癌症防控
早早行动

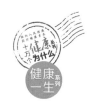

12. 为什么人们"谈癌色变"

关键词

癌症 危险因素 预防

癌症即恶性肿瘤，是严重威胁人们健康的慢性病之一，很多部位的癌症治疗效果差、死亡率高，经常被称为"绝症"。

人们之所以会"谈癌色变"，一方面是因为癌症的发生发展过程比较隐匿，往往早期没有特异性症状，不易察觉，可侵袭身体的几乎任何部位，一旦发现就是中晚期，错过治疗时机，治疗效果不理想；另一方面是因为很多癌症的病因不明确，缺乏针对性的防控和治疗方法，容易出现复发、转移，加上由肿瘤本身和治疗措施导致的并发症，也会加剧患者痛苦，严重影响其生活质量和生存时间。

怎样才能消除恐癌心理呢？首先，应阅读有关防癌、治癌的科普读物，增加对癌症的认识。其次，应学会如何预防癌症，掌握防癌的正确方法，切不可听信只言片语，随意采取防癌措施。第三，定期进行防癌检查。第四，到正规的疾病防治机构参加肿瘤咨询活动，了解国内外科学防治癌症的知识和进展，提高防癌治癌的信心。

如何正确认识癌症？

癌症的发生是多因素、多阶段、复杂渐进的过程，其发病潜伏期较长，从一个正常细胞转变为癌细胞到形成恶性肿瘤，在多种因素的作用下，其过程通常需要 10~20 年甚至更长。

癌症是以细胞异常增殖及转移为特点的一大类疾病，是正常细胞异常分化增生、生长失控形成的新

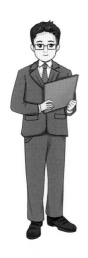

生物，消耗人体大量营养，而且破坏正常器官的组织结构和功能，侵犯邻近组织，还可以通过血液或淋巴系统转移和侵袭其他器官。转移是癌症致死的主要原因。

目前癌症已成为可防可治的常见病之一，而不是绝症和不治之症。到目前为止，人类征服癌症的最好途径是预防和早期发现。应了解其危险因素、早期表现，早发现早治疗，同时采取健康生活方式预防癌症，做到遇癌不恐慌、科学防癌。

癌症的发生和哪些因素有关？

癌症的发生与环境、生活方式、遗传、免疫等因素密切相关，是各种因素长期作用的结果。多数癌症病因不明，其危险因素是多方面的。

（1）**环境致癌因素：** ①物理因素，如电离辐射等。②化学因素，主要来源于吸烟、饮酒、不健康食物、药物、被污染的饮用水/空气/土壤、职业暴露因素等。③生物学因素，包括病毒、真菌、寄生虫等感染。

（2）**机体内源性因素：** ①免疫、内分泌及社会心理因素，个体的性格特征、精神心理因素等与癌症有一定关系。②遗传因素：癌症通常具有一定的遗传性和家族聚集性。

以上很多危险因素与人们长期不健康的生活方式有关。通过避免以上危险因素，建立健康生活方式，可以预防许多癌症的发生。

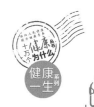

关键词

癌症

差异

警惕癌症的早期表现

世界卫生组织曾提出"八大警号"作为癌肿的早期征兆：可触及硬结或硬变，例如乳房、皮肤及舌部发现的硬结；疣（赘瘤）或黑痣有明显变化；持续性消化不正常；持续性嘶哑、干咳及吞咽困难；月经周期不正常，大出血、月经期外出血；鼻、耳、膀胱或肠道不明原因的出血；不愈的伤口，不消的肿胀；原因不明的体重减轻。

（王宝华）

13. 为什么**癌症**发生有性别、年龄、地区的**差异**

多种癌症的发生在不同性别、年龄、地区的人群中是存在差异的，包括高发类型、发病率、流行强度和趋势有所不同。

（1）不同性别： 除女性特有（子宫内膜癌、卵巢癌、宫颈癌等）或男性特有（睾丸癌、前列腺癌等）的癌症外，其他癌种在男女之间的发病也有所不同，且多数为男性发病率高于女性。这种差异与男女的生理特点、精神心理、生活方式、职业暴露等多方面有关；吸烟、饮酒、饮食习惯、性格、工作环境等在男女之间也存在一定差异，这些都有可能是癌症发病率不同的潜在原因。

（2）不同年龄：各年龄段均有患癌可能，但不同年龄段人群的患癌风险是不同的。一般来说，40岁以前患癌风险较低，40岁以后由于身体功能和免疫力减退，内分泌发生变化，加之接触的危险因素累积，导致随着年龄增长，患癌风险显著增加。

（3）不同地区：各类肿瘤在不同国家、不同地理环境、不同地域以及城市和农村之间都不同，这主要由于危险因素在地区间的分布不均衡。不同地区之间的气候、地质环境不同，如肝癌在东亚和东南亚等湿热地区高发，与粮食易受黄曲霉毒素污染和饮用水易受藻类污染有关；不同地区的居民生活习惯也不同，如许多食管癌高发地区都存在食用发酵食物的习惯；经济水平、生活条件、卫生资源的差异导致农村和城市之间某些癌症发病率和死亡率明显不同。

我国癌症越来越多了吗？

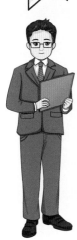

随着经济文化发展导致的生活方式改变，以及社会老龄化逐渐加重，我国癌症的发生也在逐渐变化。近些年来，我国癌症整体发病率和发病人数有所上升，这主要是由人口老龄化以及慢性感染，不健康生活方式如吸烟、饮酒、肥胖，职业暴露等多种致癌因素共同作用导致。社会经济发展程度越高、人口预期寿命越长的地区，人口老龄化越严重。癌症的发病率随着年龄的增长而增高，因此在人口老龄化程度越高的地区，癌症的发病率自然越高。另外，我国民众就医需求增高、医疗机构诊断水平提高所导致的癌症检出率

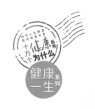

增高，也是导致我国人群癌症发病率呈现持续上升趋势的原因之一。近年来，我国消化系统癌症（食管癌、胃癌、肝癌）标化发病率明显下降，这是过去几十年综合防控措施成效的体现。这一成功经验说明，恶性肿瘤是可预防、可控制的。

我国老百姓容易得哪些癌症？

与发达国家相比，我国老百姓的主要高发癌症为肺癌、胃癌、食管癌、肝癌等死亡率高、生存率低的癌种，而发达国家主要高发癌症以乳腺癌、前列腺癌、结直肠癌等为主，这些癌种本身死亡率较低。由于我国各地情况不同，在经济发达地区也出现了乳腺癌、前列腺癌、结直肠癌等高发，需要多管齐下、综合防控。

不同年龄时期的高发癌症有哪些？

（1）婴幼儿期发生的肿瘤通常与胚胎形成期细胞、组织分化异常有关，常见的有肾母细胞瘤、神经母细胞瘤、胚胎期横纹肌肉瘤等。

（2）儿童、青少年期发生的肿瘤与早期（胎儿期、婴幼儿期）暴露于致癌因素关系密切，常见的肿瘤有各种类型的白血病、脑瘤等。

（3）青壮年期的肿瘤与早期接触环境致癌物的量和持续时间有关。在青壮年阶段，职业性肿瘤如肝癌、肺癌、膀胱癌和白血病高发。

（4）成年期及老年期是肿瘤的高发年龄段，这与致癌物长期作用有关，常见肿瘤有肺癌、肝癌、胃癌、结直肠癌、前列腺癌、食管癌、膀胱癌等。

（5）部分肿瘤在不同年龄段发病率有所波动，如乳腺癌在绝经前和绝经后分别有两个高峰。

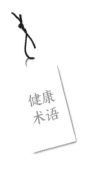

健康
术语

肿瘤易感性

肿瘤易感性是指不同人群、不同个体由于遗传结构不同，在外界环境影响下呈现出患某种恶性肿瘤的倾向。生理、免疫、遗传等方面的不同导致了肿瘤易感性不同，具体表现在肿瘤发生率的种族差异、环境因素致癌的个体差异、肿瘤发生的家族聚集现象等。

（王宝华）

14. 为什么有的**家庭**会出现**多人患癌**的情况

癌症不传染，但有些家庭中会有多个成员罹患癌症，这种现象被称为癌症的家族聚集性，与遗传等诸多因素有关。另外，有的夫妻之间也不存在遗传的问题，却双双罹患"夫妻癌"，其间起关键作用的正是彼此"同化"的生活方式与生活习惯。家庭多人患癌常见有以下原因。

（1）**遗传因素**：迄今为止，癌症的发病机制并不是很明确，但是遗传因素是其主要危险因素，存在于有血缘关系的家人中。特别是

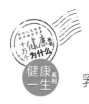

乳腺癌、肠癌和肺癌等。

（2）家庭环境： 家庭环境和生活环境一样重要，如果长时间处于空气污染严重的环境中，患呼吸道疾病的可能性就会增加。家庭也是一样的，如果家庭中有人喜欢抽烟，其他成员避免不了要吸二手烟，二手烟和三手烟会增加患肺癌等多种疾病的风险；还有室内装修、厨房油烟等。长期共同生活在有害的环境中，环境中潜伏的致癌因素最终导致了"夫妻癌"甚至"家庭癌"的发生。

（3）生活饮食习惯： 生活习惯对健康也有重要影响，比如消化道肿瘤容易出现家庭聚集，和生活习惯息息相关。偏爱烫食、腌制和熏制食物等可增加患食管癌风险；经常吃剩饭菜、发霉变质的食物以及酗酒等可增加患肝癌风险；高脂肪和高蛋白、低膳食纤维的饮食习惯可增加患肠癌风险。

（4）传染性： 癌症没有传染性，但引起癌症的细菌和病毒却具有家庭间传染性。比如诱发胃癌的幽门螺杆菌，可经过粪 - 口、口 - 口传播，使家庭成员感染，从而引发消化道溃疡和慢性胃炎，如果不及时治疗，最终可能导致胃癌；生活中一半以上的肝癌是由慢性乙肝发展来的，乙肝病毒包括血液传播、母婴传播和性行为传播。

（5）消极情绪： 人们遭遇挫折、逆境时所产生的忧郁、绝望心态，会增加癌症的发生率。有的夫妻或家庭成员不会调整心理状态、消极面对生活刺激，挫折感不断、负面情绪又彼此影响，与家庭很多疾病的发生相关。

癌症的家族聚集性说明了不良生活方式致癌的问题，从而警醒人们养成健康的生活方式以降低癌症发生风险。

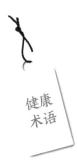

癌症家族史

癌症家族史主要有以下两种情况。

（1）同类型肿瘤：家族多数人都患同种肿瘤，与遗传有一定关系，这时要咨询遗传门诊，做相应的基因检测。如部分肠癌，乳腺癌的 *BRCA*（乳腺癌易感基因）基因阳性。

（2）不同类型肿瘤：家族中人群患不同类型肿瘤，如部分患胃癌，部分患有肠癌，部分是肝癌。如果家族内有相应的直系亲属患癌症，其余直系亲属应积极进行健康体检和癌症筛查。

有癌症家族史，应当如何防癌？

（1）注重早期筛查： 定期进行健康体检和癌症筛查，最好每年 1~2 次，必要时可进行家族癌症遗传的相关咨询和基因检测。

（2）减少致癌因素： 提供良好的居住环境。家庭装修越简化越好，优先选择环保材料，新装修的房子至少开窗通风半年之后再入住，尽量不要在家里吸烟，最好戒烟，做饭时使用油烟机减少室内空气污染。

（3）坚持健康生活方式： 注意膳食均衡、规律作息、合理运动，保持合理体重，注意个人卫生，戒烟限酒，保持良好生活习惯等。

为何会发生"家庭癌"

（王宝华）

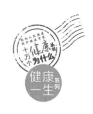

15. "一个癌字三张口"，
哪些**食物**可能**致癌**

俗话说"一个癌字三张口"，某些癌症（尤其是食道、胃、肝、肠等消化器官的癌症）与饮食有关，所以，"癌从口入"这句话，并非言过其实。当然，这里不是指癌细胞从口进入，而是指不健康的饮食方式会增加患癌症的风险，以及致癌物质如黄曲霉毒素、亚硝胺及苯并芘等混在食物中进入人体。

（1）**烟酒：**烟酒都是医学界公认的致癌因素。烟草中含有大量的有害物质，长期吸烟可增加口腔癌、肺癌、喉癌等发病风险。酒精在体内代谢可产生一种致癌物——乙醛，增加癌症风险，与喝酒有关的癌症包括肠癌、乳腺癌、口腔癌、肝癌等。

（2）**油炸、烟熏食物：**食物的脂肪在高温油炸过程中，可生成一种叫苯并芘的致癌物，如果经常食用，会增加患癌风险。除了油炸的食物，烟熏、烧烤等制作过程也会生成苯并芘，可诱发胃癌、食管癌等。

（3）**霉变食物：**玉米、面粉、大米、花生等食物存储不当，容易发生霉变。霉变的食物中可能含有黄曲霉毒素，经常摄入会增加肝癌、胃癌等癌症的发病风险。

（4）**腌制熏烤食物：**腌制食物（咸菜、酸菜、腌肉等）中含有亚硝酸盐，亚硝酸盐进入胃之后，可与蛋白质结合，形成强致癌物亚硝胺，诱发食管癌、胃癌等。

（5）过热、过硬食物：长期进食过热、过硬的食物可增加食管癌的发生风险。

（6）饮食不规律：暴饮暴食，或饥饱无度，不仅影响机体对营养的吸收，也与癌症发生有关。

（7）食物中缺乏蛋白质：蛋白质可帮助受损的细胞修复，有助于提高机体免疫力，故缺乏蛋白质易致癌变。

（8）摄入蔬菜、水果过少：蔬菜、水果摄入量不足容易导致维生素、矿物质和纤维素不足，特别是维生素 C 能阻断细胞癌变过程，摄入的蔬菜、水果太少易致癌变。

如何预防"癌从口入"？

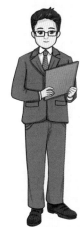

（1）少吃脂肪、肉类和使身体过于肥胖的食物，限制性摄入含糖饮料，适当控制热量的摄入。

（2）不吃霉变食物，如霉变花生米、黄豆、玉米、油脂等。

（3）多吃新鲜的绿叶蔬菜、水果、胡萝卜、菇类等。

（4）多吃含蛋白质的食物，如肝、蛋、奶等。

（5）多吃粗纤维食物，如胡萝卜、芹菜、莴苣等蔬菜。

（6）少吃盐腌制品、亚硝酸盐处理过的肉类、熏制食物及泡菜等。

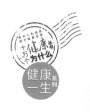

（7）限制食用快餐类食品和其他富含糖、淀粉、脂肪的食物。

（8）限制性食用红肉和其他加工肉类。

（9）限制性饮酒，最好不喝酒。

（10）不要轻易吃营养补充剂，遵医嘱。

综上，建议人们采取健康的饮食模式，有效预防癌症。

（王宝华）

16. 什么是**癌前病变**

癌症的发生是一个漫长的过程，一般包括癌前病变、原位癌及浸润癌三个阶段。

癌前病变是恶性肿瘤发生前的一个特殊阶段，是指某些具有发展成为恶性肿瘤潜能的病变，是由良性病变到恶性病变的中间阶段，是一种可逆的状态。不同的癌前病变发展到相关的肿瘤，时间长短、部位、概率各不相同。需要注意的是，并非所有的癌前病变都会恶变，大部分会长期稳定存在，只有小部分最终演变为癌症。所以，癌症都会经历癌前病变，但癌前病变不一定都会转变成癌。

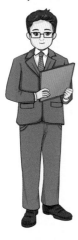

如何将癌前病变"扼杀"在摇篮里？

从癌前病变到癌症的发展历程可简单概括为：正常组织（细胞）⟷癌前病变（轻度非典型增生⟷高度非典型增生／原位癌）→浸润性肿瘤（常说的癌症）。

癌前病变阶段是阻止恶性肿瘤发生的最佳治疗时期，具体治疗方式需要根据患者病变程度和自身情况综合考虑。对于轻度和中度癌前病变，一般可以通过改变不良生活方式及主动定期复查实现逆转，如果及时干预，比如去除不良刺激、手术切除或消除炎症等，人体可恢复至正常状态。重度癌前病变可选择微创手段进行治疗，预后效果较好。

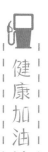

健康加油站

良性肿瘤和恶性肿瘤的区别

良性肿瘤：生长速度缓慢，不发生转移，质地一般较软，界限清楚，多数有包膜和周围组织相隔，触诊时肿瘤有一定的活动度，表面较光滑，一般无全身症状，仅有局部压迫症状，手术切除后容易治愈，很少复发，不危及患者生命。

恶性肿瘤：一般生长比较快，表面不光滑，质地坚硬，和周围组织的界限不清楚，常较固定，不易活动，很容易转移；手术时难以彻底切除，容易复发，患者常有消瘦、发热、食欲减退等全身症状；能迅速

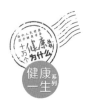

破坏周围组织、器官的结构和功能，广泛转移时影响全身的功能，最后造成各系统功能紊乱，直至衰竭。

良性肿瘤和恶性肿瘤的区别很明显，但是，极早期的恶性肿瘤常不容易和良性肿瘤区别。在大脑、心脏等部位上的良性肿瘤，对生命也有严重的威胁；早期发现的恶性肿瘤经规范治疗也可以治愈。

常见的癌前病变

（1）**黏膜白斑：**主要指以角化过度和上皮增生为特点的黏膜白斑。

（2）**慢性萎缩性胃炎：**常见的胃部疾病，组织学为固有腺体的萎缩、变性、减少或消失及相应的再生、增生与肠化生，可以伴有或不伴有炎症细胞的浸润。

（3）**子宫颈慢性炎症：**指组织学上子宫颈纤柔的柱状上皮受到感染，在长期慢性炎症刺激下，子宫颈管增生导致柱状上皮发生的不典型增生。

（4）**结直肠多发性腺瘤性息肉：**组织学上大部分是管状腺瘤，少数为管状绒毛状腺瘤和绒毛状腺瘤，腺瘤的表面上皮和腺体上皮均可有不同程度的不典型增生。

（王宝华）

17. 为什么**肿瘤标志物**升高不一定是**癌症**

　　肿瘤标志物是与肿瘤细胞发生、发展有关的物质，存在于肿瘤患者的组织、体液和排泄物中。理论上，肿瘤标志物可以提示癌症的发生，但也不是必然的。

　　肿瘤标志物升高不一定是癌症。肿瘤标志物单一的升高或低水平升高都没有明显意义，不能被认为是癌症，有可能是一些炎症反应或良性肿瘤所致，但仍须进一步观察或检查以排除肿瘤。如果肿瘤标志物长期、连续升高，而且数值比较高（正常上限的 2 倍以上），或多项肿瘤标志物同时明显升高，此时肿瘤标志物检查结果才有一定的诊断意义，应提高警惕，进一步检查以明确诊断。

　　需要注意的是，很多癌症患者的肿瘤标志物不一定升高，故对于一些高危人群，须根据专业医生的建议，有针对性地进行其他检查如临床检查、影像、内镜检查或手术探查等综合判断。

专家说

建议哪些人群进行肿瘤标志物检测？

　　亚健康或 40 岁以上健康人群；长期接触致癌物质或从事高污染厂矿工作人员；身体出现"癌症信号"的人群；癌症高发地区或有癌症家族史人群。

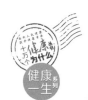

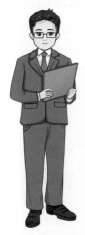

肿瘤标志物的作用有哪些？

　　肿瘤标志物种类较多且作用不同，可动态监测治疗效果和是否复发，也可判断肿瘤分期，有些还可以作为癌症早期筛查指标。此外，每种肿瘤标志物和癌症并非对应关系，一种肿瘤标志物可能与多种肿瘤相关。某项肿瘤标志物检测值异常，还需要结合临床表现、影像学检查、细胞学检查等进行诊断。

　　肿瘤标志物只能起到辅助诊断的作用，确诊还须进一步检查。早期发现癌症不能只靠肿瘤标志物这一个指标，需进行有针对性的防癌检查。

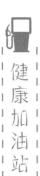

健康加油站

常见的肿瘤标志物有哪些？

　　甲胎蛋白（AFP）：原发性肝癌的主要标志物，显著升高通常提示原发性肝癌可能。在非肿瘤性疾病，如肝硬化、急／慢性肝炎等患者的血清中，AFP 水平亦可有不同程度升高。

　　癌胚抗原（CEA）：结直肠癌和胃癌等消化道癌的主要标志物，显著升高常提示消化道癌可能。在非肿瘤性疾病如肠道息肉、肠道炎症性疾病等患者的血清中，CEA 水平亦可有不同程度升高。

　　糖类抗原 724（CA724）：胃癌的主要标志物，显著升高常提示胃癌可能。在非肿瘤性疾病如胃炎、胃溃疡等患者的血清中，CA724 水平亦可有不同程度升高。

糖类抗原 153（CA153）：乳腺癌的主要标志物，显著升高常提示乳腺癌可能。在非肿瘤性疾病如乳腺增生、乳腺炎等患者的血清中，CA153 水平亦可有不同程度升高。

糖类抗原 125（CA125）：卵巢癌的主要标志物，显著升高常提示卵巢癌可能。在非肿瘤性疾病如子宫内膜异位症、盆腔炎等患者的血清中，CA125 水平亦可有不同程度升高。

糖类抗原 199（CA199）：胰腺癌的主要标志物，显著升高常提示胰腺癌可能。在非肿瘤性疾病如胰腺炎、胆管炎等患者的血清中，CA199 水平亦可有不同程度升高。

前列腺特异抗原（PSA）：前列腺癌的主要标志物，显著升高常提示前列腺癌的可能。在良性前列腺疾病如前列腺增生、前列腺炎等患者的血清中，PSA 水平亦可有不同程度升高。

（王宝华）

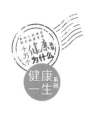

18. 为什么说 **40%** 的 **癌症**是**可预防**的

世界卫生组织公布，通过不使用烟草、健康饮食、身体活动和防止有关的感染，可预防约 40% 的癌症。癌症也是一种生活方式疾病，健康生活方式能够减少多种癌症的发生，其中维持健康体重、适量身体活动、以植物性食物为主的平衡膳食及戒烟限酒，是预防和控制癌症的主要策略。

预防癌症的主动性掌握在自己手里，包括远离危险因素、加强保护因素，重点的预防措施包括以下方面。

（1）烟草控制：不吸烟、远离二手烟。

（2）平衡膳食：多吃含有丰富维生素的新鲜蔬菜、水果、豆类等，少吃腌制、熏制、烧焦烧糊、发霉变质的食物，限制盐的摄入，膳食中减少红肉和含添加剂的肉制品。

（3）体力活动和避免超重肥胖：每天最少运动 30 分钟。

（4）减少酒精摄入：不饮酒或少饮酒，特别是白酒。

（5）减少致癌物的职业和环境接触。

（6）预防接种：接种乙肝疫苗、HPV 疫苗等。

（7）控制血吸虫病，保持周围环境卫生。

（8）避免长时间阳光照射。

（9）成年妇女定期进行乳腺检查、宫颈癌细胞学检查。

（10）对于一般人群，提倡通过膳食满足营养需要，无需依赖营养补充剂。

（11）母乳喂养：提倡母乳喂养，辅食最好在母乳喂养6个月后添加。

如何通过三级预防科学防癌?

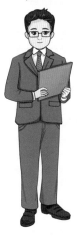

癌症防控的三级预防：一级预防是病因预防，采取措施消除致癌因素，包括控烟、合理膳食、节制饮酒、消除职业性危害、控制感染以及健康教育和健康促进等。二级预防是三早预防，主要针对特定高风险人群，关注癌症早期症状，筛查癌前病变或早期肿瘤，促进早发现、早诊断、早治疗（表5）。三级预防是针对癌症患者，防止复发，减少并发症，改善生活质量，延长生存时间，促进康复等，如三阶梯止痛、临终关怀等。国际癌症防控经验表明，采取积极预防、规范治疗等措施，对降低癌症的发病和死亡具有显著效果。

表5　常见癌症的高危人群及筛查方法

癌症类型	高危人群	筛查方法
肺癌	长期吸烟、肺癌家族史等	胸部低剂量螺旋CT
胃癌	慢性萎缩性胃炎、胃溃疡、胃息肉等	胃镜
肝癌	慢性乙肝/丙肝、酒精性肝炎、肝硬化等	AFP、肝脏B超
食管癌	长期吸烟饮酒、食管癌家族史、慢性食管炎等	食管镜
结直肠癌	结直肠癌家族史、结肠息肉、溃疡性结肠炎等	大便隐血、肠镜
乳腺癌	乳腺癌家族史、未生育或生育年龄过晚等	临床检查、乳腺B超、钼靶射线
宫颈癌	HPV感染、性伴侣多、初次性生活时间过早等	宫颈细胞学检查（TCT）、HPV检查

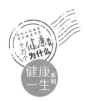

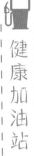

普通体检 ≠ 早癌筛查

一般情况下，普通体检不同于早癌筛查，二者不能相互代替。

（1）检查频率不同：普通体检建议 1~2 年进行一次即可，而癌症筛查的频率，需要依据不同人群和不同检查项目来确定。

（2）检查项目不同：普通体检并不能包括所有的脏器，在未检的脏器里仍存在肿瘤发生风险，而处在肿瘤生长隐匿期的早期肿瘤又难以被发现。每年的常规体检，主要是为了衡量个人的整体健康水平，也可以诊断出常见的慢性病，比如高血压、糖尿病等。早癌筛查的目的是检测体内有没有恶性肿瘤潜伏，一般会根据查体者不同情况提供个性化肿瘤标志物等筛查项目，避免过度检查。

普通体检很难发现早期癌症，针对高危人群建议做有针对性的早癌筛查，做到早发现、早治疗。

（王宝华）

19. 拍片发现

肺磨玻璃样结节，
是**肺癌**吗

磨玻璃样结节是指 CT 片上局部区域肺的模糊度增加，表现为密度轻度增高的云雾状淡薄影/圆形结节，样子像磨砂玻璃一样，所以叫磨玻璃影。磨玻璃样改变仅是一种医学影像学描述，多种原因可造成磨玻璃样改变，如炎症性病变、局灶性纤维化、不典型腺瘤样增生（AAH）、原位腺癌（AIS）、肺泡出血等。所以，检查出肺毛玻璃样结节，先不用惊慌，因为 70% 的毛玻璃样结节进展缓慢，一般不需要急着切除，但也不能置之不理，一定要定期随访，保持观察，万一有恶变的迹象才能及时发现、及时处理。

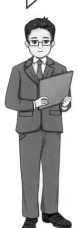

发现自身有肺磨玻璃样结节，该如何处理？

一般来说，当结节大于 8mm，才会考虑手术；如果怀疑结节是原位癌、微浸润癌，或结节的大小、形态、密度发生变化，可以随访或择期选择手术。如果没有这些情况则须做好定期随访，保护观察即可。

哪些人群的肺结节更有可能发展成肺癌？

《肺结节诊治中国专家共识（2018 年版）》将年龄 >40 岁且具有以下任一危险因素者定义为高危人群：

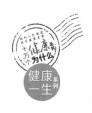

①现在或曾经吸烟≥20包/年（400支/年），戒烟时间<15年；②具有环境或高危职业的暴露史（如接触石棉、铍、铀、氡等）；③伴发慢性阻塞性肺炎、弥漫性肺纤维化，或有肺结核病史；④有恶性肿瘤病史或肺癌家族史。高危人群发现肺结节后发展成肺癌的可能性更大。

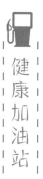

健康加油站

发现肺结节后建议的随访时间

根据密度可将肺结节分为3类：实性结节、部分实性结节和磨玻璃密度结节，不同类型的结节有不同的处理策略。《肺结节诊治中国专家共识（2018年版）》提出的建议随访策略，详见表6、表7和表8。

表6　实性结节建议随访策略

结节大小	低危人群	高危人群
<4mm	无需随访，需告知风险	12个月后复查CT重新评估，若无变化则转入常规年度检查
4~6mm	12个月后重新评估，若无变化则转入常规年度检查	6~12个月进行随访，结节无变化可在18~24个月再次进行随访，其后才可改成常规的年度随访
6~8mm	应在6个月、12个月、18~24个月随访，如未发生变化则转为常规年度检查	3~6个月、9~12个月进行随访，若病灶无变化，可在24个月内再次随访，其后才可转为常规的年度检查
>8mm	建议临床医生根据临床判断和/或利用模型评估预测恶性肿瘤的概率	

表 7　部分实性结节建议随访策略

结节大小（直径）	随访策略
<8mm	3 个月、6 个月、12 个月和 24 个月行 CT 复查，无变化者改为常规的年度随访
≥ 8mm	3 个月行 CT 复查，可适当考虑行经验性抗菌治疗
>15mm	考虑直接行 PET-CT 评估、非手术活检和 / 或手术切除

表 8　纯磨玻璃样结节建议随访策略

结节大小（直径）	随访策略
<5mm	6 个月行 CT 复查，之后每年随访
≥ 5mm	3 个月行 CT 复查，之后每年随访
>10mm	行非手术活检和 / 或手术切除

（王宝华）

20. 为什么有人
将**肝炎** - **肝硬化** - **肝癌**
称为"**肝癌三部曲**"

　　肝癌即肝脏恶性肿瘤，可分为原发性和继发性两大类。原发性肝癌的病因及确切机制尚不完全清楚，流行病学及实验研究资料表明，乙肝病毒（HBV）和丙肝病毒（HCV）感染、黄曲霉毒素、饮水污

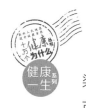

染、酒精、肝硬化等都与肝癌发病相关。继发性肝癌（转移性肝癌）可通过不同途径，如随血液、淋巴液转移或直接浸润肝脏而形成。

日常生活中所说的肝炎，多数指由甲型、乙型、丙型等肝炎病毒引起的病毒性肝炎。据目前数据显示，中国是乙肝大国。乙肝是一种常见的慢性疾病，长期或反复发生则可能导致肝脏弥漫性损害即发生肝硬化。肝硬化患者的肝脏中含有大量纤维结缔组织，而这些组织并没有肝细胞的功能，并且不容易降解。在临床上，肝纤维化和肝硬化并没有清晰的界线，二者是慢性肝病的一个连续过程。而当肝脏出现大量纤维化后，纤维组织会发生突变，当足够多的细胞发生恶变后，肝硬化发展成肝癌的概率也就大大增加了。因此，有人把"肝炎 - 肝硬化 - 肝癌"的发展路径，称为"肝癌三部曲"。

得了肝炎，一定会发生"肝癌三部曲"吗？

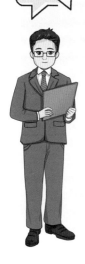

不一定。"肝癌三部曲"的过程非常漫长，肝脏具有很强的再生和代偿能力，在肝炎或肝硬化阶段及时就医，规范治疗，可以很大程度上降低发展成肝癌的概率。

同时，并非所有的肝癌都是从病毒性肝炎发展而来。柳叶刀杂志发表的一项在亚太地区开展的调查显示，肝癌死亡患者的病因中，病毒性肝炎感染相关原因占 59.9%（乙肝占 49.1%，丙肝占 10.8%）。

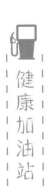

预防"肝癌三部曲"小贴士

（1）定期体检：体检发现乙肝表面抗体（抗-HBs）阴性时，及时接种乙肝疫苗。乙肝患者最好每半年检查一次，遵医嘱规范治疗，防止肝炎进一步恶化。

（2）养成良好的生活习惯：戒烟戒酒，少熬夜、多运动，不吃发霉、腌制类食物。饮酒有明确证据可导致肝损伤，可以作为肝硬化、肝癌的单独病因而致人死亡，所以已确诊肝炎或肝硬化的患者要尽早戒酒。

（3）坚持锻炼，保持健康体重：肥胖是引起脂肪肝的主要原因之一，而且目前脂肪肝没有特效治疗药物，只能靠减肥降低其危害。

（王宝华）

21. 为什么接种 HPV 疫苗 可以预防 宫颈癌

宫颈癌是妇科常见的恶性肿瘤之一，是中国 15~44 岁女性中的第二大高发癌症，也是目前癌症中唯一病因基本明确、可早发现早预防的癌症。目前宫颈癌的可能病因有：人乳头状瘤病毒（HPV）感染；性行为及分娩次数；吸烟、营养不良等。HPV 是通过性接触传播的常见病毒，持续感染高危型 HPV 可能导致宫颈癌。

预防宫颈癌最直接、最有效的方法是接种 HPV 疫苗，HPV 疫苗主要通过刺激免疫系统产生 HPV 抗体，阻止 HPV 的入侵。目前 HPV 疫苗包括二价、四价、九价，均是针对 HPV 常见的高危亚型。尽早接种 HPV 疫苗可以有效降低宫颈癌发病风险。

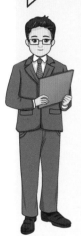

接种 HPV 疫苗后，还用做宫颈癌筛查吗？

接种 HPV 疫苗后仍然需要定期筛查。现有疫苗并不能预防所有的高危型 HPV，而且，可能还有一小部分高危型 HPV 目前没有得到鉴定，更没有针对性疫苗，加上宫颈癌的可能病因并不只有感染 HPV，为了身体健康，仍需要做宫颈癌筛查。

孕妇和哺乳期女性可以接种 HPV 疫苗吗？接种疫苗后怀孕怎么办？

目前还没有孕妇和哺乳期女性相关数据，暂时不推荐孕妇和哺乳期女性接种 HPV 疫苗。

目前暂未发现疫苗对胎儿有不利影响，所以接种 HPV 疫苗后 6 个月内（一般建议接种疫苗 6 个月后再备孕）如果意外怀孕，可以严密观察继续怀孕。

接种了 HPV 疫苗就一定不会得宫颈癌吗？

不一定。宫颈癌的病因除了感染高危型 HPV，还包括其他因素，如多个性伴侣、初产年龄小等。所以即使接种了 HPV 疫苗，也不是 100% 不得宫颈癌，但目前证据表明 90% 以上的宫颈癌伴有高危型 HPV 感染，所以接种 HPV 疫苗可很大程度上预防宫颈癌。

HPV 疫苗的分类与选择

目前全球上市的 HPV 疫苗有二价、四价、九价三种（表9）。公众可根据自身年龄和经济状况，选择接种不同价型的 HPV 疫苗。

表9 二价、四价、九价 HPV 疫苗

	二价	四价	九价
推荐接种年龄	9~45 岁	20~45 岁	9~45 岁
接种程序	0-1-6 月	0-2-6 月	0-2-6 月
预防疾病	70% 宫颈癌	70% 宫颈癌、尖锐湿疣	90% 宫颈癌、阴道癌、生殖器疣、肛门癌、低级宫颈癌病变

（王宝华）

22. 为什么有的**甲状腺结节**不需要**手术**

甲状腺结节是甲状腺内存在的一个或多个结构异常的团块，是甲状腺疾病最常见的表现。增生、肿瘤、炎症都可以导致甲状腺结节。目前现有研究显示，甲状腺结节分良性及恶性两大类，良性结节占绝大多数，恶性结节不足 1%，良性结节大多无须手术。

通常来说，甲状腺结节是否需要手术，应从以下方面综合评估：

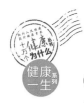

①结节的性质。甲状腺超声检查可判断结节的良恶性，如果明确为恶性，建议手术切除。②结节的大小。如果超声明确为良性甲状腺结节，结节直径没有超过 4cm，并且患者也没有结节压迫气管的临床表现，通常不建议手术，定期超声随访即可。如果良性结节直径超过 4cm，或未达到 4cm 但患者出现气管受压的临床表现，通常建议手术切除。③结节是否影响甲状腺功能。如果结节具有合成和分泌甲状腺激素的功能，引起体内合成的甲状腺激素过多，通常也建议手术切除。

当结节不符合以上条件时，一般不建议手术，盲目手术切除并不能防止复发，而且切除甲状腺后需要长期药物治疗维持体内激素的稳定，剂量不当或未按时服药容易造成人为的甲减或甲亢。

甲状腺结节如果不进行手术切除，会发展成甲状腺癌吗？

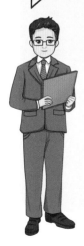

不一定，甲状腺结节分为良性和恶性。其中良性占大部分，不会癌变，对生活影响甚微；少部分结节有可能发展成甲状腺癌，须引起重视，但即使是恶性，大部分患者治疗效果还是不错的。因此，良性结节可适度随访观察，恶性结节则需要医生判断是否手术切除。

如何在日常生活中保护好甲状腺？

目前引发甲状腺结节的原因尚不明确，很多原因都可能导致甲状腺结节，所以应从多方面预防。

（1）保持心情平和。注意劳逸结合，保证充足睡眠，学会调适心情。

（2）坚持锻炼。每天通过适量锻炼促进全身血液循环，加速新陈代谢。

（3）对镜自查。每隔一段时间对镜自查，有助于及早发现甲状腺异常。具体做法：对着镜子，头部稍微后仰，露出颈部；一看颈部两侧是否对称、肿大；二咽口水，找到随着吞咽动作上下活动的甲状腺；三摸甲状腺是否有软的小鼓包、小肿块或硬的小结节。

（4）定期体检。甲状腺结节女性和男性的发病比例为 4∶1；且随年龄增长，结节发病率逐步增高。所以中年女性应定期行甲状腺功能和甲状腺彩超检查。

（5）健康饮食，减少颈部辐射等。不挑食，保证营养素摄入适量，工作中和生活中的辐射环境，如拍 X 线片时应尽量避开颈部。

（王宝华）

四

甜蜜少一点
健康多一点

23. 为什么会得**糖尿病**

关键词

糖尿病 病因 分型

糖尿病是一组由多种病因引起的、以高血糖为特征的代谢性疾病。由胰岛 β 细胞分泌的胰岛素，是人体内唯一能降低血糖的激素，能够促进细胞利用血液中的葡萄糖，降低血糖水平。遗传和环境因素共同作用，导致胰岛素分泌缺陷或其生物作用受损，血液中的葡萄糖不能被有效利用和储存，则会引起高血糖，并可能进一步发展为糖尿病。

根据病因可将糖尿病分为 4 种类型，即 1 型糖尿病、2 型糖尿病、特殊类型糖尿病和妊娠期糖尿病。1 型糖尿病主要与自身免疫或感染相关。2 型糖尿病主要与不良饮食习惯、肥胖、缺乏运动等相关，同时也受遗传因素的影响。中国 90% 以上的糖尿病患者是 2 型糖尿病。妊娠期糖尿病是指妇女在妊娠期间发生糖代谢紊乱，与妊娠期间饮食、活动及妊娠状态等相关。特殊类型糖尿病是病因相对明确的高血糖状态，针对病因治疗即可缓解高血糖状态。

专家说 什么人容易得糖尿病？

具有下列特征中任意一项的成人属于糖尿病高危人群，建议每年查 1 次血糖。

（1）年龄 ≥ 40 岁。

（2）有糖调节受损史。

（3）超重（BMI ≥ 24kg/m^2）或肥胖（BMI ≥ 28kg/m^2）

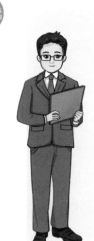

和/或向心性肥胖（男性腰围 ≥ 90cm，女性腰围 ≥ 85cm）。

（4）静坐生活方式。

（5）一级亲属中有 2 型糖尿病家族史。

（6）有巨大胎儿（出生体重 ≥ 4 kg）生产史或妊娠期糖尿病病史的女性。

（7）高血压患者。

（8）血脂异常者。

（9）动脉粥样硬化性心脑血管疾病患者。

（10）有一过性类固醇糖尿病病史者。

（11）多囊卵巢综合征患者。

（12）长期接受抗精神病药物和/或抗抑郁药物治疗的患者。

有糖尿病家族遗传史，就一定会得糖尿病吗？

不一定。糖尿病的危险因素可以分为不可干预因素和可干预因素两类。不可干预的因素有年龄、家族史、种族；可干预的因素有糖尿病前期（最重要的危险因素）、代谢综合征（超重/肥胖、高血压、血脂异常）、不健康饮食、身体活动不足、吸烟、可增加糖尿病发生风险的药物、致肥胖或糖尿病的社会环境等。国内外大量研究已经证实，即使有家族遗传史，通过控制这些可干预的危险因素，保持健康的生活方式，也可以预防或延缓糖尿病及其并发症的发生。

（李剑虹）

24. 如何**预防糖尿病**

糖尿病是由多种病因引起的以慢性高血糖为特征的代谢性疾病，健康危害很大。长期血糖增高，会损伤大血管、微血管，并危及心、脑、肾、周围神经、眼睛、足等。据世界卫生组织统计，糖尿病并发症高达 100 多种，是已知并发症最多的一种疾病。糖尿病死亡有一半以上是心脑血管疾病所致，10% 是肾病变所致。因糖尿病截肢的患者是非糖尿病者的 10~20 倍。糖尿病发病后 10 年左右，30%~40% 的患者至少会发生一种并发症，且并发症一旦出现，几乎没有逆转的可能，是糖尿病致死、致残的主要原因，也是医药费增长的主要原因。

因此我们采取健康生活方式，预防糖尿病的发生，避免糖尿病并发症带来的健康危害。

专家说

2 型糖尿病的危险因素有哪些?

2 型糖尿病的发生风险主要取决于危险因素的数目和危险度，有些因素不可改变，有一些是可改变的。改善可改变的危险因素可有效预防糖尿病的发生（表 10）。

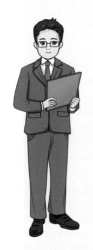

表10 2型糖尿病的危险因素

不可改变的危险因素	可改变的危险因素
年龄	糖尿病前期（糖耐量异常或合并空腹血糖受损）（最重要的危险因素）
家族史或遗传倾向	代谢综合征
种族	超重、肥胖、抑郁症
妊娠期糖尿病史或巨大胎儿生产史	饮食热量摄入过高、体力活动减少
多囊卵巢综合征	可增加糖尿病发生风险的药物
宫内发育迟缓或早产	致肥胖或糖尿病的社会环境

如何预防2型糖尿病？

（1）保持健康的生活方式：首先是合理膳食，定时限量进食，清淡饮食为主；其次，规律适量运动，每周进行150分钟左右的有氧运动，如游泳、慢跑等，保持健康体重；此外还需要戒烟、限酒，养成健康生活方式。

（2）有糖尿病家族史或有高危因素者，建议每年进行一次糖尿病筛查。

（3）对糖尿病前期患者进行一些药物干预，防止病情进展。

（4）学习糖尿病相关知识，日常力求做到开朗乐观、劳逸结合，避免过度紧张劳累。

糖尿病并发症有哪些？

糖尿病并发症是指在糖尿病基础上所发生的疾病，一般认为与患者的高血糖状态密切相关。根据其发病的缓急，可分为急性并发症和慢性并发症。

急性并发症有糖尿病酮症酸中毒、低血糖、各种急性感染、高血糖、高渗透压综合征等。慢性并发症有糖尿病相关性心脏病、脑血管病变、肾病、视网膜病变、神经病变、下肢血管病变、皮肤病变、胃肠病变，以及糖尿病阳痿等。

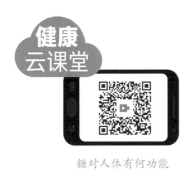

糖对人体有何功能

（李剑虹）

25. 如何做到早期发现糖尿病

糖尿病是一种不能彻底治愈的疾病，且大多数患者在疾病早期无明显临床表现，糖尿病筛查可使这些患者得以早期发现、早期治疗，有助于提高糖尿病及其并发症的防治效果。

有糖尿病家族史、肥胖、缺乏体力活动、心脑血管疾病等糖尿病

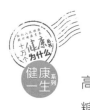

高危因素的成年人，每年应至少检测 1 次空腹血糖；除年龄外无其他糖尿病高位因素的人群，宜在年龄 ≥ 40 岁时开始糖尿病筛查。

此外，还应关注自身日常的身体情况，如是否有典型糖尿病症状：烦渴多饮、多尿、多食、不明原因体重下降，俗称"三多一少"。但多数糖尿病患者早期无上述症状，因此也要注意一些非典型表现，如视物模糊、伤口难愈合、腋下出现黑棘皮、皮肤瘙痒、常疲倦、手脚发麻等。出现这些症状时建议到医院检查，排除糖尿病。

关键词 糖尿病 早期发现 筛查

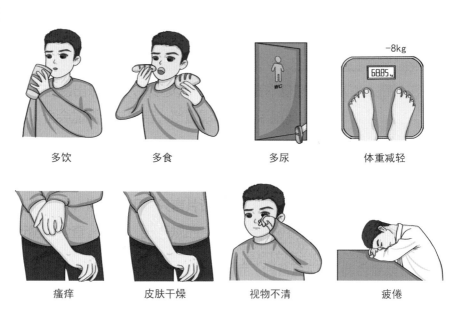

多饮　　多食　　多尿　　体重减轻

瘙痒　　皮肤干燥　　视物不清　　疲倦

 专家说 **空腹血糖正常就可以排除糖尿病吗？**

不一定。有些人虽然空腹血糖正常，但餐后 2 小时血糖却很高，也是糖尿病。因此对于血糖出现过异常者，应进行口服葡萄糖耐量试验，尤其是空腹血糖大于 5.6mmol/L 且肥胖者，建议进行口服葡萄

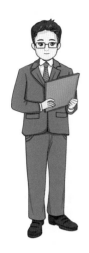

糖耐量试验，检测餐后血糖情况。餐后 2 小时血糖 ＜7.8mmol/L 为正常范围。

糖尿病筛查方法有哪些？

空腹血糖检查是简单易行的糖尿病筛查方法，适合作为常规糖尿病筛查方法，但有漏诊的可能性。条件允许时，应尽可能同时进行空腹血糖和糖负荷后 2 小时血糖检测。筛查结果正常者，建议每 3 年筛查一次；筛查结果为糖尿病前期者，建议每年筛查一次。

得了糖尿病，只需按时吃药就可以吗？

糖尿病的治疗是综合性和长期性的，除了应用降糖药物，还包括饮食治疗、运动治疗、血糖监测和糖尿病教育，也就是所谓的糖尿病治疗的"五驾马车"。因此，患者除了按时吃药，还要定期监测血糖、合理膳食、规律运动并掌握和了解一些糖尿病相关知识，提高自我管理能力。

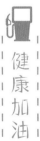

糖代谢状态分类见表 11。

表 11　糖代谢状态分类

糖代谢状态	静脉血浆葡萄糖（mmol/L）	
	空腹血糖	糖负荷后 2 h 血糖
正常血糖	＜6.1	＜7.8
空腹血糖受损	≥6.1,＜7.0	＜7.8
糖耐量异常	＜7.0	≥7.8,＜11.1
糖尿病	≥7.0	≥11.1

注：空腹血糖受损和糖耐量异常统称为糖调节受损，也称糖尿病前期；空腹血糖正常参考范围下限通常为 3.9mmol/L。

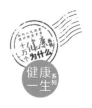

糖尿病诊断标准见表 12。

表 12　糖尿病诊断标准

诊断标准	静脉血浆葡萄糖或 HbA_{1c} 水平
典型糖尿病症状	
加上随机血糖	$\geq$ 11.1mmol/L
或加上空腹血糖	$\geq$ 7.0mmol/L
或加上 OGTT 2 小时血糖	$\geq$ 11.1mmol/L
或加上 HbA_{1c}	$\geq$ 6.5%
无糖尿病典型症状者,需改日复查确认	

注：OGTT 为口服葡萄糖耐量试验；HbA_{1c} 为糖化血红蛋白。

典型糖尿病症状包括烦渴多饮、多尿、多食、不明原因体重下降；随机血糖指不考虑上次用餐时间,一天中任意时间的血糖,不能用来诊断空腹血糖受损或糖耐量异常；空腹状态指至少 8 小时没有进食热量。

（李剑虹）

26. 为什么**超重肥胖者**容易得**糖尿病**

　　肥胖会导致身体代谢紊乱，出现糖耐量减低、胰岛素抵抗、高胰岛素血症等，是糖尿病的危险因素之一。

　　胰岛素抵抗就是细胞对胰岛素的作用产生了抵抗，血液中的葡萄糖难被细胞利用，呈现高血糖水平。为了克服胰岛素抵抗，胰腺会大量合成胰岛素，造成肥胖者血胰岛素水平远高于普通人，引起高胰岛素血症。肥胖早期可通过高胰岛素血症来勉强把血糖维持在正常范围，但后续由于胰腺过度工作，合成胰岛素的功能受损，使得胰岛素分泌不足，血糖无法降至正常范围，引起糖尿病。

肥胖人群的脂肪细胞比较多，但本身所携带的胰岛素受体数目却是相对固定的。随着脂肪越来越多，胰岛素搬运血糖的工作量也加大，胰岛细胞长时间超负荷运转，容易导致胰岛功能受损，无法有效抑制血糖上升，导致糖尿病。另外，肥胖人群中有不少缺乏身体活动和摄食过量者，这些不良生活方式不利于体内血糖、血脂的正常代谢，同样增加糖尿病患病风险。

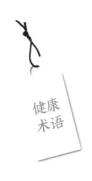

健康术语

体重指数

体重指数（body mass index，BMI）是常用的衡量人体胖瘦程度以及是否健康的一个标准（表 13）。

BMI= 体重（kg）÷ 身高（m）^{2}

表 13　我国 BMI 评判标准

BMI 分类	体重过低	体重正常	超重	肥胖
BMI（kg/m^2）	<18.5	18.5~23.9	24~27.9	≥ 28

如何科学控制体重？

除先天性遗传等特殊原因外，肥胖和个人的生活习惯有很大关系，因此要注意养成健康生活方式，通过合理饮食与科学运动保持健康体重。

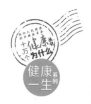

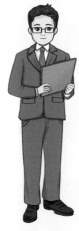

饮食方面 控制总能量摄入，增加食品摄入种类，建议平均每天摄入 12 种以上食物，每周 25 种以上。鼓励摄入以复合碳水化合物、优质蛋白质为基础的低能量、低脂肪、低糖、低盐并富含微量元素和维生素的膳食。坚持规律饮食，切忌暴饮暴食。

运动方面 推荐每周至少进行 5 天中等强度身体活动，累计 150 分钟以上；坚持日常身体活动，平均每天主动身体活动 6 000 步；减少久坐时间，建议每隔一小时就起来动一动。

同时要注意树立正确的减重目标，超重肥胖者制定的减重目标不宜过高过快，减少脂肪类能量摄入，增加运动时间和强度，做好记录，以利于长期坚持。

体型偏瘦就不用担心患糖尿病吗？

不是。糖尿病是一组由多病因引起的以慢性高血糖为特征的代谢性疾病，其发生与遗传因素、环境因素、生活习惯等有关，肥胖不是唯一的危险因素。因此日常中要保持健康体重、规律运动、健康饮食，养成良好的生活方式，密切关注自身健康状况。

（李剑虹）

27. 为什么少喝**含糖饮料**有助于**预防糖尿病**

含糖饮料是指在饮料中添加甜味剂的饮料，种类众多，包括常见的奶茶、碳酸饮料、运动饮料、果汁类饮品等，在全球范围受到广泛欢迎。长期喝含糖饮料对人体危害很大，会导致多余的热量储存在体内，转化成脂肪，最终导致超重或肥胖。超重和肥胖是导致2型糖尿病的重要危险因素。另外，含糖饮料的血糖生成指数（GI）较高，喝进去后迅速进入血液循环，血糖瞬间大幅度升高，人体必须大量释放胰岛素来控制血糖，导致胰腺超负荷工作。长此以往，就可能造成胰腺"疲劳"，难以使血糖迅速恢复到正常范围。

减少含糖饮料的摄入，对预防糖尿病发生有一定帮助。《中国居民膳食指南（2022）》推荐成人每天糖摄入量不应超过50g，最好控制在25g以内。

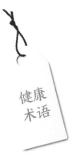

健康术语

血糖生成指数（GI）

GI表示富含碳水化合物的食物升血糖的能力，反映碳水化合物因"质"的不同而对餐后血糖的影响不同。通俗来讲，GI代表摄入的食物造成血糖上升速度快慢的数值；进食较高GI的食物，血糖上升速度较快，反之，进食较低GI的食物，血糖上升速度则较慢。此外，相同热量的食物，也会因为食物的种类、烹调方式、来源及纤维含量的不同，导致其GI不同。

GI<55，该食物为低GI食物；55~70之间时，该食物为中等GI食物；GI>70，该食物为高GI食物（表14）。

关键词

糖尿病 含糖饮料 糖摄入

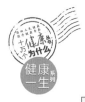

表14　常见食物血糖生成指数（GI）值

分类	食物名称	GI	分类	食物名称	GI
谷类及制品	面条（白细，煮）	41		菠萝	66
	馒头（精制小麦粉）	85		芒果	55
	大米饭（粳米，精米）	90		香蕉	52
	大米饭（粳米，糙米）	78		西瓜	72
	小米粥	60	糖类	葡萄糖	100
	玉米面粥	50		绵白糖	84
	荞麦面条	59		蔗糖	65
薯类、淀粉及制品	马铃薯	62		果糖	23
	甘薯	54		乳糖	46
豆类及制品	黄豆（浸泡）	18		麦芽糖	105
	豆腐（炖）	32		蜂蜜	73
	绿豆	27		巧克力	49
	扁豆（红，小）	26	种子类	花生	14
	扁豆（绿，小）	30		腰果	25
蔬菜类	胡萝卜	71	乳及乳制品	牛奶	28
	南瓜	75		全脂牛奶	27
	山药	51		脱脂牛奶	32
	芋头	48		低脂奶粉	12
	菜花	15		降糖奶粉	26
	芹菜	15		酸奶（加糖）	48
	黄瓜	15		酸乳酪	36
	茄子	15	速食食品	燕麦片（混合）	83
	青椒	15		比萨饼（含乳酪）	60
	西红柿	15		汉堡包	61
	菠菜	15		白面包	88
果类	苹果	36		面包（全麦粉）	69
	梨	36		燕麦粗粉饼干	55
	桃	28		小麦饼干	70
	李子	24		苏打饼干	72
	樱桃	22		酥皮糕点	59
	葡萄	43		爆玉米花	55
	猕猴桃	52	饮料类	苹果汁	41
	柑	43		水蜜桃汁	33
	柚	25		菠萝汁（不加糖）	46

分类	食物名称	GI	分类	食物名称	GI
	橘子汁	57	混合膳食及	饺子(三鲜)	28
	可乐饮料	40	其他	包子(芹菜猪肉)	39
	芬达软饮料	68		牛肉面	89
	冰激凌	61		西红柿汤	38

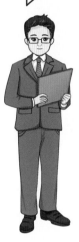

无糖饮料或低糖饮料就健康吗?

在饮料的营养标签上，看到无糖或低糖时要注意，无糖或低糖不等于一点糖都没有，根据 GB 28050—2011《食品安全国家标准预包装食品营养标签通则》，每 100g 或 100mL 食品中碳水化合物（糖）含量不高于 0.5g 就可以声称"无糖"，≤ 5g 可以声称"低糖"。另外，现在市面上有很多标榜不含热量的饮料，都含有代糖，代糖是比普通蔗糖甜度更高的物质。研究发现，虽然代糖不含热量，但会降低人对甜味的敏感度，增加食欲，造成其他糖分摄入需求增加，同样会增加肥胖以及糖尿病的风险。

所以，"无糖""低糖"和代糖饮料并没有想象中健康。

少吃甜食和含糖饮料还会得糖尿病吗?

糖尿病的"糖"是指能在人体内转化为葡萄糖的食物，涉及的种类非常广泛，包括淀粉、多糖、单糖等，例如米饭、面食、地瓜等淀粉类食物是最常见的"糖"类食物。因此即使平时少吃甜食或不吃甜食，也

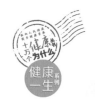

有可能发生血糖异常升高，甚至诱发糖尿病。而且，糖尿病病因众多且复杂，血糖不仅受到遗传因素和环境因素的影响，还受日常饮食习惯、生活习惯、情绪波动及其他疾病干扰。

如何科学控糖

（李剑虹）

28. 为什么多吃**粗粮**有助于预防**糖尿病**

粗粮是相对于平时的精白米面等精制食物而言的，包括谷物类（玉米、黑米等）、杂豆类（黑豆、红豆等）和块茎类（红薯、山药等）。

粗粮富含膳食纤维和维生素 B_1。膳食纤维能很好地帮助延缓餐后血糖上升速度，减少 24 小时内血糖波动，改善糖耐量；膳食纤维可以增加饱腹感，抑制食欲，降低肥胖和糖尿病发生风险。维生素 B$_1$ 是糖耐量因子，具有改善糖耐量的作用。因此多吃粗粮有助于预防糖尿病。

专家说

粗粮吃得越多越好吗？

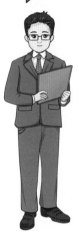

吃粗粮时要讲究粗细搭配，不可过多。《中国 2 型糖尿病防治指南（2020 年版）》推荐成人每天膳食纤维摄入量应 >14g/1 000kcal，一般要求粗粮占主食的三分之一即可。吃太多粗粮可能影响人体对其他营养素的吸收。另外，粗粮的作用是延缓血糖上升，但粗粮中同样含有碳水化合物，吃过多粗粮也会因碳水化合物摄入较多而使血糖升高。

含有粗粮的食物能降低血糖吗？

有些粗粮经过加工可能会使血糖不降反升，因此日常生活中要注意粗粮的烹饪和加工方式，警惕下列"假粗粮"。

（1）**长时间被加热的粗粮：**粗粮中的淀粉在 50~60℃时就会发生糊化，糊化后的淀粉非常容易被人体吸收，从而升高血糖。

（2）**加工后的粗粮粉：**磨成粉的过程会破坏粗粮部分膳食纤维等营养素，使其变得更容易消化吸收，从而在食用后更容易升高血糖。

（3）**各种粗粮面包饼干：**纯粗粮食物吃起来口感稍差，于是市场上许多粗粮制品在加工过程中都会加入大量的油、糖和食品添加剂，以提升口感。这些不同品种的粗粮衍生品，从全麦含量极低的"全麦面包"、并不高纤维的"高纤维饼干"到香甜可

关键词

糖尿病 粗粮 膳食纤维

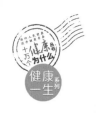

口的"纯天然麦片"，其实都是"假粗粮"，在购买前一定要认真查看配料表和营养成分表。

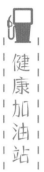

健康加油站

膳食纤维有哪些功效？

膳食纤维是一种多糖，既不能被胃肠道消化吸收，也不能产生能量。虽然它是一种"无营养物质"，但却具有相当重要的生理作用。膳食纤维能够促进胃肠道蠕动，可防治便秘；可以稳定肠道菌群，从而调节免疫力；还可以降低糖分的吸收速度，控制血糖浓度；膳食纤维有较强的饱腹感，是减肥时期的理想食物。

全谷类粮食、豆类、蔬菜和水果、果胶、藻胶、魔芋等都是膳食纤维的最佳来源。

（李剑虹）

29. 为什么**运动**
可以**降低血糖**

运动需要消耗能量，促进新陈代谢。人体内的三大供能物质是碳水化合物、脂肪和蛋白质，其中人体约 70% 的能量由碳水化合物提供。运动开始时，人体会先消耗肌糖原和肝糖原中的葡萄糖，肌肉摄入血中葡萄糖，血糖逐步降低。运动结束后葡萄糖被储存在肌细胞及肝脏中，血糖进一步降低，这一过程可持续数小时。

运动还可以改善体质和胰岛素敏感性。如抗阻运动有助于增加肌肉量，运动过程中增加骨骼肌细胞膜上葡萄糖转运蛋白的数量，增加骨骼肌细胞对葡萄糖的摄取，改善骨骼肌细胞的胰岛素敏感性，平稳血糖。

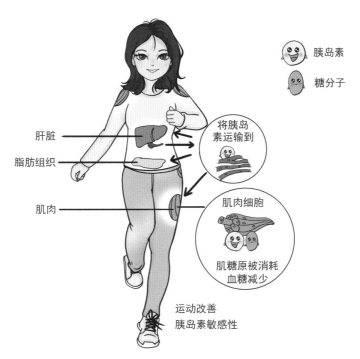

因此，规律运动可增加胰岛素敏感性、改善体成分及生活质量，有助于控制血糖、降低血脂、维持健康体重，起到预防糖尿病的作用。

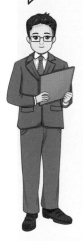

如何选择合适的运动方式？

成年人每周至少 150 分钟（如每周运动 5 天、每次 30 分钟）中等强度（50%~70% 最大心率，运动时有点费力，心跳和呼吸加快但不急促）的有氧运动。

推荐中等强度的有氧运动：健步走、太极拳、骑车、乒乓球、羽毛球和高尔夫球等。较高强度的体育运动包括快节奏舞蹈、有氧健身操、游泳、骑车上坡、足球、篮球等。

如无禁忌证，每周最好进行 2~3 次抗阻运动（两次锻炼间隔≥ 48 小时），锻炼肌肉力量和耐力。锻炼部位应包括上肢、下肢、躯干等主要肌肉群。训练强度宜中等。联合进行抗阻运动和有氧运动可获得更大程度的代谢改善。

运动时如何保证安全？

运动要量力而行，应选择简单、安全并适合自己的运动。运动的时间和强度相对固定，切忌运动量忽大忽小，运动的量以微微出汗、周身发热，又不感觉太累为宜；建议在正式运动前先做低强度热身运动 5~10 分钟，运动过程中要及时补充水分，运动即将结束时再做 5~10 分钟整理运动，逐渐使心率恢复至运动前水平；运动前后要注意进行血糖监测，如果运动中出现头晕、出冷汗、心慌、饥饿感等不适，要警惕低血糖的可能，立即停止运动，及时吃糖果、饼干等碳水化合物。若休息后仍不能缓解，应及时就诊。

（李剑虹）

五

健康呼吸
无与伦比

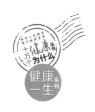

30. 为什么**大寒时节**要防范**呼吸系统疾病**

大寒，是二十四节气中的最后一个节气，于每年 1 月 20—21 日交节。中医认为，寒为冬季主气，大寒作为我国大部分地区气温最低的时期，人体易受寒邪侵袭，又有"十病九寒""百病寒为先"之说，可见寒邪对人体的影响之大。西医也认为，寒冷季节呼吸系统疾病、心脑血管疾病、胃病、风湿免疫类疾病等多发。

进入冬季，空气干燥，早晚温差较大，冷空气易使呼吸系统防御力下降，导致病毒及细菌入侵，诱发呼吸系统疾病。同时寒冷时节不少人喜欢关闭门窗，开足暖气，这会导致室内空气流通不畅，长时间处在不通风的环境中，会对人体产生不利影响，尤其是呼吸系统慢性病患者。

大寒时节注意天气变化，做好防寒保暖，避免感冒，是预防呼吸系统疾病的关键。如果出现发热、咳嗽等症状，应及时就医。

专家说

不同种类的呼吸系统疾病如何预防？

呼吸系统疾病种类较多，根据致病原因不同，其预防措施也不同。

（1）传染性疾病：如肺结核，通过含结核分枝杆菌的飞沫、痰液进行空气传播，预防措施类似于传染

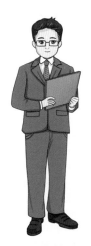

病，要及时治疗，减少传染性。要注意与肺结核患者的隔离和通气。

（2）**非传染性疾病**：如慢阻肺、哮喘、肺癌等。常见的致病因素是长期大量吸烟，因此戒烟对预防呼吸系统疾病尤其重要，远离致敏原、减少职业暴露同样重要。

（3）**感染性疾病**：常见的有肺炎、气管/支气管炎、上呼吸道感染和支气管扩张合并感染等细菌、病毒感染性疾病。

预防呼吸系统疾病，首先要改善内因，加强呼吸功能锻炼，均衡饮食，适当运动，接种疫苗，提高免疫力。其次要注意外因，保持空气清洁，家中多开窗通风，减少室内病原体含量，少去人多空气不好的地方。

大寒防"五寒"

（1）**防颈寒**：戴围巾穿立领装。冬天是颈椎病高发的季节，颈部是人体的"要塞"，不但充满血管，还有很多重要的穴位，比如大椎穴、风池穴，以及延伸到肩部的肩井穴。

（2）**防鼻寒**：晨起冷水搓鼻。每天早晚用冷水洗鼻有利于增强鼻黏膜的免疫力，是防治鼻炎的好

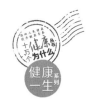

办法。

（3）**防肺寒：**喝热粥散寒。流鼻涕、咳嗽、头痛、风寒感冒等是冬天最常见的疾病，可以选用一些辛温解表、宣肺散寒的食材。有歌云："一把糯米煮成汤，七根葱白七片姜，熬熟兑入半杯醋，伤风感冒保安康"。

（4）**防腰寒：**双手搓腰暖肾阳。双手搓腰有助于疏通带脉、强壮腰脊和固精益肾。

（5）**防脚寒：**常做足浴。足浴和热水洗脚不一样，足浴要注意三点：第一是温度，水温最好 40℃ 左右，水淹没踝关节处；第二是时间，每次浸泡 20~30 分钟，及时添加热水保持水温，泡后皮肤呈微红色为好；第三是按摩，泡足后擦干，用手按摩足趾和脚掌心 2~3 分钟。

（王宝华）

31. 为什么**哮喘**总会**反复**发作

哮喘是一种终身性疾病，经常反复发作，很难治愈。哮喘的起因主要是遗传因素和环境因素，还可能与运动因素、精神因素、药物因素等影响有关。

264 | 第三章 对慢性病说不

（1）**遗传因素：**大多哮喘存在家族聚集性，主要受遗传基因影响，体质敏感，受到内因或外因影响时，就会使气道痉挛，呼吸受阻，出现哮喘。

（2）**环境因素：**体质敏感者长时间处在污染严重的环境中，或接触花粉、草粉、油漆、动物毛屑，食用鱼、虾、蟹等食物引起过敏反应时，使气道处于高反应状态，可能会诱发哮喘。吸烟、吸二手烟是引发哮喘反复发作的重要原因之一，是最重要的减少未来风险的可调控因素。

（3）**运动因素：**体质敏感者进行剧烈运动时，有可能会因过度通气，使气道痉挛诱发哮喘。

（4）**精神因素：**心理压力过大，情绪过于紧张，刺激大脑皮层，使支气管过度通气，有可能诱发哮喘。

（5）**药物因素：**患者应用 β 受体阻断剂等药物时，也可能使气道出现高反应状态，导致哮喘发作。

哮喘患者如何进行自我管理？

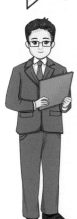

（1）**避免接触危险因素：**多种环境因素可能参与哮喘发病或诱发其发作，包括变应原、污染物、食物和药物等。患者应识别这些危险因素，充分了解危险因素对哮喘发病的不良影响，采取措施有效避免接触危险因素。

（2）**制定长期管理计划：**定期去医院复查，根据病情变化及时就医，调整药物剂量。

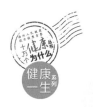

（3）**哮喘急性发作预防：**患者长期按计划进行病情监测，并维持充分的药物治疗。学会早期识别病情加重的症状，如出现不适、急性发作症状，应及时就医。

（4）**健康教育：**哮喘防治知识的普及可帮助患者早期识别哮喘症状，减少对治疗和疾病的误解。

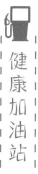

正确认识哮喘

哮喘即支气管哮喘，是一种常见的慢性气道疾病，以气道出现慢性炎症高反应状态为主要特征。主要临床表现：反复发作性的喘息、气急、胸闷、咳嗽等症状，常在夜间和／或清晨发作、加剧，多数患者可自行缓解或经治疗缓解。由于城市化和生活方式的改变，哮喘的患病率呈逐渐上升趋势。

平时哮喘可由冷空气、劳累或其他过敏原刺激引发，但感冒仍是哮喘急性发作的首要促发因素。发作时可以服用平喘药、抗过敏药，严重时则需使用支气管扩张剂和糖皮质激素复合制剂控制。哮喘需要长期用药控制，平时要注意保暖，避免冷空气刺激，避免劳累。

（王宝华）

32. 为什么得**哮喘**的**儿童**越来越多

关键词

哮喘是儿童期最常见的慢性病，儿童期哮喘的患病率、严重程度和死亡率在全球范围内各不相同。我国儿童哮喘患病率短期内呈显著上升趋势，城市化和由此产生的空气污染、不良的室内外环境因素已被公认是影响儿童哮喘发生和发展的重要因素。

对室内环境进行改善，包括降低室内过敏原和有害物质水平，有利于儿童哮喘的控制。使用空气净化器可以显著降低室内 $PM_{2.5}$ 的水平，使哮喘儿童的小气道功能得到一定程度的改善。

烟草的使用也是导致儿童哮喘患病率增加的原因之一，母亲在怀孕和哺乳期吸烟会增加儿童哮喘风险。同时，怀孕期间父亲吸烟也会影响胎儿肺部发育并增加后代患哮喘的风险。

过敏原暴露是哮喘的重要诱因，可导致儿童哮喘风险增加。家庭和学校中存在许多室内过敏原，近年来许多家庭开始饲养宠物，也可能是导致儿童哮喘患病率增加的原因之一。

哮喘 儿童 污染

如何预防儿童哮喘？

（1）孕期戒烟：母亲怀孕时不要吸烟，远离吸烟的环境。

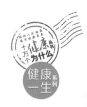

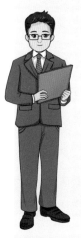

（2）母乳喂养：母乳喂养可降低儿童患哮喘风险。

（3）补充营养素：补充维生素 D、维生素 E、硒、铁等可预防哮喘发生。

（4）远离过敏原、避免接触易感环境：屋内尽量减少烟雾、强烈气味和烟尘的出现。避免患儿受凉，做好保暖；使用人造材料制成的枕头和床垫套，预防螨虫侵害。用热水清洗床上用品，保持房屋清洁，避免尘螨和蟑螂。

（5）患儿在患病期间应该远离油烟、油漆等有刺激性气味的场所。家里最好不要养花和宠物，避免吃海鲜等容易引起过敏的食物。

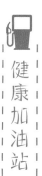

什么是过敏原？如何检查？

常见引起哮喘的过敏原有：尘螨、动物毛屑及排泄物、蟑螂、真菌、室外花粉、牛奶、鱼、虾、螃蟹、鸡蛋和花生、冷空气等。

哮喘的过敏原可以通过验血、皮肤点刺、皮肤斑贴来检查。建议患者在医生指导下选择合适、安全的检查方法。

（1）检查血清：检查相应的过敏原抗体，通过定量以及定性检测患者血浆或血清中的过敏原，适用于检测迟发型过敏反应或速发型过敏反应，检测效果较好。

（2）通过皮肤点刺方法测试过敏原。

（3）皮肤斑贴试验，采用敷贴明确皮肤是否对可能的过敏原产生过敏反应，比如皮肤出现皮疹、水泡等。

检查过敏原也存在一定的局限性，有时没有办法检测出一些过敏原，特别是季节性过敏，检测比较困难。

（王宝华）

33. 什么是
慢性阻塞性肺疾病

慢性阻塞性肺疾病（简称慢阻肺）是一种常见的、可以预防和治疗的疾病，以持续呼吸症状和气流受限为特征，通常是由明显暴露于有毒颗粒或气体引起的气道和／或肺泡异常所导致。炎症是慢阻肺进展的核心机制。慢阻肺的临床症状主要包括呼吸困难、慢性咳嗽、咳痰、喘息和胸闷。

引起慢阻肺的危险因素包括个体易感因素和环境因素，两者相互影响。个体因素如某些遗传因素可增加慢阻肺发病，即慢阻肺有遗传易感性。环境因素是导致慢阻肺发生的重要因素。吸烟者的肺功能异常率较高，吸烟者死于慢阻肺的人数多于非吸烟者。氯、氧化氮和二氧化硫等空气污染对支气管黏膜有刺激和细胞毒性作用。空气中的烟尘或二氧化硫明显增加时，慢阻肺急性发作患者显著增加。接触职业粉尘、生物燃料烟雾，呼吸道感染，社会经济地位较低也是慢阻肺风险增加的重要原因。

慢阻肺的病程分为稳定期和急性加重期两个阶段。稳定期，治疗目标是去除危险因素，防止患者进入急性期，稳定患者的病情，其中最主要的措施是戒烟。以吸入性药物为核心的治疗方案是大多数患者的治疗首选。慢阻肺病情急性加重最常见的诱因是呼吸道感染，包括病毒引起的感冒。患者自行停药或用药不规范也可导致病情急性加重。建议患者接种流感疫苗和肺炎疫苗，增强体质，预防感染，遵医嘱坚持规范服药。

专家说

哪些人群容易患慢阻肺？

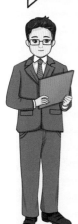

（1）慢阻肺的发生与遗传有关，所以有慢阻肺家族史的人群属于高危人群。

（2）儿童时期曾患呼吸系统疾病者，如肺炎、下呼吸道感染等。

（3）有长期吸烟史的人群，包括被动吸烟者。

（4）有职业暴露的人群，如矿山作业工人或者油漆工等。

（5）农村地区用秸秆烧火做饭的人群，油烟是造成慢阻肺发生的重要原因之一。

以上人群在 35 岁以后或 40 岁以后，应定期到医院做肺功能检查。绝大多数患者可以通过肺功能检查实现早发现、早诊断。

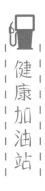

健康加油站

慢阻肺自测

（1）经常咳嗽吗？

（2）经常咳痰吗？

（3）在爬楼梯、逛街、购物等日常活动时是否比同龄人更容易出现呼吸困难？

（4）超过 40 岁了吗？

（5）现在吸烟或曾经吸烟吗？

如果以上问题有三个或三个以上回答"是"，则应去医院进行一次全面的肺功能检查。

（王宝华）

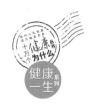

34. 为什么**远离烟草**
有助于预防**肺病**

烟草在燃烧过程中，能产生 7 000 多种化学物质，其中已查明对人体有害的约 250 种。烟雾会损害全身各个脏器、血管，但首当其冲的还是呼吸系统，主要体现在以下 4 个方面。

（1）吸烟危害气管： 吸烟可刺激呼吸道黏膜，使气管纤毛变短、消失，支气管黏膜水肿充血，导致分泌物（痰）增加，气管上皮细胞发生改变（如原位癌）。吸烟还可引起气道狭窄，增加呼吸阻力。

（2）吸烟危害肺功能： 吸烟会破坏肺泡，减少肺部小动脉的数量。短期吸烟会导致气道急性收缩，长期吸烟会降低肺的通气功能，引起呼吸道过敏，增加碳氧血红蛋白，降低动脉血氧饱和度。此外，肺的防御、免疫、代谢功能也会受到损伤。

（3）吸烟导致基因突变： 烟雾中的苯并芘能够引起抑癌基因 $p53$ 的突变，增加癌症风险。烟草中有多种致癌物，和全身绝大多数的癌症发生有关。

（4）二手烟、三手烟的危害： 与直接吸烟相比，二手烟中的致癌物、有毒物的浓度更高，接触二手烟的人群发生肺部疾病的风险会升高 20%~30%。对于呼吸系统尚未发育成熟的儿童来说，二手烟、三手烟的危害更明显。因此，为了自己和家人的健康，尽早戒烟。

专家说

远离二手烟，健康又平安

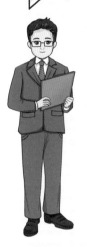

我国是世界上最大的烟草生产和消费国。据统计，2015 年我国吸烟人数约占世界总吸烟人数的 1/3，二手烟的受害者达 7.4 亿，其中 1.8 亿为儿童。二手烟也是危害最广泛、最严重的室内空气污染，是全球重大死亡原因之一。

二手烟指不抽烟的人吸入其他吸烟者喷吐的烟雾的行为，又称强迫吸烟、间接吸烟、被动吸烟。二手烟由吸烟者呼出的烟雾和烟草燃烧所产生的烟雾构成。前者称为主流烟，后者称为分流烟。不吸烟的人无论吸入哪种烟雾，都算二手烟，但其化学成分及各成分浓度有所不同。一些对人体有严重危害的化学成分在分流烟雾中的含量甚至高于主流烟雾。

二手烟暴露会对人体健康造成严重损害。现有证据显示二手烟造成诸多健康危害，包括增加成年人罹患心血管疾病、癌症、呼吸道疾病风险，加重儿童哮喘程度，引发儿童肺炎、中耳炎乃至行为问题。远离二手烟，保障自己和家人的健康和平安。

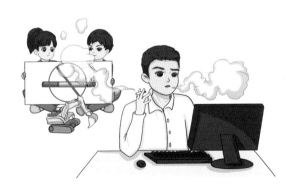

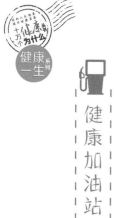

什么是三手烟?

　　当房间里有人吸烟时,烟雾能附着在衣物、沙发、头发、地毯上,即便通风也不能立即散尽,而且吸烟者本人吸完烟以后,其头发、皮肤甚至汗液当中都有烟草烟雾的细小颗粒,依然会导致其他人被动吸烟,这就是三手烟。

　　三手烟有以下特点:①三手烟并非在附着物上不发生变化,会向空气中释放一些化合物,这些化合物会与空气中的物质起作用,生成新的化合物;②三手烟在屋里滞留的时间可达数月,而且有累积效应;③三手烟清除比较困难。

　　三手烟的扩散途径包括:向空气中继续释放气体;经过孩子的手 - 口动作,如小孩在地毯上爬可把三手烟通过手 - 口、消化道摄入体内;皮肤途径,如皮肤经过与吸满三手烟的物质摩擦,三手烟中的有害物质通过皮肤被吸收,有的家长吸烟回家以后抱孩子,孩子就接触了。所以一定要重视三手烟、远离三手烟。

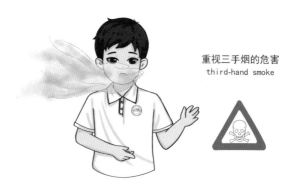

重视三手烟的危害
third-hand smoke

（王宝华）

35. 为什么
呼吸系统疾病难治

在人体各系统中，呼吸系统非常容易受到感染，所以呼吸系统疾病占人体疾病的很大一部分。呼吸系统疾病属于多发病和常见病之一，比如肺源性心脏病、慢阻肺、肺结核、肺炎、支气管扩张症、支气管哮喘以及最常见的急性或慢性支气管炎。

目前，呼吸系统疾病一般迁延难治、经常反复，原因主要涉及以下五个方面。

（1）很难根治： 呼吸系统疾病一般无法根治，主要通过平喘、镇咳和祛痰药物缓解症状，改善人体气道的通气功能，尽可能避免并发症加重病情。

（2）认知不足： 人们对使用药物治疗呼吸系统疾病存在很多误区，例如抗生素、激素滥用等，导致病情延误难治，如果错误使用药物，甚至会对患者的生命安全造成威胁。

（3）吸烟： 吸烟产生的烟雾进入人体后，首先与呼吸道黏膜接触，烟雾具有干热的特性，会刺激人体咳嗽，又会激发这些黏膜逐渐干燥，并导致慢性充血。大多数吸烟者患呼吸系统疾病时，病情更重、迁延时间更长。

（4）气候因素： 在秋冬季节，由于气候变化，人体受到冷空气的侵入，同时天气比较干燥，鼻腔内黏膜容易破损，细菌容易侵入呼吸系统，使呼吸道感染。

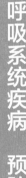

关键词

呼吸系统疾病 预防 治疗

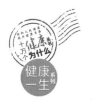

（5）**大气污染：**当空气中的烟尘或二氧化碳含量超过一定浓度时，慢性支气管炎和一些呼吸系统疾病的发作频率就会升高。

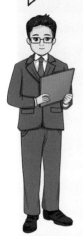

日常生活中如何预防呼吸系统疾病？

（1）出现咳嗽或发热、呼吸困难等症状时，有可能是呼吸系统出现了问题，需要及时到医院进行检查。

（2）平时注意预防感染，流感流行季节尽量不去人多的地方。为了自己和家人的健康，主动戒烟非常必要。

（3）适当补充人体所需要的水和维生素，多吃水果和蔬菜。尤其在冬季，气候比较干冷，空气中的粉尘较多，充足的水分摄入能保持鼻腔黏膜湿润，有效抑制病毒入侵。

（4）保持生活环境的空气质量，适当开窗通风换气，保持新鲜空气注入，必要时可以使用室内空气净化装置。

常见的呼吸系统疾病及其主要症状

　　呼吸系统是人体与外界空气进行气体交换的一系列器官的总称，包括鼻、咽、喉、气管、支气管、肺及胸膜等。常将鼻、咽、喉称为上呼吸道，气管以下的气道称为下呼吸道。

　　呼吸系统疾病是临床上比较常见、多发的一类疾病，主要症状表现为咳嗽、咳痰、喘息、呼吸困难以及发热、胸痛等，同时还会伴随鼻塞、流鼻涕、打喷嚏、咽喉肿痛、声音嘶哑等症状。上呼吸道疾病包括鼻炎、鼻窦炎、鼻咽癌、咽炎、喉炎等，下呼吸道疾病包括急性气管/支气管炎、肺炎、慢性支气管炎、慢阻肺、哮喘、肺结核、支气管扩张、肺癌等。

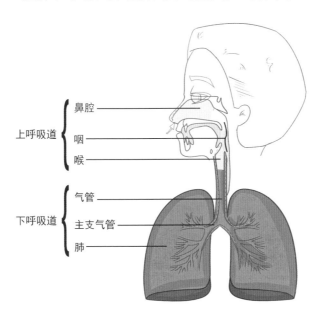

（王宝华）

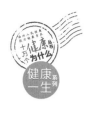

36. 为什么要做
呼吸功能锻炼

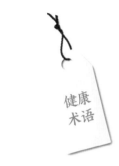

健康术语

呼吸肌

呼吸运动的先决条件是依靠呼吸肌的活动改变胸廓容积，从而引起肺的张缩，为实现肺通气提供原动力。人体的呼吸肌主要是膈肌和肋间肌（包括肋间内肌、肋间外肌），还有一些腹部和颈部的肌肉，为呼吸辅助肌，只有呼吸困难时才参与辅助呼吸。

呼吸功能锻炼是一类增强呼吸功能的治疗方法，通过进行有效的呼吸、增强呼吸肌特别是膈肌的肌力和耐力，达到减轻呼吸困难、提高机体活动能力、预防呼吸肌疲劳、防治呼吸衰竭、提高肺的通气换气功能、提高患者生活质量的目的。呼吸功能锻炼基本方法如下。

（1）腹式呼吸训练： 有意识地延长吸、呼气时间，以腹式呼吸为主进行慢的、深的、有规律的呼吸训练，以实现自我调节。患者取舒适体位（坐位或卧位），保持全身肌肉放松，双手分别置于上腹部和胸部，闭嘴用鼻深吸气至不能再吸，稍屏气或不屏气直接用口缓慢呼气。频率6~10次/分钟，以不感觉憋气为标准，每次持续15~20分钟，3~5次/天。

（2）缩唇呼吸训练法： 缩唇呼吸可延缓呼气气流压力的下降，提高气道内压，增加肺泡换气，改善缺氧。先用鼻吸气，鼓起上腹部，屏气1~2秒再用口呼气，呼气时尽量将口唇缩拢似吹口哨状，持续缓慢呼气。呼与吸的比例为 2 : 1 或 3 : 1，每次 10~20 分钟，每日 2 次。

（3）局部呼吸训练法：主要用于活动某侧肺或胸部某一部位的专门呼吸练习。一般采取暗示法，患者自己或由医务人员按住胸部某处，或用沙袋等重物加压，吸气时对抗压力，扩张局部。还可以用布带交叉束于某一部位，呼气时拉紧，吸气时逐渐放松。

（4）对抗阻力呼吸训练法：采用统一规格，直径 5~20cm 的气球，由医生指导患者深吸气后用力呼气吹气球，尽量将肺内气体全部吹入气球内，注意不发生漏气，直至吹不出气体为止。然后将气球内气体放出，完成一次吹气球锻炼。

（5）吸气末停顿呼吸训练法：患者取坐位，全身放松，保持安静，缓慢吸气，在吸气末做一停顿，此时会厌和声带仍为开放状态，停顿时间约占呼吸周期 1/4，再徐徐呼气，要求吸、停、呼比例在1 : 1 : 2 左右。吸气后屏气 2~3 秒可改善吸入气体分布不均的状态和低氧现象，提高气体交换的效能，并可使部分萎缩的肺泡有机会重新张开。

（6）全身性呼吸体操：全身性呼吸体操锻炼可使肺通气量增加，呼吸肌做功能力增强，提高呼吸效率，改善因慢性呼吸系统疾病引起的骨骼肌功能障碍。其步骤如下：①平静呼吸；②立位吸气，前倾呼气；③单举上臂吸气，双手压腹呼气；④平举上肢吸气，双臂下垂呼气；⑤平伸上肢吸气，双手压腹呼气；⑥抱头吸气，转体呼气；⑦立位上肢上举吸气，蹲位呼气；⑧腹式缩唇呼吸；⑨平静呼吸。

如何提升呼吸功能锻炼的依从性？

呼吸功能锻炼依从性随着年龄增长逐渐升高，但80岁以上的患者依从性稍有下降，可能与高龄患者自理能力降低有关，因此要嘱托高龄患者家属对其进行支持与监督。

呼吸功能锻炼与文化程度相关，文化程度高的患者理解和接受能力较强，因此应加强对文化程度较低患者的健康教育。

（王宝华）

关键词

疫苗 呼吸系统疾病

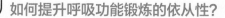

37. 为什么**接种疫苗**可以预防**呼吸系统疾病加重**

通过接种疫苗，降低呼吸系统疾病感染风险，预防呼吸系统疾病加重，是当前公认有效的流感与肺炎防治策略。

流感病毒、肺炎球菌是十分常见的呼吸系统感染性疾病的病原体，其存在极有可能加剧部分慢性呼吸系统疾病病情。目前针对呼吸系统疾病的疫苗主要有肺炎疫苗和流感疫苗，即肺炎球菌多糖疫苗、流感病毒裂解疫苗，接种肺炎疫苗、流感疫苗有助于预防流感和肺炎。而二者联合接种能起到叠加保护的作用，显著降低慢性病人群呼吸系统疾病就诊率、住院率，缩短住院时间。

肺炎疫苗、流感疫苗联合接种，对老年慢性病人群呼吸系统疾病的预防效果更好，能显著降低老年慢性病人群呼吸系统疾病就诊率、住院率，缩短住院时间，有效防范肺炎及流感的发生。尽管绝大部分老年人群患有一种或多种慢性病，但在慢性病病情稳定的情况下，排除接种禁忌，就可以同时接种肺炎疫苗、流感疫苗，且不会增加不良反应发生率，建议老年人及时接种疫苗，降低呼吸系统疾病发生率。

 接种流感疫苗须知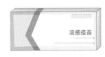

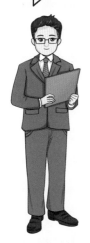

接种流感疫苗是预防和控制流感最有效途径。流感疫苗主要预防流感病毒引起的流行性感冒，是一种自费疫苗，成人和三岁以上儿童每年接种一剂即可，6~35月龄儿童需要接种两剂，两剂间隔4周。

接种流感疫苗的保护时间为一年左右，所以流感疫苗需要每年接种一次，接种流感疫苗后2~3周通常可以获得免疫力，当机体接触到疫苗所针对的流感病毒时，可以启动保护性免疫反应。流感疫苗的最佳接种时机是在每年流感季节开始前，我国北方地区冬季和春季是每年流感的高发季节，所以在每年9月或10月接种较好。

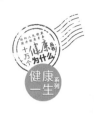

流感疫苗接种后可能会出现一些不良反应，比如接种部位疼痛、全身发热、乏力等，建议接种后观察 30 分钟。另外，即使接种了流感疫苗，也无法 100% 保证会产生抗体，所以平时还是要加强预防。

接种肺炎疫苗须知

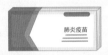

肺炎疫苗主要用于预防肺炎链球菌感染导致的肺炎，肺炎疫苗主要分为 23 价肺炎疫苗以及 7 价肺炎疫苗、13 价肺炎疫苗，其中 23 价肺炎疫苗应用比较广泛，适用于 2 岁以上儿童以及成年人，一般情况下仅须接种 1 剂。23 价肺炎疫苗保护效果可持续 5 年左右，所以 5 年后建议再次接种，以加强免疫。7 价或 13 价肺炎疫苗主要应用于 2 岁以下的儿童，需要接种 3~4 剂。

肺炎疫苗并非强制接种，对于免疫力较强的人群，接种肺炎疫苗意义不大，而如果是免疫力较弱的人群，如婴幼儿、老年人可考虑接种，预防肺炎。但接种肺炎疫苗不能预防所有的肺炎，日常生活中仍需要注意防寒、保暖，或通过接种流感疫苗降低流感以及流感后肺炎的发生率。

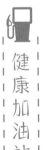

流感和普通感冒的区别

流感由流感病毒引起，传染性极强，可造成大规模流行，且存在季节性，冬春季高发。普通感冒由病毒或细菌引起，传染性弱，不会导致大规模流行。

流感常有高热、全身酸痛、疲倦乏力等全身症状，

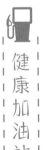

而咽痛、鼻塞等局部症状较轻，严重时会引起肺炎及其他并发症；普通感冒的症状常局限于呼吸系统，如鼻塞、流涕、咽痛、咳嗽等，但发热、酸痛等全身症状比较少见，一般数天可痊愈。

（王宝华）

六

预防慢性病
享健康人生

38. 为什么**心理健康**有助于**心血管疾病**的预防

关键词

心理健康 心血管疾病

目前人们开始越来越关注心理健康对身体健康的作用。研究发现，心理健康对心血管健康也非常重要。

抑郁、长期压力、焦虑、愤怒、悲观等不健康的心理状态会引起心律失常、消化系统不适，血压、炎症水平和皮质醇水平升高，使流向心脏的血流减少；日常压力和创伤事件的累积效应也会增加心血管疾病风险；此外，消极的心理状态还会导致吸烟、低体力活动、不健康饮食等不良生活习惯，从而增加心血管疾病发生风险。

积极的心理健康因素，如幸福感、乐观、感恩、目标感、生活满意度等，与心血管疾病风险显著降低相关，而且有助于戒烟、增加体力活动、药物依从性增加等有益于健康的行为的建立；心理健康状况较好的人也倾向于建立良好的社会关系，这些均有助于心血管疾病的预防。

专家说 如何保持健康的心理状态？

学会用科学的方法缓解压力，保持乐观、开朗、豁达的生活态度；坚持健康的膳食模式；重视睡眠健康，保证充足的睡眠时间，作息要规律；培养科学运动的习惯；可以通过冥想练习、正念训练、放松训练等方式放松心情。

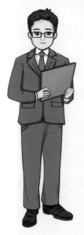

出现心理健康问题应如何应对?

　　心理健康问题可以通过专业的心理疏导和心理干预来应对。如果心情低落、焦虑、紧张不安、兴趣减退等消极情绪持续出现超过两周,则须寻求专业帮助。可以前往当地综合医院或精神卫生中心的心理科、社区心理咨询室或拨打心理救助热线等寻求专业咨询或治疗。要注意,心理问题与身体问题一样,都是常见的健康问题,因此不必为自己的心理问题产生羞耻感而逃避就医。

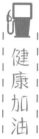

健康加油站

放松训练

　　放松训练是使人从紧张状态松弛下来的一种练习过程,对入睡困难、焦虑症等有明显帮助。可以在舒适、安静的环境中,通过不同肌肉群依照一定的顺序,先紧张、后松弛交替进行,例如紧握双拳后松开、收紧腹部后放松,充分体验肌肉放松后温暖、轻松的感觉。

（殷召雪）

39. 为什么合理的**饮食结构**和**运动**有助于预防**焦虑**和**抑郁**

合理的膳食结构和运动不仅在慢性病防治中发挥一定作用，也与心理健康密切相关，在抗抑郁和抗焦虑方面发挥作用。

抑郁症是全球范围内公认的公共卫生难题，其主要症状包括情绪低落、兴趣与愉快感丧失、精力丧失、食欲和体重下降、睡眠障碍、性欲明显减退等；焦虑症状主要有过分担心、不安、着急、容易心烦、紧张、感到恐惧等情感症状，也会出现心悸、脉快、胸闷、口干、腹痛等躯体症状，部分人群还会出现坐立不安，甚至搓手顿足、捶胸抓头等运动症状。

运动会促使大脑释放内啡肽等使人感到快乐的神经化学物质，同时有规律的运动有助于睡眠质量的调控，优质的睡眠有助于心理健康；运动同样有助于提高身体健康，从而提高人对自己的评价，当自我评价提高后，心情也会变好。同时，运动也是一种良好的解压方式，在专注运动的过程中，人可以从正在烦恼的事情中暂时解脱出来。

食物其实也会影响我们的情绪，科学合理的膳食模式，能够帮助缓解心理问题。人体肠道中有数十亿的微生物，帮助我们从食物中获取能量，产生短链脂肪酸和神经递质等化学物质，并通过脑 - 肠轴使这些化学物质发挥调节情绪的作用。良好的膳食结构有利于肠道菌群

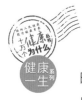

的生长，从而发挥预防焦虑、抑郁的作用。大脑中调节情绪的神经递质如血清素、多巴胺、γ- 氨基丁酸和去甲肾上腺素的合成也离不开微量营养素，良好的饮食结构使体内营养素达到均衡，从而促进神经递质的产生，起到预防焦虑、抑郁的作用。

什么样的饮食结构有助于心理健康？

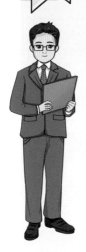

建议增加蔬菜、水果的摄入，每天至少吃 20g 坚果种子类食物，增加豆类及豆制品的摄入，多吃鱼类等富含 ω-3 不饱和脂肪酸的食物，以全谷物代替精制谷物，以橄榄油作为主要的烹调用油；同时减少对快餐、商业烘焙食品、糖果、加工食品的食用，适量吃红肉及其制品。

什么样的运动有利于心理健康？

可以进行八段锦等身心运动，也可以进行慢跑、健步走、游泳、登山、爬楼梯、跳舞等有氧运动；每周可以进行 2~3 次抗阻加平衡训练，如下蹲训练、墙壁俯卧撑、踮脚站立、单脚站立等；同时要避免久坐，当保持坐姿超过 30 分钟后，建议起身离开座位，多走动或做一些拉伸动作。

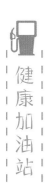

健康加油站

八段锦：八段锦经过历代养生学家的不断完善，形成一套理论基础完善、功理功法完整的养生方法，是一种身心运动。八段锦由八个独立的动作组成，运动口诀：两手托天理三焦、左右开弓似射雕、调理脾胃单臂举、五劳七伤往后瞧、摇头摆尾去心火、两手攀足固肾腰、攒拳怒目增气力、背后七颠百病消。

（殷召雪）

关键词

口腔健康　全身健康

40. 为什么说**口腔健康**是**全身健康**的基础

　　口腔健康是人类文明进步的标志之一，也是提高人的生命质量和生活质量不可或缺的一部分。口腔状况影响人的面容，对发音、咀嚼等日常功能也有重要影响。没有健全的牙齿，就没有好的胃口，没有好的胃口，身体对于各种营养物质的吸收就会有障碍。著名的广告词"嘿，牙好，胃口就好，身体倍儿棒，吃嘛嘛香！"就形象地阐明了这个道理。

　　大量科学研究表明，口腔疾病（尤其是牙周疾病）不仅和很多全身疾病（比如糖尿病、心血管疾病、胃炎等）有共同的危险因素，还有可能引发这些疾病，并与这些疾病互相影响。患有严重牙周疾病的孕妇，更容易早产，或生出体重很轻的婴儿。牙周状况好的人更加长寿，我们在生活中常常看到很多长寿老年人都拥有一口相对健康的牙齿。

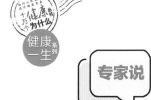

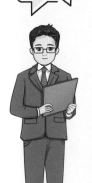

口腔健康的标准是什么?

1965 年,世界卫生组织指出"牙齿健康是牙齿、牙周、口腔邻近部位,以及颌面部无组织结构与功能异常";1981 年,世界卫生组织制定了明确的口腔健康标准,包括 5 个方面内容:牙齿清洁、无龋洞、无疼痛感、牙龈颜色正常、无出血现象。

我国人群的口腔健康状况如何?

在我国,大约 70% 的 5 岁孩子患有乳牙龋齿;接近一半的 12 岁儿童患有恒牙龋齿;大多数成年人都受到龋病的困扰。

除了龋病,我国各年龄段人群的牙周健康状况普遍不佳,大多数人存在不同程度的牙周问题,牙周健康的成年人比例尚不足 10%。

牙周炎和糖尿病有关系吗?

牙周炎和糖尿病,听起来是风马牛不相及的两种疾病,其实,两者之间关系紧密,互相影响。

牙周炎是糖尿病的常见并发症,糖尿病患者的口腔内防御力较低,致病菌很容易侵入口腔而导致牙周炎,如果糖尿病患者血糖水平得不到良好控制,则牙周炎也相应很难控制。反过来,牙周健康状况也会对血糖控制难易程度产生影响。牙周炎症会影响和抑制糖原合成,对胰岛素的致敏性会降低,加大血糖水平的控制难度。

1989 年，由国家卫生部、全国爱卫会、国家教委、文化部、广电部、全国总工会、共青团中央、全国妇联、全国老龄委九个部委联合签署，确定 9 月 20 日为"全国爱牙日"。每年的全国爱牙日都设立一个宣传主题，如 1989 年第一个全国爱牙日的宣传主题为："人人刷牙，早晚刷牙，正确刷牙，用保健牙刷和含氟牙膏刷牙"。

随着口腔健康与全身健康的关系逐步被揭示和重视，从 2016 年起，我国已经连续多年（2016—2022 年）将"口腔健康，全身健康"作为全国爱牙日宣传主题，"口腔健康是全身健康的基础"这一科学观念越来越深入人心。

（王春晓）

41. 为什么"**老掉牙**"并不是正常现象

牙列完整的成年人一般有 28~32 颗牙齿（包括 4 颗智齿），随着年龄的增长，牙齿会逐渐出现缺损、松动，甚至脱落。牙齿脱落后，人的咀嚼功能受到影响，从而进一步对营养吸收等重要功能造成影响，大大降低生活质量。人们常常说"老掉牙，老了牙齿掉了是正常的"，但其实，这种说法是完全错误的。

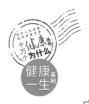

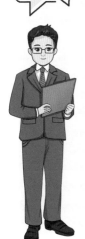

关键词

牙齿缺失 老年人

牙齿脱落的最主要原因是牙周疾病。细菌引起牙周组织的炎症反应，破坏牙周组织，当包绕在牙根周围的牙周组织不能支撑牙齿时，就会造成牙齿松动，随之脱落。

龋病也是造成牙齿脱落的重要原因。老年人牙齿根面的自洁作用较差，组织结构薄弱，容易患根面龋，如果不及时治疗，容易发展为根尖周炎，如果牙根受累严重，往往需要拔除牙齿。

牙齿脱落的罪魁祸首是口腔疾病，牙齿脱落并非正常的生理现象。牙齿会不会掉与年龄并没有必然联系，如果在青中年时期不注重口腔卫生，到了中老年，牙齿就会被破坏松动甚至脱落。反之，如果注重口腔卫生保健，做好牙周病和龋病等口腔疾病的预防与早期治疗，即使是百岁高龄老人，也完全可以拥有一口完整健康的牙齿。

因此，"老掉牙"并不是正常现象，幸福的晚年需要健康的牙齿。

我国老年人牙齿缺失情况如何？

根据第四次全国口腔健康流行病学调查，2015年我国65~74岁老年人平均每人缺失9.5颗牙（以32颗牙计），4.5%的老年人牙齿已经全部脱落。

牙齿缺失对老年人的健康和生活有什么影响？

牙齿缺失后，如果不能及时正确处理，缺失牙齿两侧的牙齿会向缺牙侧倾斜，改变原有牙列结构，增加患龋病和牙周疾病的危险。同时，失牙后老年人的咀嚼功能变差，食物种类受限，胃肠道的消化负担加重，对老年人的营养摄入和消化功能也会产生继发影响。此外，缺牙会导致面容衰老，发音也会受到一定影响。

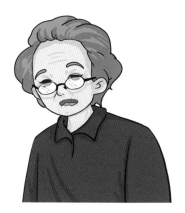
无牙老年人，面容苍老

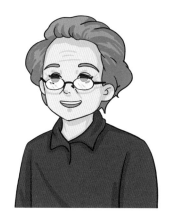
牙列整齐老年人

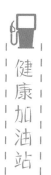
健康加油站

"8020"计划世界卫生组织提出的牙齿健康标准，指80岁的老年人至少有20颗功能牙（即能够正常咀嚼食物、不松动的牙齿），希望通过延长牙齿的寿命来保证健康和提高生命质量。

（王春晓）

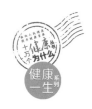

42. 为什么要**定期**
进行**口腔检查**

　　人的口腔是一个亿万微生物共同生存的大世界，一旦失去平衡会引起很多口腔问题甚至疾病。牙齿的生长过程中也会出现各种各样的问题，口腔检查则是发现这些疾病或问题的最直接手段。

　　口腔疾病的发生往往是隐匿的，初期往往并无症状，不易被人发现。定期进行口腔健康检查则可以及时发现口腔问题，预防严重口腔问题的发生。例如，通过定期口腔检查，可以发现很轻微的龋齿（也称"浅龋"），并及时进行无痛治疗和处理，避免发展成为引起剧烈牙痛的深龋、牙髓炎等疾病。避免"小洞不补、大洞受苦"。

　　定期进行口腔检查，也是定期进行口腔卫生保健的好机会。比如，随着时间增长，人的口腔内会聚集越来越多的牙菌斑，并且形成难以被清除的牙石，牢牢附着在牙齿和牙龈交界处等地方。牙周洁治（俗称"洗牙"）是去除牙石、预防牙周疾病、治疗早期牙周疾病的有效手段之一。在进行口腔检查的同时，定期进行牙周洁治，是一种非常好的口腔保健措施。

专家说 牙齿不疼，是不是就意味着没有龋齿？

　　龋齿的发生是一个缓慢的过程，早期阶段损害的是浅表的牙釉质，此阶段的龋齿不会引起疼痛。但是，如果不及时进行治疗，则会逐渐损害牙本质，甚至是

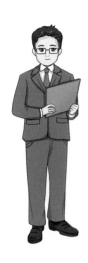

牙髓（牙神经），发展成为更严重的中龋或深龋，引发剧烈疼痛。早期龋齿没有疼痛，往往不能自行发现，需要通过专业的口腔检查才能被发现。

口腔健康检查需要多长时间进行一次？

《中国居民口腔健康指南》建议普通成年人每年进行一次口腔健康检查；儿童、老年人由于口腔健康状况相对复杂多变，建议至少每半年进行一次口腔检查。孕妇在怀孕前，建议进行一次彻底的口腔检查，并及时进行合理治疗，提高孕期口腔健康水平并规避孕期风险。

自我口腔检查应该怎么做？

在定期进行专业口腔健康检查的基础上，可以尝试进行日常自我口腔检查。可以对着镜子检查牙齿是否有发暗、变黑，儿童是否有新牙萌出和牙齿脱落，有无牙列不齐或"地包天"现象，牙龈是否有红肿出血等。一旦发现问题，应及时到医疗机构就诊。

（王春晓）

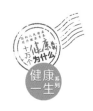

43. 如何正确选择
牙刷和牙膏

关键词

含氟牙膏　口腔保健

　　牙刷是刷牙的工具。随着社会经济发展，牙刷的种类也逐渐丰富，市场上手动牙刷、电动牙刷比比皆是。选择牙刷的原则包括：刷头大小合适，能够深入口腔内的难刷部位；刷毛硬度为中软毛，能够进入龈缘以下并能清除牙菌斑；刷柄容易把握，不容易滑脱。对于有特殊需要的人群，可以选择特殊的牙刷，如正在进行正畸的人群可使用正畸牙刷，老年人可使用牙间隙刷、义齿刷等，可根据具体情况选择几种牙刷组合使用。

　　牙膏的主要作用是辅助刷牙，可有效增强刷牙的摩擦力。目前市场上的牙膏大致分为普通牙膏和功效牙膏两大类。功效牙膏是在普通牙膏的基础上，添加了某些功效成分，从而在牙膏的基本功能之外，兼具辅助预防或减轻某些口腔问题、促进口腔健康功效的牙膏，比如：含氟牙膏可以有效预防龋齿，添加某些化学或生物制剂的药膏可以减轻牙龈炎症、减轻牙本质敏感等。大家选择牙膏时应结合自身情况，儿童容易发生龋齿，强烈建议儿童使用含氟牙膏。

手动牙刷好还是电动牙刷好？

　　从专业的角度来讲，只要掌握了正确的刷牙方法，在正确使用的情况下，手动牙刷和电动牙刷均能清洁牙齿表面，效果不相伯仲。对于手部不太灵活的老年

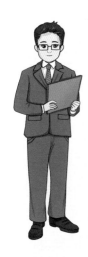

人、残疾人和正在矫正牙齿的人来说，电动牙刷更加方便；如果您能坚持每天用巴氏刷牙法刷牙，那么价格相对更低的手动牙刷也是不错的选择。

儿童能使用含氟牙膏吗，有什么具体要求？

儿童可以用含氟牙膏刷牙。有的家长担心含氟牙膏导致氟牙症，其实抛开剂量谈危害是不可取的，一般含氟牙膏的剂量不会造成氟牙症。此外，由于儿童的牙齿刚长出来时矿化不好，并且喜欢吃甜食，患龋齿风险较高，更需要使用含氟牙膏。

虽然儿童可以使用含氟牙膏，但使用时一定要控制好剂量。3岁以下儿童每次用米粒大小的牙膏，3岁以上儿童每次使用豌豆粒大小比较合适。儿童刷牙时家长要在场监督，尽量不吞咽牙膏，用完后及时漱口。如果已经发生了吞咽，一般也不会造成太大危害，牙膏中的成分会随着机体代谢排出，无须过于担心。

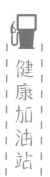

健康加油站

含氟牙膏　指含有氟化物的牙膏，与不加氟牙膏相比，含氟牙膏能有效减少龋齿的发生。用于含氟牙膏的氟化物有氟化钠、单氟磷酸钠、氟化亚锡等。

（王春晓）

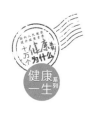

44. 为什么每天坚持
认真**刷牙**，还会患**龋齿**

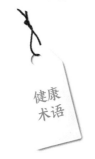

关键词

水平颤动拂刷法　圆弧刷牙法

牙菌斑

牙菌斑（dental plaque）：口腔中不能被水冲去的细菌性斑块，是由基质包裹的互相黏附或黏附于牙面、牙间或修复体表面的软而未矿化的细菌性群体，它们构成较多相互有序生长的建筑式样生态群体，是口腔细菌生存、代谢和致病的基础。

刷牙是口腔清洁最重要的日常方法，刷牙的目的是去除口腔内的牙菌斑。随着人们口腔保健意识的增强，越来越多的人养成了刷牙的好习惯。同时，也有很多人百思不得其解"我每天都坚持认真刷牙，甚至每次刷牙达到5分钟，为什么还是患上了龋齿呢？"。下面两张图片能够解答这些朋友的问题。

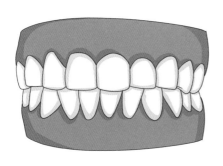

菌斑染色前

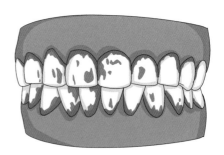

菌斑染色后

　　左边的图片是刚刚刷完牙的情况，看上去洁白干净。右边的图片是经过菌斑染色之后的情况，可以清晰地看到，在牙面上以及牙齿和牙龈的交界处存在大量没有被清除掉的牙菌斑。也就是说，很多人虽然刷牙了，但是因为没有掌握正确的刷牙方法，导致刷牙效果较差。

正确的刷牙方法应该满足以下要求：去除牙菌斑效果好，不损伤牙齿和牙周组织，同时尽量简易易学。目前专家推荐成人使用的刷牙方法为"水平颤动拂刷法"（也叫改良巴氏刷牙法），这种刷牙方法相对较为复杂。对于尚不能掌握此方法的儿童，推荐使用"圆弧刷牙法"。

无论哪种刷牙方法，都要做到每天至少刷牙两次（分别在早晨起床后和晚上临睡前各刷一次）。睡前刷牙更重要，并且刷牙之后尽量不再进食或喝含糖饮料。刷牙时注意面面俱到，建议按照一定的顺序刷牙，尤其是要关注一些难以刷到的部位，不留存死角。

专家说 **水平颤动拂刷法的操作要领**

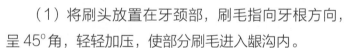

（1）将刷头放置在牙颈部，刷毛指向牙根方向，呈 45° 角，轻轻加压，使部分刷毛进入龈沟内。

（2）从最后一颗牙开始，以 2~3 颗牙为一组开始刷牙，短距离水平颤动数次后，将牙刷向牙冠方向转动，进行拂刷。刷完第一组后，将牙刷移动至第二组牙齿上，继续。注意每一组之间都要有交叉重叠的区域。用以上方法刷全部牙齿的颊侧和后牙的舌侧。

（3）刷前牙的舌侧时，将刷头竖放在牙面上，向牙冠方向拂刷数次。

（4）刷咬合面时，刷毛垂直放在咬合面上，稍用力，短距离来回刷即可。

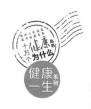

圆弧刷牙法的操作要领

（1）在闭口的情况下，牙刷进入颊间隙，在上下颌牙龈之间做圆弧形刷牙动作。

（2）刷前牙时，前牙上下牙对齐，做连续的圆弧形动作。

（3）刷牙齿内侧时，刷毛朝向牙面，短距离来回颤动。

（4）刷上下前牙内侧时，将牙刷竖起，来回短距离往复刷。

（王春晓）

45. 为什么**刷牙**时会 **牙龈出血**

一些人刷牙的时候，经常会发生牙龈出血现象。刷完牙后几分钟，牙龈出血会自行停止，但是下次刷牙的时候，又会发生出血现象。有人疑惑：我刷牙的力量并不大呀，为什么会出血呢？甚至有人怀疑自己得了血液病。

其实，刷牙时出现牙龈出血的原因有很多，包括牙龈炎、局部外伤、内分泌变化、营养缺乏、药物作用等。在众多原因中，最为常见的是牙龈炎。由于口腔基本卫生差，造成牙菌斑、牙石等堆积在牙龈处，刺激牙龈造成牙龈炎症，当受到外力刺激如刷牙时，就会出现牙龈出血。

牙龈炎最常见的病因是口腔卫生不良，但还有一些情况可以促使牙龈炎发生，如牙齿排列不整齐的人和戴牙齿矫治器的人不容易做好口腔清洁，比普通人更容易发生牙龈炎；青春期的青少年由于体内激素变化，患牙龈炎的风险也很高。

鉴于发生牙龈出血的原因有多种，因此，刷牙时出现牙龈出血，不要置之不理，应及时到专业的口腔医院进行检查，查找病因。如果已经发生了牙龈炎，要在医生的指导下，通过专业的牙周治疗手段，控制疾病进展，促进牙周健康。

关键词

牙龈炎　牙菌斑

专家说

治疗牙龈出血，补充维生素 C 有用吗？

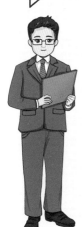

尽管严重缺乏维生素 C 也会导致出血倾向，但牙龈出血往往是牙周疾病患者最早出现的症状，也常常是他们就医时的主诉症状。也就是说，牙龈出血的第一位原因是牙龈炎，因此，出现牙龈出血，不能盲目自行补充维生素 C，而应及时到口腔医院就诊，寻求专业帮助。

轻轻刷牙是不是就能够避免牙龈出血？

牙龈发炎后，牙龈中的毛细血管扩张充血，即使十分微小的刺激也可以引起毛细血管的破裂和出血。因此，牙龈炎患者即使轻轻刷牙，仍然不能避免牙龈出血的发生。

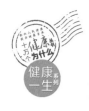

牙龈出血能自愈吗?

牙龈出血是牙周疾病的早期症状,一般不能自愈,并且会不断进展,发生更加严重的牙周问题。但在疾病的早期,通过专业的治疗手段,牙龈炎完全能够被治愈。

（王春晓）

关键词

窝沟封闭 龋齿

46. **儿童**为什么要及时进行 **窝沟封闭**

人的一生有两副牙齿,分别是乳牙和恒牙。随着年龄的增长,乳牙逐渐脱落,恒牙渐渐长出来替代乳牙。一般来讲,儿童 6 岁左右开始萌出第一恒磨牙（共 4 颗）;12 岁左右萌出第二恒磨牙（共 4 颗）。这 8 颗牙齿是恒牙中最容易患龋齿的,尤其是 4 颗第一恒磨牙,其所患龋齿占到全部患龋的约 71.3%。

恒磨牙容易患龋主要是由牙齿的结构决定的。有的儿童在发育过程中,咬合面形成了比较深的窝沟,细菌、食物残渣很容易堆积在这个位置,并且,即使很认真地刷牙,往往也不能有效清洁,久而久之在这个部位就形成了龋齿。

窝沟封闭是预防窝沟龋的有效方法。窝沟封闭的原理是使用封闭

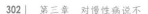

剂人工"填平"牙齿表面的深窝沟，从而使食物残渣不容易积存在牙齿表面，达到预防龋齿的目的。

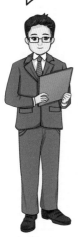

什么年龄的儿童适宜做窝沟封闭？

儿童的磨牙刚刚完全萌出时，尚未患龋，是窝沟封闭最适宜的时间。一般来讲，第一恒磨牙窝沟封闭的最佳时间是 6 岁左右，从 6 岁开始，家长每隔半年要带孩子进行一次口腔检查，一旦第一恒磨牙完全萌出，就应该及时做窝沟封闭。第二恒磨牙的最佳封闭时间在 12 岁左右。

所有儿童都需要做窝沟封闭吗？

不是所有的儿童都需要做窝沟封闭，但是所有儿童都应该做口腔检查。孩子是否需要做窝沟封闭，需要医生通过口腔检查后做出正确判断。

做完窝沟封闭就一定不会患龋齿吗？

窝沟封闭是预防窝沟龋的重要手段，能在一定程度上降低患龋齿的风险。窝沟封闭后，如果不注重日常的口腔护理（如科学饮食、正确刷牙等），仍然有罹患龋齿的可能。

窝沟封闭是手术吗？是否痛苦？

窝沟封闭不是有创手术，简单快捷，不会对儿童造成任何痛苦。

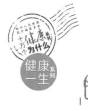

健
康
加
油
站

人的牙齿大家庭

人体的恒牙一共有 28~32 颗（包括智齿 0~4 颗，每个人智齿萌出数目不一）。恒牙的形态各不相同，大体可以分为切牙、尖牙和磨牙。牙齿各司其职，共同作业。切牙负责切断食物，尖牙负责撕裂食物，磨牙负责磨碎食物。磨牙最易患龋，也是窝沟封闭的目标牙齿。

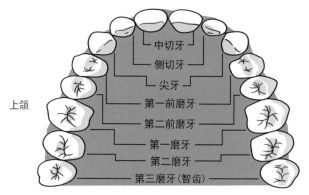

上颌

中切牙
侧切牙
尖牙
第一前磨牙
第二前磨牙
第一磨牙
第二磨牙
第三磨牙(智齿)

恒牙列

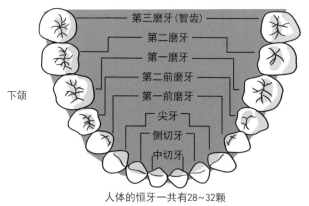

下颌

第三磨牙(智齿)
第二磨牙
第一磨牙
第二前磨牙
第一前磨牙
尖牙
侧切牙
中切牙

人体的恒牙一共有28~32颗

（王春晓）

47. 为什么说**痛风**是
"**吃出来**的疾病"

痛风是一种代谢性疾病，痛风患者经常会在夜间出现突然性的关节痛，关节部位出现疼痛、红肿和炎症。随着治疗，病情得到控制，持续几天或几周后，疼痛感慢慢减轻直至消失。控制不良的痛风会反复频繁发作，并累及更多关节，给患者造成极大痛苦。

痛风发作与体内尿酸水平有关，高尿酸血症是痛风发生的基础。近年来，痛风的患病率明显上升，有专家建议将"高尿酸"与传统的"三高"（高血压、高血糖、高血脂）并列称为威胁人群健康的"四高"。

尽管导致痛风的原因有很多，发病机制也尚未完全清楚，但痛风发病的诱因主要是食用了富含大量嘌呤的食物（如海鲜、啤酒、肉类等）。正常情况下，人体组织中含有嘌呤物质，很多食物中也含有嘌呤，体内或食物中的嘌呤分解后会形成尿酸，当人体摄入大量嘌呤含量高的食物，尿酸不能被正常代谢，尿酸结晶堆积在关节等处，就会引起痛风发作。因此，痛风患者往往是相对"吃得好"的一类人。

血尿酸超过正常值一定会得痛风吗？

血尿酸增高不一定会得痛风，从血尿酸升高到痛风发病往往需要数年时间，但也有人尽管血尿酸升高却终生不发生痛风。

血
尿
酸　嘌
呤

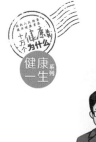
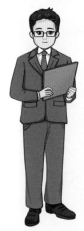

如何预防和控制痛风?

(1)饮食管理: 避免饮酒或含酒精的饮料、避免进食高嘌呤食物。

(2)生活管理: 科学减重,不吸烟,不进行剧烈运动,注意保暖、避免寒冷刺激。

(3)掌握用药禁忌: 在医生指导下,尽量避免服用能够诱发痛风发作的药物,如利尿剂、免疫抑制剂等。

(4)早发现,早诊断,早治疗: 如亲属中存在痛风患者,应定期体检,关注血尿酸等指标。如出现关节红肿、关节剧烈疼痛等症状,建议及时就诊,遵医嘱规范治疗。

为什么女性较少发生痛风?

(1)与雌激素相关: 女性体内雌激素能促进肾脏排泄尿酸,并有抑制关节炎发作的作用。但绝经后女性痛风的发病风险与男性差别不大。

(2)与饮食相关: 男性喜欢聚会喝啤酒,动物内脏、海鲜、火锅、鸡汤和肉汤等进食量大,尿酸的来源途径比女性多。

(3)与血尿酸水平相关: 男性血尿酸的基础水平明显高于女性,而高尿酸血症是引起痛风的主要原因。

（王春晓）

48. 为什么"瘦小老太太"更容易患骨质疏松

骨质疏松症是中老年人最常见的骨骼疾病。疼痛、驼背、身高降低和骨折都是骨质疏松症的特征性表现，但有许多患者在疾病早期并无明显的感觉；骨折是骨质疏松症的严重后果，通常在日常负重、活动、弯腰和跌倒后发生，可能影响患者机体功能，甚至致残致死。

骨质疏松症在老年女性中更为常见，医生常用"瘦小老太太"来形容这类高危人群，该词语包含了几种骨质疏松的高危因素：年龄大、女性、身材瘦小，具备这些因素的人群是骨质疏松的高危人群。

为什么"瘦小老太太"会是骨质疏松的高危人群呢？主要原因有以下三点。第一，老年人是骨质疏松的高危人群。随着年龄增加，老年人的性腺功能降低，导致骨骼中钙元素流失加快，而骨钙沉积速度减慢；同时由于机体功能降低，老年人饮食习惯发生改变，室外活动时间减少，运动不足，综合导致老年人体内钙和维生素 D 含量减少，从而导致骨密度降低，更易患骨质疏松。第二，相对于老年男性，老年女性更易患骨质疏松，这与女性特殊的生理周期有关。女性绝经后雌激素水平快速下降，导致绝经后女性骨骼中钙大量流失，更易患骨质疏松。第三，低体重人群更易患骨质疏松。骨密度的增加需要一定应力的作用，身体瘦小使骨骼承受的应力减少，因此容易发生失用性骨质疏松。由于这些因素的共同作用，导致"瘦小老太太"更容易患骨质疏松症。

骨质疏松　老年人　低体重女性

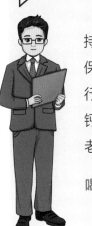

如何预防骨质疏松?

日常生活中,注意合理膳食,多吃高钙食品,坚持科学的运动方式,多晒太阳,不饮酒和碳酸饮料,保存体内钙质。到中年尤其是妇女绝经后,应每年进行一次骨密度检查,绝经期妇女应长期坚持预防性补钙。一旦发生骨质疏松,应及时到正规医院接受治疗,老年人尤其要注意预防跌倒。

喝骨头汤能预防骨质疏松吗?

很多人都有一个认知误区,认为骨头汤含钙量高,有助于骨骼发育和恢复。但这种认识是错误的。事实证明,骨头汤含钙量非常低。虽然动物骨骼含钙量很高,但骨骼中的钙并不能溶于水,难以被人体吸收,即使经过长时间的炖煮,也很难溶进汤里。相反,经过长时间的炖煮,骨头汤内含有大量的脂肪、钠盐和嘌呤,非常不利于老年人的心血管健康。与其通过骨头汤补钙,不如多吃豆类和绿叶蔬菜,多喝牛奶。

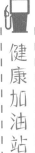

健康加油站

每年的 10 月 20 日是世界骨质疏松日,旨在倡导全社会以关注自己骨质为己任,爱惜骨骼,守护未来。2020 年起,中华医学会骨质疏松和骨矿盐疾病分会、中华预防医学会健康传播分会基于我国骨质疏松流行病学调查情况,共同发布了首个中国主题:强健骨骼,

远离骨折。2022 年世界骨质疏松日中国主题被确定
为：巩固一生，赢战骨折。

（殷召雪）

49. 为什么说
"人老了脑袋就会变笨"
是**不对**的

许多老年人都有随着年龄增长，记忆力下降，学习新知识越来越慢的经历，因此很多人认为"人老了脑袋自然就会变笨"，但其实这种想法是不正确的。

大脑的认知功能受遗传、教育程度、生活方式、慢性疾病等的影响，但年龄是最为重要的因素。通常在 60 岁之后，大脑功能可能出现下降趋势，但不会出现明显的、快速的下降。事实上，合理膳食、科学运动、规律睡眠、慢性病管理、进行认知训练以及保持心理健康都是有助于维护大脑认知功能的重要方法。

"人老了脑袋自然就会变笨"这一认识误区可能导致老年人自己或家人错过对阿尔茨海默病等认知障碍疾病早期症状的识别，将疾病的病理现象误认为是老年人功能退化的正常表现，从而错过疾病控制的最佳时期。

痴呆与认知障碍的早期症状有哪些?

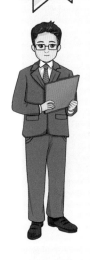

记忆损失是最典型的早期症状之一，具体表现为不停地询问相同的信息，越来越依赖记忆辅助工具（如记事本、便签等）；患者可能会忘记具体的时间，也可能对地点产生混淆，在自己熟悉的生活区域迷路；一些患者会在谈话中突然停下来，或不断地自言自语，有时在用词上也会出现错误；患者有时会丢失东西或忘记自己的东西放在哪里，对一些熟悉的事物失去判断能力。如果以上现象随着时间的推移越来越频繁地发生，那就要当心老年人是否罹患阿尔茨海默病，需要到医院进行筛查。同时，阿尔茨海默病患者会出现情绪和性格的明显变化，患者会变得容易困惑、沮丧、愤怒，并容易远离自己的爱好，减少社交活动。

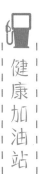

阿尔茨海默病是痴呆的主要类型，占所有痴呆类型的 60%~70%。每年的 9 月是世界阿尔茨海默病月，9 月 21 日是阿尔茨海默病日。2022 年 9 月 21 日是第 29 个世界阿尔茨海默病日，其主题为"知彼知己，早防早智——携手向未来"。阿尔茨海默病日聚焦于早期筛查、早期诊断，着力宣传阿尔茨海默病的 10 个早期症状、12 个可干预的危险因素和诊断后的医学与社会支持，旨在帮助大众了解阿尔茨海默病的防治知识，通过筛查了解自身的记忆改变，用知识、尊重、善意和帮助武装自己和我们身边的人，携手攻克阿尔茨海默病的防治康护难题。

（殷召雪）

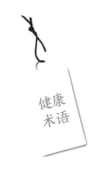

50. 为什么**健康膳食模式**有助于预防**老年期痴呆**

尽管目前全球痴呆患者的数量正在不断增加，但是痴呆仍然缺乏有效的治疗和治愈手段。值得关注的是，基于生活方式的调整或可有助于预防或延迟痴呆的发生，其中膳食营养具有良好的前景。

常见的健康膳食模式包括地中海膳食模式、延缓神经退行病变膳食模式，还有我国《中国居民膳食指南（2022）》提出的东方膳食模式。健康膳食模式之所以有助于预防老年期痴呆，是因为包括了多种有助于大脑健康的食物，含有丰富的营养素、抗氧化剂和生物活性物质等，可以降低神经炎性水平，减少风

健康术语

膳食模式

膳食模式指日常膳食中的各种食物组成，包括所消费的食物种类及其数量的相对构成。人们的膳食是多种食物的组合，而不是某一种营养素或某种食物，而且这种组合不是单纯的各种食物的累加，而是强调和代表膳食整体，在这个整体内，各种食物及营养素组分互相协同并最终影响健康。

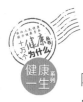

险因素带来的损伤，有助于保护大脑细胞膜，保护大脑功能正常发挥所需酶的活性，从而维护大脑正常功能。

能预防老年期痴呆的膳食模式——MIND 膳食

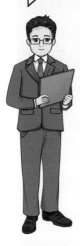

延缓神经退行性病变膳食模式（MIND 膳食）是一种可以延缓认知衰退的膳食模式，它结合了地中海膳食模式和高血压防控膳食模式，是一种专注于大脑健康的膳食模式。相对于其他膳食模式，MIND 膳食容易坚持，并且即使我们在日常生活中不能严格执行MIND 膳食，仍然能够对降低老年期痴呆的发病风险有一定作用。MIND 膳食主要推荐摄入十种有益于大脑健康的食物，对五种食物进行限制。推荐摄入的十种食物分别是：绿叶蔬菜、其他蔬菜、坚果、浆果、全谷物、鱼类、豆类、家禽类、橄榄油、葡萄酒；限制摄入的五种食物分别是：红肉、黄油、奶酪、甜点、油炸食物和快餐。

（殷召雪）

第四章

对意外伤害说不

一

预防跌倒
走好人生路

1. 为什么**老年人**更容易**跌倒**

全球人口预期寿命的增加与生育率的下降导致全球面临人口老龄化的危机，联合国《世界人口老龄化要点 2020》中预估，2050 年老年人口将达到 15 亿以上，65 岁及以上的老年人口总数将由 2020 年的 9.3% 增长至 16.0% 左右，特别是人口众多的国家，如中国，预测到 2022 年左右，超过 65 岁的人口将占总人口的 14%；并且到 2030 年，中国将进入老年人口占比 25.26% 的深度老龄化社会。在这快速老龄化的社会，老年人的健康问题日益凸显，失能、半失能老年人数量急剧增加，空巢独居老年人健康社会风险加大。老年人健康问题成为全球关注的焦点。而跌倒在全球范围内成为影响老年人健康的主要原因，会导致老年人在生理与心理上产生不同程度的损伤，甚至导致死亡。

很多老年朋友一上了年纪就容易头晕目眩，有时候甚至还会跌倒。年轻的时候，跌倒不要紧，随着岁数增长，老年人可不要把跌倒当小事。那么为什么老年朋友更容易跌倒呢？

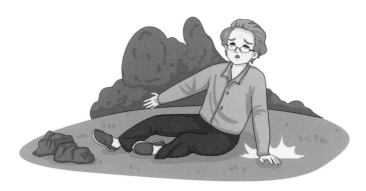

跌倒是造成我国伤害性死亡的第 4 位原因，在 65 岁以上老年人中为首位，老年人随年龄的增长跌倒死亡率急剧上升。国外数据显

示，≥ 65 岁社区老年人中每年有 28%~35% 会发生跌倒。国内外针对老年人跌倒的各种危害因素开展了大量研究，主要归纳为内在危害因素和外在危害因素两大类，包括与年龄增长相关的功能下降、疾病、药物使用史、心理因素和外在的环境因素、饮酒习惯、穿鞋习惯等，充分分析和认识各种因素，对改善老年人生活质量、预防跌倒、减少骨折等并发症具有重要意义。

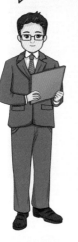

专家说

　　老年人跌倒是外在因素和内在因素共同作用的结果。已确定的多种危害因素，包括内在生理因素（如感觉系统异常、视力损害、血压、肌肉运动和组成的差异等）、老年人特有心理因素（如沮丧、抑郁、焦虑、情绪不佳及与社会的隔离等）、与老年疾病相关的药物因素（如影响中枢神经系统的药物、抗高血压药物和治疗心血管疾病药物、需补充钙和维生素 D 等），以及与年龄相关的病理因素。比如老年人脑血管意外早期会发生单侧肢体麻木、活动受限、走路失去平衡等症状，容易跌倒；下肢肌肉关节病变，比如退行性骨关节病患者，在活动不力的情况下也容易跌倒；一些脏器突发疾病，比如突发性的心肌梗死，或其他心血管疾病，如脉管炎，糖尿病引起的四肢麻木，静脉的炎症、血栓，脊髓型颈椎病等都会发生容易跌倒的情况。外在环境因素也是导致跌倒的重要原因。此外，老年人饮酒问题、穿着的鞋等也要引起注意。

　　生活中，老年人的药物使用、居住环境、生活习惯是最容易改变的跌倒危险因素。同时，对所有老年患者每年应至少询问 1 次跌倒史，有跌倒史或有反复跌倒史的患者须进一步评估。

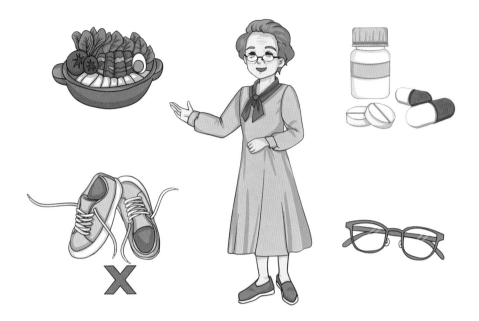

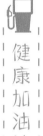

最易跌倒的场所

大约有 50% 的老年人发生跌倒的场所是家中，发生率最高的地点是卫生间，其次为床边。居家以外的地方，老年人跌倒的主要地点包括楼梯或台阶及广场、超市、菜市场等公共场所。

健康云课堂

哪些时刻容易引发老年人跌倒

（张 浩 吴 韬）

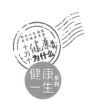

2. 如何评估一个人的 **跌倒风险**有多大

老年人跌倒和跌倒相关伤害问题受到全球广泛关注，国内外相关研究和指南不断更新。由来自 39 个国家的 96 位专家组成的世界跌倒预防指南小组于 2022 年制定了《世界指南：老年人跌倒的预防与管理》，着眼"以人为本"的理念，充分考虑老年人的跌倒管理需求及照顾者和其他利益相关方对跌倒的看法，并考虑指南在各照护环境和资源有限地区的适用性，结合应用电子健康进行跌倒预防的前沿证据，针对社区老年人的跌倒风险初筛、跌倒风险评估、跌倒风险分级管理提供新的实践指导建议。

跌倒风险评估指在初筛后，根据老年人的跌倒严重程度和步态平衡受损情况，判断其跌倒风险等级，进一步明确跌倒风险因素，从而针对不同的跌倒风险等级制定个性化跌倒管理方案。其中，对高跌倒风险老年人，建议进行多因素跌倒风险评估。

健康加油站

老年人跌倒是多种跌倒风险因素作用的结果，特别是高跌倒风险老年人。指南建议对该群体进行全面的多因素跌倒风险评估，为制定高跌倒风险老年人的个体化干预方案提供基础。评估内容不仅考虑步态与平衡能力、认知状况、视力和听力情况、心血管情况、头晕和前庭神经疾病情况、用药情况、环境等客观跌倒风险因素，还考虑老年人对跌倒的担忧程度、跌倒原因的认识、跌倒预防知识的了解等主观跌倒风险因素。

（张　浩）

3. 老年人如何
预防跌倒

跌倒风险分级管理指针对不同跌倒风险分级制定相应的跌倒管理方案，从而提高跌倒预防的有效性。

低跌倒风险老年人的管理：低跌倒风险老年人未来 1 年仍有约30% 的概率发生跌倒。因此，对低跌倒风险老年人的管理应以一级预防为目标，根据老年人具体情况，提供个性化的身体活动和锻炼建议，以及与降低跌倒和骨折风险相关的健康教育。身体活动和锻炼对降低跌倒风险的效果已得到多项研究证实。

中跌倒风险老年人的管理：步态平衡受损是中跌倒风险老年人的主要问题，应通过二级预防，主要提供针对平衡、步态和力量的个性化运动干预策略，从而改善该人群的跌倒风险。

高跌倒风险老年人的管理：因为这类老年人存在严重跌倒损伤或多种跌倒风险因素，应在二级预防的基础上，积极治疗跌倒损伤，并结合多因素跌倒风险评估结果制定个性化跌倒干预方案。

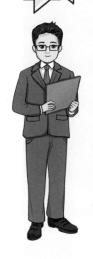

专家说

跌倒预防措施

（1）低跌倒风险老年人：在安全可行的情况下，老年人应规律运动，每周确保 150~300 分钟中等强度身体活动，或 75~150 分钟高强度身体活动，以预防和改善衰弱、肌少症和心血管疾病，进而间接降低跌倒风险。身体活动形式可选择我国传统健身运动，如太极拳等，以提高其接受性。此外，世界卫生组织（WHO）建议老年人每周进行 ≥ 3 天的侧重于增加平衡功能和力量的中高强度运动，每周进行 ≥ 2 天的侧重于强化主要肌群的中高强度运动，保持骨骼健康和肌肉力量，改善身体功能，预防跌倒。

（2）中跌倒风险老年人：应聚焦加强老年人日常生活活动能力。须结合老年人实际情况，协助其进行起立、深蹲、单脚站立等动作训练，并在安全的基础上，适当负重或提高动作难度，以增强其对神经、肌肉和骨骼功能的干预效果，改善老年人步态及平衡问题。

（3）高跌倒风险老年人：医护工作者根据个体跌倒风险因素，结合老年人及其照顾者对跌倒的看法、态度与老年人的跌倒预防措施偏好，制定个体化多因素跌倒干预方案，以提高干预依从性和效果。

（张　浩）

4. 哪些**智能设备**可以 **预防跌倒**

关键词

传感器　人工智能　跌倒预防

可以通过传感器、摄像头等智能设备对老年人的行为进行实时监测，一旦发现老年人有跌倒等风险，及时发出警报，提醒老年人或家人采取相应措施，从而尽量避免老年人跌倒。此外，智能设备还可以通过智能化数据分析，对老年人的行为模式进行识别，提前发现可能存在的跌倒风险，从而采取有效的预防措施。这些智能设备的应用，可以有效保障老年人安全，提高老年人生活质量，缓解家庭养老压力，对社会也有重要的积极意义。

当下和未来可能用于防跌倒的智能设备主要包括传感器技术、视觉识别技术、人工智能技术和虚拟现实技术等。这些技术可以通过监测人体的姿态和动作，判断人是否处于跌倒的危险中，并及时发出预警，进一步提高防跌倒的效果。未来，这些技术还有望互相结合，形成更加完整和高效的防跌倒系统，为人们提供更加全面和个性化的防跌倒方案。

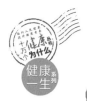

传感器技术

（1）**智能床垫：**智能床垫是一种可以实时监测人体睡眠状态的床垫，通过内置的传感器和计算机芯片，检测用户的体位、心率、呼吸、动作等信息，根据这些信息分析用户的睡眠状态。当检测到用户正在发生跌倒时，智能床垫会自动触发报警装置，及时通知家人或医护人员，保护用户的安全。

（2）**智能照明系统：**智能照明系统可以根据老年人的行动自动调节灯光亮度和颜色，为老年人提供更好的视觉体验；可以根据时间和天气等因素进行自动调整，为老年人提供更加舒适的居住环境；还可以通过语音控制或手势识别等技术实现人机交互。

（3）**智能地毯：**智能地毯是一种采用压力传感器技术的地毯，可以实时监测老年人的体态变化。当老年人倾斜或跌倒时，智能地毯会发出声音或光线信号进行提醒。此外，智能地毯还可以记录老年人的步态和脚印，为医护人员提供有用的参考信息。

（4）**智能穿戴设备：**智能穿戴设备是一种采用传感器技术的设备，可以监测老年人的身体状况和运动情况。它可以实时监测老年人的心率、呼吸、体温等生理参数，并记录老年人的活动轨迹、步数和运动时长等运动参数。智能穿戴设备可以与智能手机等设备进行连接，为老年人提供更加便捷的服务。

视觉识别技术

视觉识别技术是一种通过计算机视觉技术对人体的姿态和动作进行识别和分析的技术。未来，视觉识别技术可能被应用于摄像头和其他智能设备中，通过分析人体姿态和动作，判断人是否处于跌倒的危险中，并及时发出预警。

人工智能技术

人工智能技术是一种通过模拟人类智能的方式来实现自主决策和学习的技术。未来，人工智能技术可能被应用于智能设备和智能家居中，通过学习人体的姿态和动作数据，判断人是否处于跌倒的危险中，并及时发出预警。同时，人工智能技术还可以根据人体的健康状况和习惯，提供个性化的预防方案，进一步提高防跌倒的效果。

虚拟现实技术

虚拟现实技术是一种通过模拟现实环境来提供沉浸式体验的技术。未来，虚拟现实技术可能会被应用于训练人们防跌倒的能力，通过模拟各种跌倒场景，让人们在虚拟环境中体验并学习如何防止跌倒。

（张　浩）

二

安全出行
预防交通伤害

5. **道路交通伤害**
有哪些特征

道路交通伤害指道路交通碰撞造成的致死性或非致死性损伤。每年全世界约有 130 万人的生命因道路交通事故而终止，还有 2 000 万~5 000 万人受到非致命伤害，其中许多人因此而残疾。道路交通伤害给个人、家庭和整个社会带来巨大经济损失，包括死伤者的治疗费用，死者、因伤残疾者以及需要占用工作或学习时间照顾伤者的家人所丧失的劳动力。在大多数国家，道路交通伤害带来的经济损失约占国内生产总值的 3%。

交通事故损伤有哪些特征？

（1）**致伤因素多，伤情复杂：**交通事故中，致伤过程复杂多变，可能发生撞击、碾压、挤伤、燃烧、爆炸等一系列伤害，同时还可能因安全带、气囊及有毒气体泄漏等继发人员伤亡。因此，同一交通事故，伤员可同时遭受多种损伤，而同一类损伤可能在多部位和多系统出现，即多发伤和复合伤发生率高。

（2）**致残率和死亡率高：**多发伤涉及多个器官组织，且伤情严重。大出血、休克发生率高，低血容量性休克与心源性休克可重叠出现，严重多发伤早期的

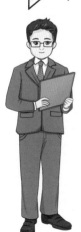

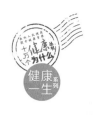

低氧血症发生率可高达 90%。主要致死原因为严重的颅脑伤、胸部伤和腹部伤。

（3）确诊难度大，漏诊率高：交通事故中的损伤通常为闭合伤与开放伤同时存在，多部位多系统的创伤同时存在，很多伤情的症状和体征相互掩盖，病情多为危重急症，需要紧急救治，同时多数伤员无法自述伤情。因此，对多发伤进行及时、准确、全面诊断的难度很大，漏诊率很高。

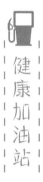

健康加油站

道路交通伤害分类

（1）**交通事故损伤：**主要有碰撞伤、碾压伤、刮擦与拖擦伤、抛掷或摔跌伤、挤压伤、砸压伤、烧伤、爆炸伤等。

（2）**行人致伤的机制与类型：**致伤的典型经过为撞击、摔跌、拖擦或碾压，主要方式是撞击和摔跌。

碰撞三联伤：车速 30~40km/h，一般可形成连续的典型碰撞三联伤，即：①首次碰撞伤或直撞伤；②抛举性碰撞伤；③滑动性碰撞伤。车速更快时，如 50~65km/h 或 >65km/h，人体在车上可呈倒立状态，甚至从车上飞过摔到车后，形成滚动式撞击；车速减慢到 <40km/h 或急刹车时，人体可从发动机罩上滑下摔到汽车侧方或前方。上述碰撞三联伤的经过时间大约为 1 秒钟。

碾压伤：当没有刹车制动，轮胎正面快速碾压过人体时，对应轮胎花纹凹凸面交界处的皮肤组织，一方面受剪切力的作用，另一方面因轮胎凸面直接挤压真皮毛细血管，血液快速流向凹面区皮肤，导致该部位血管内的流体静压骤然增加而破裂出血，形成反映轮胎凹面特征的轮胎印痕。但当车轮刹车制动碾压过人体时，车轮仅有少许旋转或不旋转，皮肤在轮胎凸面的摩擦挤压作用下，接触部位的皮肤形成与轮胎凸面花纹一致的表皮剥脱和皮下出血印痕。

（3）车内人员致伤机制与类型：①挥鞭样损伤；②撞裂创伤与肢体离断；③分腿式损伤：即后排乘员的两膝部通常贴近于前座位靠背，突然碰撞、身体前移，两膝抵在前排座位靠椅上，而臀部骨盆因惯性继续向前移动，导致大腿剧烈屈曲外展分腿，造成髋关节骨折、脱臼和关节损伤；④安全带损伤。

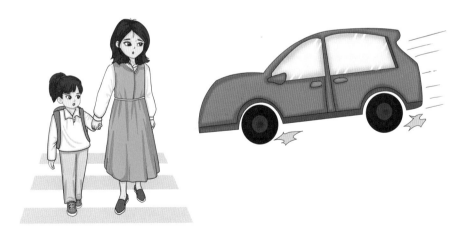

（张　浩）

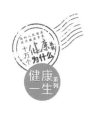

6. 道路交通伤害的危险因素有哪些

道路交通伤害是可以预防的，需要交通、公安、卫生、教育等多个部门参与，共同采取提升道路、车辆和道路使用者安全性的行动。有效的干预措施包括：设计更安全的基础设施，将道路安全功能纳入土地使用和交通计划，提升车辆的安全性，改善为道路交通碰撞受害者提供的碰撞后护理，制定并执行与重要风险有关的法律，提升公众意识。

专家说

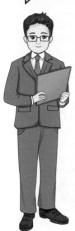

要预防道路交通伤害，就要先知道造成道路交通伤害的危险因素。

（1）超速：平均车速上升与发生事故可能性及事故后果严重性增加直接相关。高速公路上，平均车速每增加1km/h，导致人员受伤的碰撞事故发生率就上升4%，致命碰撞事故发生率上升3%。

（2）在酒精和其他精神活性物质影响下驾驶：在酒精和任何其他精神活性物质或药物影响下驾驶，会增加死亡或重伤事故的发生风险。一旦酒后驾驶，即使血液酒精浓度很低，也会产生道路交通碰撞风险，而当驾驶员血液酒精浓度≥0.04g/dL时，风险显著增加。如果发生药驾，道路交通碰撞事故的风险增加程度与所用精神活性药物有关。例如，使用安非他明者发生致命碰撞的风险约为未使用该药者的五倍。

（3）不使用摩托车头盔、安全带和儿童约束装置：道路交通中，正确使用头盔可使致命伤风险降低 42%，头部受伤风险降低 69%；系好安全带可使驾驶员和前座乘员的死亡风险降低 45%~50%，后座乘员死亡和重伤的风险降低 25%；使用儿童约束装置可使儿童死亡率降低 60%。

（4）分心驾驶：各种各样使人分心的事都会影响驾驶。手机导致的分神已成为日益严重的道路安全问题。驾驶过程中，使用手机的驾驶员比不用手机的驾驶员发生碰撞的风险约高 4 倍。驾驶时使用手机使驾驶员反应变慢（主要影响刹车反应时间，也影响对交通信号的反应），难以保持在正确车道内行驶，并难以保持正确的跟车距离。使用免提电话并不比手持电话安全多少，发信息显著增加碰撞风险。

（5）不安全的道路基础设施：道路设计可能对安全性有显著影响。理想情况下，道路设计时应牢记所有道路使用者的安全。也就是说，应确保行人、机动车和非机动车都有足够设施。便道、自行车道、安全的人行横道及其他减缓车速措施在减少道路使用者受伤风险方面发挥着关键作用。

（6）不安全的车辆：安全的车辆在避免碰撞和减少重伤风险方面可以发挥关键作用。目前已经有一些关于道路安全的联合国法规，将其适用于各国的车辆制造和生产标准，将有可能挽救很多人的生命。其中包括要求车辆厂商满足正面和侧面碰撞相关的法规要求，安装电子稳定性控制系统（以防止过度转向），并确保所有车辆安装气囊和安全带。不满足这些基本标准，车内和车外人员的交通受伤风险都会显著增加。

（7）碰撞事故之后医护不足：在发现和护理发生道路交通

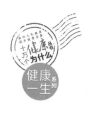

事故者过程中的拖延会加重伤势。时间因素对于碰撞后的伤者护理极为重要，拖延几分钟可能就是生死之别。改善碰撞事故后的医护需要确保及时提供院前救护，并通过专业培训规划提高院前和医院的医护质量。

（8）交通法执法不足：有关酒驾、安全带、限速、头盔和儿童约束装置的交通法得不到执行，就不能按预期减少与具体行为有关的道路交通死亡和伤害。有效执法包括在国家、省、市和地方各级制定、定期更新并执行有关上述风险因素的法律，尤其需要注意明确适当惩罚措施。

（张　浩）

7. 发生**交通伤害**有哪些**求助途径**

关键词 求助途径 伤害严重程度

　　交通伤害往往事发突然，一旦发生，很多人除了慌乱不知道应该做些什么向外界求助。目前常用有效的求助途径包括：①拨打求助电话如急救电话 120、公安报警电话 110、火警电话 119，且清晰表达伤害地点与情况以便救援；②使用车辆自带事故报警系统求助；③在保证安全的前提下直接向过往其他车辆寻求帮助；④寻找最近的人员或进入最近的建筑物寻求帮助。

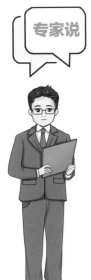

专家说

　　求助方式与伤害的严重程度息息相关，交通伤害发生时，根据现场情况沉着冷静地选择正确的求助方式，可以缩减救援时间，从而最大限度降低人员伤亡与经济损失。伤害情况有以下几种。

　　（1）现场无人员受伤或只是擦破皮的小伤： 仅需拨打报警电话 122 等待工作人员前来处理事故现场。

　　（2）现场有人员出现重伤甚至昏迷： 拨打急救与报警电话后，保持手机畅通以便救援能及时准确到达，同时可询问现场是否有医务人员或有急救医疗经验人员可以提供初步救治。

　　（3）现场发生起火、地面塌陷等情况： 拨打急救与报警电话，同时拨打火警电话 119，注意转移至离伤害地点较远安全处等待救援，避免现场发生爆炸或产生其他二次伤害。

　　（4）现场出现纠纷及人身受到侵害： 拨打公安报警电话 110，现场同时可利用附近的遮挡物如植被、建筑等躲避伤害，交通事故人身损害纠纷可以申请公安机关交通部门调解或向人民法院提起民事诉讼。

　　（5）人员伤势过于严重无法自己通信求助： 借助车辆事故自动呼救系统向外界求助。车辆事故自动呼救系统是一种有效的事故后安全技术，在发生交通伤害后，车辆事故自动呼救系统能够检测到事故发生，还能识别出事故类型以及评估车内乘员的伤情情况，自动向呼救中心发起报警求助，并提供部分现场信息。

交通事故现场处理办法及事故后处理措施

交通事故的发生给当事人带来人身危险的同时，也带来一定的经济损失。为了保障现场伤员的及时救治以及事故现场的保护工作，机动车司机需要对交通事故的现场处理办法以及事故后的处理措施有一定了解，进而可以在遇到交通事故时，不至于手忙脚乱，错过伤员的救助时间，带来更加严重的损失。

交通事故现场处理办法以及事故后处理措施如下：

（1）即刻停车：交通事故无论规模大小，都会对发生交通事故的对象带来一定影响，一旦机动车司机遇到交通事故，需要即刻停车。

（2）做好伤员和物资的抢救工作：停车之后，驾驶人员需要立即对事故涉及的人员进行检查。

（3）现场抢救。

（4）交通事故现场保护工作：交通事故的现场保护对后期交通事故侦查人员的工作至关重要。所以，发生交通意外事故时，需要正确处理交通事故的现场。

（5）报警。

（6）做好事故现场的目击者以及相关信息的记录工作：发生交通事故之后，需要对事故现场的所有相关信息进行记录，包括事故现场目击证人的姓名、电话、住址等。

（7）积极配合现场处理：当发生交通事故时，肇事人员无须对自己的行为给予评价，既不需要承认自己的过失，也无须为自己辩解。肇事人员需要做好人员的救治配合工作，并帮助交警做好事故现场的分析。

（张　浩）

8. 为什么**车内**必须使用 **儿童安全座椅**

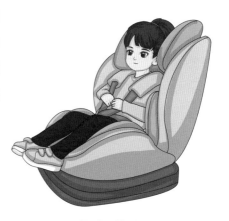

儿童安全座椅是为不同体重儿童设计的，安装在汽车内可以有效提高儿童的乘车安全性。在汽车碰撞或突然减速的情况下，安全座椅可以降低碰撞或突然减速对儿童的影响，限制儿童身体的运动，从而减少对他们的伤害。但是车上的安全带是按照成人的规格设计的，不适合宝宝。安全带不能牢牢地将儿童固定在座位上，发生事故的时候不会起作用，甚至会因为卡在儿童的脖子上而造成更大的伤害。因此，车内必须使用儿童安全座椅。

当汽车在行驶过程中以 50km/h 的速度发生碰撞时，车内物体会产生相当于自身重量 30~40 倍的冲击力。如果孩子体重 10kg，碰撞产生的冲击力将是 300~400kg，相当于 4~6 个成年人的重量之和。在这种情况下，即使是再大的手臂力量也无法阻止孩子飞出，车内的挡风玻璃也会对孩子造成严重的伤害。父母应该了解儿童安全座椅，对于开车带孩子的家长来说，安全座椅可以将宝宝固定在车内，是个好帮手。

交通部门统计资料显示，我国每年交通事故死亡人数约 11 万人，其中 14 岁以下儿童死亡人数超过

专家说

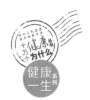

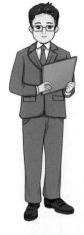

1.85 万，位居世界第一，是欧洲的 2.5 倍，儿童安全座椅普及率依旧严重不足。对儿童安全座椅保护效果的研究表明，71% 的婴儿及 54% 的学龄前儿童由于使用儿童安全座椅而避免了死亡，儿童安全座椅的效用已经在各种研究中得到证实，很多国家都制定法律强制有儿童的父母在车内安装儿童安全座椅。英国规定，除非身高超过 1.35 米，否则每个 12 岁以下的儿童在乘车时都须使用儿童安全座椅等儿童保护装置。

针对不同的年龄段，还进一步细化了儿童座椅的使用规定，"年龄为 2 岁或不满 2 岁的儿童可以乘坐车前座或后座，但必须使用经过安全认可的儿童座椅；年满 3 岁的儿童必须使用儿童固定防护装置，坐在有安全带的后座；4~6 岁儿童须使用儿童加高座椅；6~12 岁儿童须使用加高坐垫"等。然而在中国，关于儿童安全座椅的使用并没有立法，仅有上海、山东等地的地方性法规中有所规定。有研究显示，儿童安全椅普及率低，最大的原因是家长对儿童安全座椅的了解不足，超过六成的家长对儿童安全座椅是否有用持怀疑态度，也有家长因为孩子不愿意坐、拆装麻烦、占用车内空间等原因而弃用安全座椅。

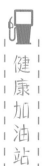

儿童安全座椅的适用对象是从新生儿到身高 1.4m 以下的儿童。身高低于 1.4m 的儿童如果使用成人安全带，在发生交通事故时，很可能会被安全带勒到颈部，造成伤害甚至死亡。

（张　浩）

三

珍爱生命
远离危险水域

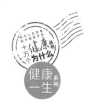

9. 为什么**溺水**会致人**死亡**

溺水 呼吸道梗阻 缺氧 窒息

提到溺水，每个人或多或少地会想起新闻上或者身边的人溺水死亡的案例，但对于溺水致死的具体原因可能并不是特别清楚。

简单来讲，缺氧是溺水致死的关键原因，当人体坠落水中，口腔和鼻腔即刻被水所充满，氧气不能进入，全身缺氧窒息而死。其他溺水致死的原因还包括：①大量水藻、草类、泥沙进入口鼻、气管和肺，阻塞呼吸道导致窒息；②惊恐、寒冷使喉头痉挛，呼吸道梗阻而窒息；③冷水刺激可致原有疾病如冠心病、脑出血等突然恶化发作；④淡水淹溺，大量水分入血，血液被稀释，出现溶血，血钾升高导致心室颤动，心跳停止；⑤海水淹溺，高钠引起血渗透压升高，造成严重肺水肿，导致心力衰竭而死亡。

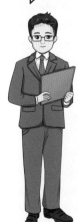

（1）溺水救援的黄金时间：溺水救援有 3~5 分钟的黄金时间，救人时间越早，急救措施越正确，挽回生命的希望就越大。

（2）溺水者被救上岸后无须倒提起来控水：溺水者若第一时间正确施救，多数可以挽回生命。不幸的是，人们多因为一些错误的认知而失去了救人的机会，其中"堪称经典"的就是将溺水者倒提起来控水，这种控水不仅无用，还延误了珍贵的救人时间。

（3）溺水者被救上岸后进一步施救的方法：采取进一步施救措施时可分两种情况，一定要先检查溺水者的情况。一种情况是溺水者无意识，但是有呼吸和心跳，这时采取侧卧位的方式，帮助其侧躺，有助于呼吸道通畅，然后拨打 120；另一种情况是溺水者无意识，无呼吸和心跳，此时应立即采取急救措施，大声呼救并指定人拨打 120 后进行心肺复苏。

健康加油站

夏季高温及灾害性天气频发，溺水伤亡事件显著增加。对此，除了相关管理部门的应急准备工作，也需要社会多方面的预防方法和警示教育来改善，更需要每个公民提高自身安全防范意识与应急自救能力。

（1）不要独自一人外出游泳，更不要到不知水情或比较危险且易发生溺水伤亡事故的地方去游泳。

（2）儿童必须在家长、教练或熟悉水性的人的带领下去游泳，以便互相照顾。

（3）要清楚自己的身体健康状况，平时四肢容易抽筋者不宜游泳，或不到深水区游泳。

（4）对自己的水性要有自知之明，下水后不能逞一时之快，不要贸然跳水和潜泳，更不能互相打闹，以免呛水和溺水。不要在急流和漩涡处游泳，更不要酒后游泳。

（5）游泳时如果突然觉得身体不舒服，如眩晕、恶心、心慌、气短等，要立即上岸休息或呼救。

（张海娴）

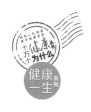

10. 为什么在**很浅的水里**依然会发生**溺水**

溺水 浅水

健康术语

浮力

　　浮力是把物体放在气体和液体当中时，其受到的向上"托"的力。把一颗乒乓球放在水中，即使把它按进水里，乒乓球还是会自己浮上来。这是因为当乒乓球完全浸没在水里时，水产生的浮力比乒乓球本身的重力要大，合起来的力就把乒乓球"托"了上来。

　　为什么明明水很浅，站在里面可以露出头部，甚至水深刚刚齐腰，却依然会发生溺水事件？

　　除去突发疾病等特殊情况，在泳池内，会游泳的人基本不会发生浅水溺亡。但对于不会游泳的人，即便在泳池内，即便是及膝的水深，由于水的浮力作用，在水中跌倒并不像在陆地上跌倒一样容易站起来，在浅水中如果不会漂浮站立，一旦跌倒就很难再站起来，尤其是向后跌倒，加之过度惊慌和方向感丢失，无论水多浅，都很难站起来，水一旦没过口鼻，溺水就不可避免了。其实，只要水能进入气道，都有溺亡的风险。

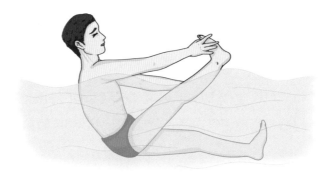

专家说　漂浮站立是游泳初学者必须掌握的一项技能，其动作要领是在水中漂浮时，大腿并拢收紧向腹部挤压收回，保持上半身稳定，在小腿竖直朝向池底的时候，双手下压，人就站立起来了。对于初学者，切勿心浮气躁，急于求成，应确保头全部露出水面之后再吸气。

（张海娴）

11. 为什么**会游泳**的人还会发生**溺水**

有句老话说"淹死的都是会水的"，这句话中"会水的"就是指"会游泳的人"，虽然这句话有失之偏颇的嫌疑，但生活中确实不少会游泳的人发生溺水。

在泳池里，除了类似"突发重大疾病、酒后游泳"等突然失去意识的情况，对于游泳技巧尚佳的人来说，很难溺亡，况且周边往往有救生员，即使发生了溺水情况也可被及时救起。其实，"淹死会水的"原因无外乎安全知识不够多，安全意识不够强，发生危险的人大部分都有一定的游泳水平，自视甚高却又缺乏专业知识，不热身，或在危险系数很高的自然水域里游泳，这些情况下擅自下水十分危险，由此造成的生命悲剧也不在少数。

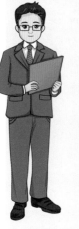

专家说

（1）**泳池内发生溺水的原因：**现在很多泳池都是恒温泳池，且配备有专业的救生监督员，在这种情况下溺水的可能性很小，就算发生也会被很快救起。溺水的原因可能是突发疾病、过饥或过饱、入水时跳水、长时间潜水、水下嬉闹、错误使用游泳圈等。对于婴幼儿来说，原因可能是洗澡时监护人临时离开或儿童头朝下栽入室内水缸。

（2）**自然水域中发生溺水的原因：**自然水域中的情况比泳池中复杂得多，避免溺水的方式就是不下水。自然水域中的低温会迅速导致游泳者抽筋、体能流失，自然水域中的水草、暗流、漩涡、石头、水浪、淤泥、有毒水生物等危险无处不在，且特殊地形，比如有些水库的倒漏斗形设计、冬季的冰面，都是会为游泳者带来生命危险的存在。施救者被溺水者拖累，也是常见的溺水原因，不正确的施救方法往往会导致施救者溺水。

健康加油站

冬泳是指冬季在室外水域（包括江、河、湖、海等自然水域与水库等人工水域）自然水温下的游泳。即以立冬、立春辅以气温10℃以下为冬季的标准定义冬泳；以水温为标志，全国冬泳可划分为四个层次区：气温以17℃作为冬泳的起点；水温以8℃作为冬泳的冷度标志。17℃以下的水温给人以冷感，8℃以下则有冷、麻、强冷刺激的感觉。

（张海娴）

12. 为什么即使**会游泳**
也不能随便施救溺水者

如果身边遇到溺水的人，不会游泳的人大概率会呼救其他人寻求帮助。但有人可能会问，如果我会游泳，该不该立即下水救人？该如何救人并能保证自身安全呢？

出于极强的社会责任感，身边有人溺水，会游泳的人可能会积极下水营救，但有时候成功有时候失败，有时候甚至会搭上施救者的性命。这里需要提醒的是，会游泳和会救人是两个概念，会游泳不等同于会救人。水中救人是很专业的技术，尤其在自然水域中，没有专业技能的人不建议贸然下水救人，即使专业救生员也应首先利用绳索、竹竿、救生圈等辅助设备救人。

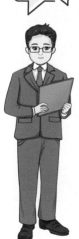

（1）贸然下水救人会危及自身安全：首先，溺水者因为惊恐，会像抓救命稻草一样想抓住一切可以抓住的东西，使劲抓住、抱住、按住、搂住施救者。其次，自然水域中较低的水温加速施救者体能的流失。而且，救助双方在水中无法沟通，溺水者无法镇静地配合施救者。在这种情况下，一个没有受过专业训练的人，在水中架着和推动一个不会水性的人是极困难的，会在很短时间内耗尽体力，最后从施救者变溺水者。

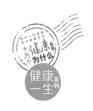

（2）**正确营救落水者的方法：**遇到有人溺水，无论是否会游泳，第一反应是呼救，拨打 110、119、12395 等电话求救，不要先跳下去，否则可能会被溺水者拖累。接下来寻找辅助物，如竹竿、绳子、泡沫等，递给溺水者；如果一定要下水，先大致评估水流速度和水温，并考虑自己的实力能不能游到溺水者身边再游回来。游到溺水者身边后先保持安全距离，将漂浮物丢给落水者，待溺水者镇定和能沟通后再接近。施救者如果被溺水者抓住，可以往水底游，溺水者会本能地松开施救者。如果实在找不到漂浮物而情况又比较紧急，游到溺水者身边后不要接近，待对方晕厥，开始往下沉的时候再去拉。救溺水者是非常容易被"双杀"的，一定要先保证自身安全，然后再想救人的策略。

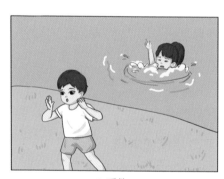

1. 呼救

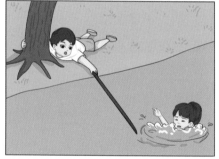

2. 趴下递竹竿

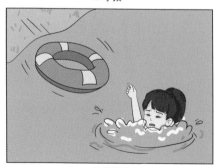

3. 扔漂浮物

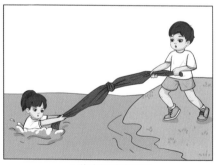

4. 将衣服结成绳子

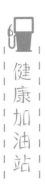

"12395"谐音"要岸上救我",是全国海上遇险救援电话。在海上,船舶一旦发生碰撞、触礁、搁浅、漂流、失火等海难事故或遇人员落水、突发疾病需要救助,都可拨打"12395"电话向海上搜救中心求救。

(张海娴)

13. 为什么真正的
溺水不易被人发现

在很多电视剧或电影中,溺水的人会呼救、挥手大喊或使劲扑腾,总之,会发出求救信号吸引周围人的注意。其实,这是绝大部分人对于溺水的误区。人真实的溺水状态完全不是这样,现实生活中溺水的人往往是悄无声息的,他们不会呼救、不会使劲扑腾、也不会挥手。因为水一旦进入口鼻,根本发不出声音。这个时候,溺水者多会面部朝向离自己最近的岸边,嘴巴在水平面上下,双手上下摆动,如同在水里垂直爬一个隐形的楼梯。

(1)溺水者为什么不能大声呼救和挥手? 人必须先能呼吸,才能说话。溺水时,鼻子和嘴会没入水中,水中没有空气,溺水者就没法呼气、吸气,更别说大

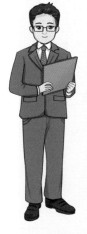

声呼救了。即使溺水者可能会有短暂浮出水面的时候，但这个短暂的瞬间甚至不够换气，更别说发声呼救了。人溺水时会本能地将双臂伸到两侧向下压，好让嘴浮出水面，儿童则可能会将手臂前伸。

（2）溺水者的其他表现：溺水最重要的迹象就是看起来不像溺水，溺水者可能眼神呆滞、无法睁开或闭上眼睛，头发可能盖在额头或眼睛上。对没有经验的人来说，如果看到水中的人没有任何挣扎，没有任何行为，这个时候要问他："你还好吗？"，如果他们能回答，大概就没事。如果没有回应，可能只有不到半分钟的时间施救。此外，儿童游泳时经常会嬉闹、发出很多声音，当发现孩子安静无声时，就该去看看怎么回事。

1. 头部没入水中或嘴与水面平行

2. 头部往后倾斜且嘴巴张开

3. 眼神呆滞、空洞，无法聚焦

4. 眼睛紧闭

5. 头发遮住前额或眼睛

6. 身体呈现垂直且没有腿部动作

7. 过度换气或喘息

8. 试着游往某一个方向，但却无法前进

9. 试着翻滚身体

10. 像在攀爬看不见的楼梯

（张海娴）

14. 为什么会发生"**干性溺水**"

"溺水"无论从字面上理解还是从大多数人的常识来看，都应该是在水中发生，那为什么还会有"干性溺水"这回事呢？

绝大多数的溺水发生在水中，是由于水进入口鼻而不能呼吸导致的。干性溺水发生率低，常常不能引人注意，主要发生在上岸之后，主要指因受到强烈的刺激，比如水冰冷的刺激、惊吓、惊恐或过度紧张导致的喉头痉挛，结果声门关闭而不能正常呼吸继而缺氧，严重者会出现窒息甚至死亡。

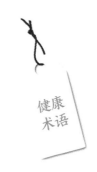

健康术语

喉痉挛

喉痉挛指喉部肌肉反射性痉挛收缩，使声带内收，声门部分或完全关闭，导致患者出现不同程度的呼吸困难甚至完全性的呼吸道梗阻。

专家说

（1）**干性溺水一般发生在什么时间？** 主要发生在上岸之后。当游泳者（尤其是儿童）游泳时遇到呛水等情况，在上岸之后的 24 小时内，家人都要密切关注。

（2）**干性溺水有哪些表现？** 干性溺水一般多发生于游泳初学者，尤其是儿童，经常在游泳时呛水到肺里，进水量不足以影响肺泡进行气体交换，起初并不影响各项活动，但随着时间的推迟，肺功能就会越来越受到影响。喉头痉挛、声门关闭，脑部缺氧致脑水肿，窒息后反射性恶性心律失常，最终心跳停止。如

关键词

干性溺水　喉头痉挛

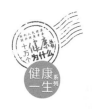

果没有得到及时治疗，可能会导致死亡。干性溺水的特征性表现有四点：①游泳出水后不断咳嗽；②喘气费力，快速浅呼吸，鼻孔不断翕动，胸部起伏剧烈等呼吸困难表现；③表现出很疲倦、嗜睡的状态；④健忘、表现异常或有呕吐表现。

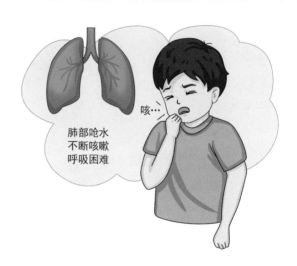

肺部呛水
不断咳嗽
呼吸困难

咳…

（张海娴）

15. 为什么会发生迟发性溺水

溺水一般在泳者落入水中当即发生，为什么会有"迟发性溺水"这回事呢？

迟发性溺水，指溺水获得救治一段时间后发生的溺水反应，多指在溺水数小时或者几天之后，出现胸痛、咳嗽、呼吸困难、窒息等一系列症状，甚至死亡，也称二次溺水。

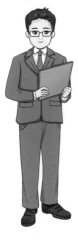

关键词

迟发性溺水　儿童

迟发性溺水主要发生于婴幼儿及儿童，虽然比较少见，但仍需家长高度警惕。其早期表现（如乏力、倦怠、咽痛、咳嗽等）和呛水刺激的症状相似，儿童表达不清，父母往往感觉孩子是受了惊吓，或者觉得溺水不严重、呛水不多，容易忽视，而症状加重时容易错过最佳抢救时间。所以，如果儿童发生溺水，无论溺水时间长短、"呛水"量大小，几天内（特别是 24 小时内）均应密切观察孩子的情况，如果孩子反复诉咽痛、咳嗽、胸痛、胸闷，或有倦怠乏力、嗜睡或行为异常，应及时就诊。如孩子出现咯粉红色泡沫痰、呼吸急促困难、口唇发绀、发热、抽搐或意识障碍，有条件的可以给予半卧位吸氧，并立即送往附近医院进行救治。

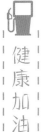

健康加油站

溺水的自救方法

（1）**不会游泳者**：建议不要挣扎，节省体力，落水后屏住呼吸，放松肢体，尽量保持仰位，头部后仰，口向上方，口、鼻露出水面，呼吸时用嘴吸气，用鼻呼气，以防呛水。体力不支时，改为仰泳，手足轻轻划水，使口、鼻浮于水面，游向岸边或浮于水面等待救援。

（2）**会游泳者**：会游泳者发生溺水一般因小腿腓肠肌痉挛而致。此时应保持平静，呼人救援，将身体抱成一团，浮上水面。接着深呼吸，把脸浸入水中，将痉挛下肢的踇趾向前上方拉，使踇趾跷起来，持续用力，直至剧痛消失，抽筋也就自然停止。

（张海娴）

四

切勿"热力"无限

16. 为什么**儿童**容易发生**烧烫伤**

儿童是烧烫伤的高危人群，据不完全统计，0~6岁儿童占烧烫伤患者的30%以上。儿童发生烧烫伤的主要原因有以下几方面。

（1）儿童天性活泼好动，好奇心强，热衷于探索未知事物，但缺乏对潜在危险的判断能力，经常会因不小心接触热液、明火、电器而发生烧烫伤。比如嬉闹时打翻盛有热水的杯子，玩打火机时引燃身上的衣物，用手触摸正在使用的电饭煲蒸汽孔，危险可谓无时无处不在。

关键词

烧烫伤 儿童

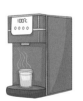

饮水机

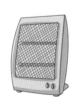

冬季取暖设备

厨房里的小电器及煤气灶等

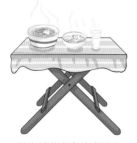

放在铺着桌布的桌子上的热饭菜、热水

电热毯

热水袋（电热暖水袋）

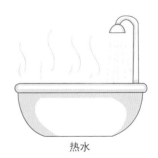

热水

儿童烫伤安全隐患

（2）儿童的皮肤娇嫩，对热力的耐受能力不如成年人，即使

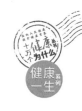

40~50℃也可能发生烧烫伤；而且儿童的神经系统尚未发育成熟，肢体动作不太协调，对各种伤害刺激的回避反应较为迟缓，身体穿着衣物较少、皮肤裸露部位较多时，更容易发生烧烫伤。

（3）看护人缺乏安全意识。比如炒菜时让儿童在身边玩耍，锅里热油溅到儿童身上导致烫伤；给儿童洗澡时先将开水倒入浴盆中，儿童不慎跌入盆中导致烫伤；把热水瓶放在桌子边缘，儿童玩耍时将其碰倒而受伤。

儿童烧烫伤预防

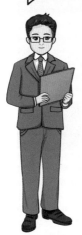

（1）**预防热液烫伤：**家里的热水瓶、开水壶等危险物品应放置妥当，不要让儿童轻易接触到；热水、热汤等要放在桌、台等的中央区域，避免儿童撞翻或抓翻。洗澡时应先放冷水再加热水，使用热水袋时水温不可过高，并用布包裹。

（2）**预防火焰烧伤：**家长要教会儿童识别各种易致伤物品，不要让儿童接触酒精、汽油等易燃、易爆物品。尽量不要让儿童单独燃放烟花爆竹，如果燃放应在家长看护下进行，观看焰火表演时应保持安全距离。

（3）**预防化学烧伤：**家中不要存放强酸、强碱等危险物品。不要拿空饮料瓶装具有腐蚀性的溶液，以免儿童误食。

（4）**预防接触性烫伤：**使用电热器、电熨斗等高温物品时，要注意温度及摆放位置，避免儿童接触。

（5）预防电烧伤：室内插座、电源开关应有必要的安全措施，以免儿童触及。对儿童进行安全用电教育，不要把儿童单独留在有用电安全风险的环境中。

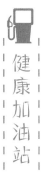

健康加油站

2021年6月正式实施的《中华人民共和国未成年人保护法》中，预防儿童触电、烫伤等伤害的条款被首次纳入；2021年9月，国务院印发了《中国儿童发展纲要（2021—2030年）》，预防儿童烧烫伤等伤害被纳入"儿童与安全"领域。从2022年起，每年九月的第一周被定为我国"预防儿童烧烫伤宣传周"，标志着预防儿童烧烫伤教育进入一个新的发展阶段。随着中国儿童伤害防控工作体系的完善，对儿童更加友好安全的环境正逐步形成。

（黄　鹏）

17. 为什么成年人居家时要警惕烧烫伤

随着现代生活方式的改变，成年人居家时接触烧烫伤危险源的机会明显增加，受伤的风险也随之升高。同时，由于成年人具有一定的

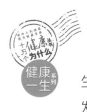

关键词

烧烫伤　居家　成年人

生活经验，他们往往会因为疏忽大意而忽视潜在的风险，导致烧烫伤发生。常见的致伤原因有如下。

（1）热油、热水等热液意外洒落：比如厨房炊具老化或质量不达标，在炒菜或煮汤时手柄折断，热油或热汤洒落而致伤。

（2）酒精、燃气等燃料使用不慎：比如使用酒精炉热菜时，如果炉中火焰尚未熄灭就添加酒精，燃烧的酒精喷溅在身体上而致伤。

（3）微波炉、热水器等电器使用不当：比如使用微波炉加热鸡蛋等含有密封液体的物品，鸡蛋受热后发生爆炸而致伤。

（4）电瓶车、电子产品等使用不当：比如将电瓶车放在家里充电，如果电瓶车连接线路发生漏电或短路，引燃车座和周围物品而致伤。

（5）电路和家用电器老化自燃：比如天冷时使用电热毯、电取暖器等功率较大的家用电器，用电负荷过大导致电线短路，家用电器发生自燃而致伤。

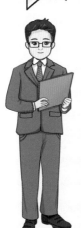

专家说

成年人居家时对烧烫伤不可疏忽大意，预防的关键是消除各种潜在危险，特别要注意几点。

（1）定期检查液化气罐、管道和燃气灶是否漏气，使用燃气时注意厨房通风。

（2）室内酒精消毒时切忌喷洒，并注意通风。在煮火锅和拔火罐时要正确使用酒精，抽烟和艾灸时要防止未熄灭的烟头或烟灰掉落后引燃家里物品。

（3）购买质量合格的家用电器，做到用前检查、用后保养。按照说明书或操作规范使用微波炉、热水器、燃气灶等易致伤物品。

（4）购买质量合格的电动车、电动平衡车、电子产品及充电器。不要将电瓶车或电瓶放在家里充电，电动平衡车和手机等电子产品充电完毕后，应及时拔下充电器，避免过度充电。

（5）定期排查和检修老化电路，电源插座及电路要有足够的容量，多种大功率的电器不宜同时使用，避免电路过载发热。

（黄　鹏）

18. 为什么会发生低温烫伤

提到烫伤，人们通常都会想到高温烫伤，其实低温也可以造成烫伤，发生低温烫伤的主要原因有以下几点。

（1）患者缺少求助能力：婴幼儿的皮肤对温度极为敏感，但表达能力欠缺，在感觉不适时无法及时提醒看护人，导致长时间接触热源而被烫伤。

（2）皮肤感觉功能障碍：老年人的皮肤对温度刺激反应迟钝，会因长时间接触热源而被烫伤。醉酒的人和麻醉手术后患者存在皮肤感觉功能暂时性减退，糖尿病、周围神经病变、脑血管疾病等患者存在皮肤感觉功能永久性减退，这些人群容易因长时间接触热源而发生低温烫伤。

（3）**取暖设备使用不当**：使用热水袋、暖宝宝、电热毯、电暖器、电泡脚桶等取暖设备时，如果温度设置偏高、距离调节不当，很容易引起低温烫伤；另外，家庭理疗设备、家用美容仪、发热眼罩等使用不当也会引起低温烫伤。

（4）**看护人缺乏安全意识**：婴幼儿、老年人、脑血管疾病等患者常常需要专人陪同看护，如果看护人缺乏相关常识，往往会因看护不周而导致低温烫伤。

专家说

预防低温烫伤

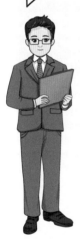

（1）**加强健康教育**：要对老年人等重点人群及其看护人进行健康教育，使他们了解低温烫伤的相关知识和预防原则，在使用取暖设备时增强防护意识。

（2）**正确使用取暖设备**：应购买质量合格的取暖设备，并严格按照说明书操作。使用热水袋和暖宝宝时，要有几层衣物和皮肤相隔，并经常变换接触部位；选择具有温控功能的电热毯，或在睡前一段时间打开电热毯，睡觉时关闭电源；使用电暖器时，要距离身体1米以上，并经常调整照射部位。

（3）**加强重点人群看护**：婴幼儿和老年人要在家人等的看护下使用取暖设备，皮肤感觉功能障碍者和生活不能自理者应尽量避免使用，如须使用要随时注意皮肤情况，避免低温烫伤。

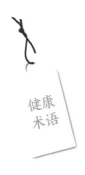

健康
术语

低温烫伤

低温烫伤指人体长时间接触中等温度（一般指 44~50℃）的热源，由此造成的从真皮浅层向真皮深层及皮下各层组织的渐进性损害。与高温烫伤不同，低温烫伤的疼痛感并不明显，仅会出现红斑、水肿、起疱、脱皮等症状，面积也比较小，但是出现症状时，皮肤受损往往已经比较严重，因此，低温烫伤的危害不容小觑。

（黄　鹏）

19. 为什么**野炊**时要警惕发生**烧烫伤**

野炊是很多人喜爱的一种休闲方式，然而在人们享受闲暇时光的同时，烧烫伤危险也潜藏在周围，如果不加警惕，很容易发生烧烫伤。由于野外医疗条件有限、送医时间较长，一旦发生烧烫伤往往会造成更加严重的损害。常见的致伤原因有以下几点。

（1）**炊具使用不当**：炉具、套锅、烤架等炊具大多结构简单，重量较轻，稳固性较差，如果使用时摆放不稳，容易发生倒覆而造成烧烫伤；如果炊具被玩耍的儿童撞倒，热水、燃烧的木炭、炽热的烤架等都容易造成烧烫伤。

（2）**燃料使用不当**：烧烤时，如果盛放液体酒精等燃料的容器放置在烤架旁边，木炭火星溅入容器，会引发爆燃而致伤；如果环境

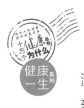

温度过高或距离火源过近，酒精容器和燃气罐等也会因受热爆炸而致伤。

（3）**不慎引起明火**：有些人喜欢在帐篷内吸烟或使用燃气灯，如果烟头掉落和燃气灯使用不慎，很容易引燃睡袋等物品而致伤；如果野炊地点周围草木较多，在用火时容易将其引燃而致伤。

 野炊时预防烧烫伤的措施

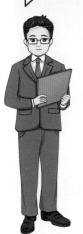

（1）**正确使用炊具**：炉具要放在平坦的地面或石头上，避免倒覆；户外炊具的导热性能比较好，使用时应戴手套或使用衬垫，尽量选择带把手的炊具；烧烤和做饭时要站在上风口，炉具位置较低时，要蹲在炉子旁边，不要坐着，以便出现危险时能够及时离开。

（2）**安全使用燃料**：按照规范步骤使用液体酒精等燃料，避免燃料洒落在身体上而致伤；不要使用甲醇、液体酒精和汽油引燃木炭，也不要在炉具和明火周围放置这些燃料，以防爆燃；高温天气野炊时，要将盛装燃料的容器放在阴凉处，以防爆炸；燃烧后的木炭要装进不可燃的容器内。

（3）**注意防火**：野炊最好选择在无风天气，野炊地点最好靠近水源；清理出至少 $10m^2$ 的区域作为用火专区，专区内不要有草木等易燃物，不要让儿童和宠物在专区内追逐嬉戏；尽量不要在帐篷内用火，如果使用，一定要远离睡袋等易燃物，并注意通风；在炉具和明火旁边准备好灭火用水，也可以携带小型灭火器；野炊结束时，务必彻底灭火，消除火灾隐患。遇火势较大的情况，在用灭火器灭火的同时，应迅速拨打火警电话 119 或森林防火报警电话 12119。

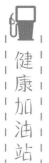

健康加油站

引发或遭遇森林火灾怎么办？

（1）如果在森林中引发或遭遇火灾，应尽量保持镇静，第一时间拨打森林火警电话，报告火情，并就地取材，尽快做好自我防护。

（2）使用沾湿的毛巾遮住口鼻，附近有水的话最好把身上的衣物浸湿，然后判明火势大小和风向，逆风逃生，切不可顺风逃生。

（3）当烟尘袭来时，应该用湿毛巾或衣物捂住口鼻迅速躲避。来不及躲避时，应该选择附近没有可燃物的平地卧倒，切勿选择低洼地带或坑、洞地带。

（4）密切注意风向变化，如果突然感觉无风时，切勿麻痹大意，这时风向可能发生变化或逆转，如逃避不及时则易造成伤亡。

（5）在半山腰时，应快速向山下逃离。处在下风向时，如果大火扑来，应该迎风突破大火包围。如果时间允许，可以点火烧掉周围可燃物，清理出一片空地，进入后迅速卧倒。

（6）脱离火场之后，应查看伙伴是否都在，如果有掉队的人，应及时向当地灭火救灾人员求援。

（黄　鹏）

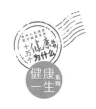

20. 为什么**节假日**要警惕发生**烧烫伤**

节假日是人们参加聚餐、聚会、典礼等庆祝活动的高峰时间，也是烧烫伤的高发时间。由于各种庆祝活动中潜在危险众多，人员相对密集，一旦发生烧烫伤，往往损害结果更严重、受伤人员也更多，因此在节假日特别要警惕烧烫伤的发生。常见的致伤原因有以下几点。

（1）热水、热油等洒落：节假日的聚餐场所人员密集，常常会因不小心将桌上的热水、热汤打翻或将端着的热水、热汤撞翻而致伤；节假日也是人们大显厨艺的时候，炒菜时被热油烫伤的风险也大大增加。

（2）燃放烟花爆竹发生意外：燃放高射烟花时，如果摆放不正、距离不远，点燃后一旦发生倾倒，人们容易被烟火击中而致伤。有时儿童会将点燃的烟花爆竹扔进下水道里，这会引起沼气爆燃，导致严重烧烫伤。在婚礼等庆典时，常常会在室内燃放烟花，如果引燃舞台装饰物或婚纱等也会致伤。

（3）节日装饰用品意外起火：氢气球如果遇到静电、高温或明火，容易发生爆炸燃烧而致伤，燃烧或熔化的气球碎片如果掉落在皮肤上也会致伤。庆典上使用的气雾彩带主要保存在乙醇、甲烷等有机溶剂中，喷出后会形成可燃气雾，一旦遇到明火就会发生轰燃，导致烧烫伤。

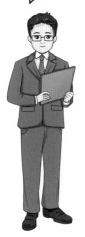

在节假日中，除了要防止被热水、热油等热液致伤，还应该特别注意以下事项。

（1）安全燃放烟花爆竹：通过合法渠道购买烟花爆竹，并妥善存放，不要让儿童自行取得。要在室外规定区域内燃放烟花爆竹，避开树木和电线等易燃物。严格按照说明书燃放烟花爆竹，引线尽量拉长或使用慢引线，确保有足够时间退至安全区域。燃放过程中切勿靠近，出现熄火时不要贸然上前查看。做好儿童的安全教育，不要让儿童将点燃的烟花爆竹投入下水道或窨井。

（2）安全使用装饰用品：要从正规商店购买氦气球，尽量避免购买氢气球。如果购买了氢气球，要远离香烟和打火机等明火，不要将气球拴在儿童身上，更不要带入电梯和车厢等狭小密闭空间。使用气雾彩带时要选择空气流通的地方，并避开明火。布置舞台等场地时，不要在灯光区域装饰旗帜、彩带、气球，避免这些物品与高温灯具接触起火而致伤。

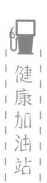

节假日离家前必须做到"三清三关"

清走道：不在走道、楼梯拐角、地下室等位置堆放杂物，不随意停放电动自行车充电，保持消防通道、疏散通道、安全出口畅通。

清阳台：及时清理阳台上的杂物，特别是纸箱、纸皮、塑料等易燃物；长时间外出要关闭门窗，防止

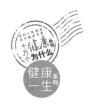

火星飞入家中引起火灾。

清厨房：厨房是家庭用火最多的地方，油、纸、布等可燃物应放在远离炉灶等火源的位置，定期清理抽油烟机、燃气灶具的油渍。

关火源：用火不离人，人离必关火。使用各种火源时要与家具、衣物等保持安全距离，不在电暖气上覆盖、晾烤衣物，不使用"小太阳"等高危取暖设备。

关电源：日常用电时，要注意各种家用电器的使用时间和使用方法，外出前或长期不使用时，应及时将电源关闭。

关气源：使用燃气后要及时将气源关闭，切勿擅自改变燃气管路，外出前检查燃气软管是否存在老化、脱落、漏气等安全隐患。

（黄　鹏）

21. 为什么**烧烫伤严重时**反而不会感到**疼痛**

"医生，我感觉好痛，真的非常痛，我是不是伤得很严重啊？"在医院烧伤科门急诊经常遇到有这种疑问的烧烫伤患者，他们认为创面疼痛是伤情严重的表现，而且疼痛越剧烈表示伤情越严重。其实这是一个误区，烧烫伤严重时患者可能并不会感到疼痛。

临床上将烧烫伤分为Ⅰ度、浅Ⅱ度、深Ⅱ度和Ⅲ度四个级别，不同程度的烧烫伤带给伤者的疼痛感觉并不相同。Ⅰ度烧烫伤会有局部微痛和灼烧感；浅Ⅱ度烧烫伤可表现为痛觉过敏；深Ⅱ度烧烫伤由于感觉神经末梢部分毁损，表现为痛觉迟钝；而Ⅲ度烧烫伤由于感觉神经末梢完全毁损，表现为痛觉丧失，这时伤者自然不会感到疼痛。因此，烧烫伤达到深Ⅱ度及以上程度时，疼痛反而减轻；此外，烧烫伤疼痛还与创面大小和体表分布有关，一般受伤面积越大，疼痛感越强，全身多处烧烫伤的疼痛级别可达到 10 级，即比分娩还要痛。

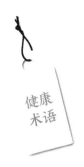

健康术语

疼痛，是由于局部皮肤受损后产生的刺激因素作用于感觉神经末梢而产生的，本质上是人体对外来刺激的一种保护反应，有利于伤者及时采取措施避免进一步损害，因此疼痛有其积极意义。但是剧烈的疼痛可以导致机体出现应激反应，甚至休克而危及生命，所以采取有效措施缓解疼痛很有必要。

现场处理烧烫伤时，可以用 10~20℃的冷水冲淋或浸泡创面，持续 10~30 分钟，有利于减轻热力损害，也有利于减轻水肿；消毒创面时，避免用酒精、碘酊等刺激性强的消毒剂，可以选择碘伏等刺激性较小的消毒剂。位于双下肢等身体低位的创面，可以适当加压包扎，有助于缓解疼痛。如果疼痛十分剧烈，则应该尽快就医，并根据医嘱使用镇痛药物。

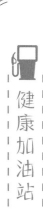

根据皮肤受损深度，烧烫伤分为 I 度、浅 II 度、深 II 度、III 度。

I 度： 伤及表皮浅层，局部皮肤发红，有水肿，有痛感，无水疱，局部温度稍有增高，愈后不留瘢痕。

浅 II 度： 伤及真皮浅层，有水肿，有剧痛，有大小不等水疱，水疱底部鲜红，局部温度明显增高，愈后无瘢痕形成。

深 II 度： 伤及真皮深层，但仍残留部分真皮和皮肤附件，感觉迟钝，水疱较小，局部温度较低，愈后留有瘢痕。

III 度： 伤及皮肤全层甚至皮下脂肪、肌肉和内脏器官，皮肤功能丧失，无疼痛，无水疱，局部温度较低，愈后遗留瘢痕，可造成畸形。

（黄　鹏）

22. 为什么**烧烫伤**后不能随便**刺破水疱**

烧烫伤发生后，有时局部皮肤会出现水疱，有人认为应该尽快刺破，这样伤口能更快愈合；还有人认为不能刺破，否则会留下疤痕，那么到底要不要刺破水疱呢？

一般而言，较小的水疱（直径小于2cm）不需要刺破，因为水疱皮是天然的保护膜，可以避免创面暴露，减少水分蒸发，还可以避免创面污染，降低细菌感染概率，并且有助于减轻疼痛。此时只需保持局部皮肤清洁、干燥即可，3~5天后可以自行吸收消失。为了避免水疱磕碰破损，可以用2层或3层纱布适当宽松包扎。

水疱较大（直径大于2cm）时，如果水疱面积过大影响肢体活动，或水疱胀满引起张力性疼痛，或容易磕碰破损引起感染，那么可以刺破，但最好由医护人员处理，避免发生感染。对于已经破损的水疱，可以用消毒棉签轻柔擦去流出的液体，并保留水疱皮。如果创面已被污染，应该及时去除水疱皮，并适当处理，以免进一步感染。

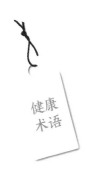

健康术语

水疱

水疱是皮肤表面出现的局限性隆起，内含液体。Ⅱ度烧烫伤会出现水疱，所以Ⅱ度烧烫伤也称为"水疱性烧烫伤"。浅Ⅱ度烧烫伤的水疱较大，深Ⅱ度烧烫伤的水疱大小不一。水疱液通常呈淡黄色，澄清透明，主要成分是水，含有电解质和葡萄糖等小分子物质以及炎症反应产生的多种蛋白质、补体、细胞因子和代谢产物，是良好的细菌培养基。

水疱较大时，如果就医不便，也可以在具备条件时自行刺破。先用碘伏局部消毒，在水疱的低位处用无菌针头刺破水疱皮让水疱液流出，或用无菌注射器将水疱液抽出，并用无菌棉签轻轻挤压，使水疱液充

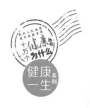

分流出，同时保留水疱表皮，然后涂抹抗炎软膏，最后用无菌敷料包扎，也可以暴露创面。按照上述步骤操作，水疱可以很快结痂、干燥而自愈。

烧烫伤发生 3~5 天后，如果水疱不仅没有消失，反而颜色变暗，内部液体变浑浊，同时疼痛加重，那么很可能发生了疱内感染，此时需要尽快就医，让医生判断是否刺破水疱，并采取适当治疗措施。

（黄 鹏）

关键词

烧烫伤　冷疗

23. 为什么**烧烫伤**后不能用 **冰水冲淋**、浸泡或**冰敷**

对轻度或中小面积烧烫伤进行现场处理时，冲淋、浸泡或冰敷等冷疗措施非常重要，那么可以使用冰水（2~10℃）进行冷疗吗？答案是否定的。

冷疗通常使用 10~20℃ 的冷水，时间持续 30~60 分钟。烧烫伤发生后，局部组织毛细血管的血液流动可以带走部分热量，而冷疗温度过低会使局部组织温度快速下降，引起毛细血管急剧收缩，深层组织散热减少，最终导致烧烫伤创面加深。冷疗温度过低也不利于创面愈合，甚至导致瘢痕增生。如果冷疗温度过低且时间过长，还可能造成局部冻伤的附加损害。因此冷疗不能使用冰水，也不能使用冰块，更不能使用干冰这类极低温物质降温。

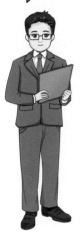

冷疗是一种医学界公认的烧烫伤处理方法，简单易行且效果明显，通常采用冲淋、浸泡和冷敷等措施。冷疗具有四个方面的作用。

（1）迅速降低创面温度，减轻疼痛。

（2）减少余热对皮肤深层组织的继续损伤，防止创面加深。

（3）局部血管收缩，降低组织代谢，减少渗出，缓解水肿。

（4）减少创面组织的肥大细胞，抑制组胺释放和前列腺素等产生，维持血管通透性，改善病理变化。

冷疗的正确做法是，使用冷水进行冲淋、浸泡或冷敷，这样既可以带走深层组织热量，又不会造成附加损伤。现场处理烧烫伤时，如果没有 10~20℃ 的冷水，也可以使用 20~30℃ 的常温水。由于人们往往无法对水温进行精确调节，可以遵循一个基本原则：如果水温可以使伤者的疼痛减轻或体感舒适，那么水温就是适合的；另外，冷疗的开始时间越早越好，伤后 6 小时之内均可，使用 10~20℃ 的冷水，时间持续 10~30 分钟。

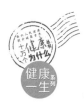

关键词

烧烫伤 消毒 处理误区

健康加油站

不能乱用药物进行冷疗

发生烧烫伤后不能使用风油精、清凉油、薄荷膏和酒精等药物进行冷疗，这些药物虽然可以通过刺激皮肤感受器或挥发散热给人体带来凉爽的感觉，但这是一种降温的错觉。事实上，它们并没有带走大量热量，无法给创面有效降温，而且使用后还会影响创面的后续处理，因此这些药物都禁止用于烧烫伤治疗。请牢记一点：对烧烫伤创面进行冷疗应该用冷水，而且只需用冷水。

（黄　鹏）

24. 为什么**烧烫伤**后不能随便涂抹**红药水**等消毒剂及**牙膏**等"秘方"

烧烫伤发生后，一定不要在创面上涂抹红药水、紫药水和碘酒等消毒剂，也不要涂抹牙膏、猪油和酱油等所谓"秘方"。其原因在于，受伤后的早期阶段创面上细菌很少，此时消毒并非紧急的、必需的处理措施，如果误用消毒剂或随意使用"秘方"反而会加重创面损害。

红药水又称红汞，消毒能力较弱，由于其颜色很深，涂抹后会干扰医生对创面情况的判断，还会加重创面色素沉着，造成皮肤愈合后遗留色素瘢痕。

紫药水又称龙胆紫，具有杀菌和收敛干燥创面的作用，涂抹后也会掩盖创面情况并加重色素沉着；此外，紫药水促进结痂，这会影响创面渗出液的排出，不利于创面愈合。

碘酒杀菌作用很强，可以用于皮肤消毒，但不能用于烧烫伤创面消毒，因为酒精会引起创面剧烈疼痛，还会破坏创面肉芽组织，导致创面难以愈合。

牙膏中的薄荷醇具有清凉作用，但并没有降温作用。在创面上涂抹牙膏后，一方面，牙膏会很快干结，不利于观察创面情况；另一方面，牙膏并不是无菌的，涂抹后会增加感染风险。

猪油等油脂也不能涂抹在创面上，因为猪油会在创面上形成油膜，不利于深层组织热量散发、创面引流、抗菌药物发挥作用；如果猪油中存在细菌，还会增加感染风险。

酱油也不能涂抹在创面上，因为酱油的含盐量很高，涂抹在创面上就像在伤口上撒盐，由此产生的高渗透压作用会使创面组织脱水，加重组织损伤。

可以使用碘伏对烧烫伤创面进行消毒。碘伏又称为聚维酮碘溶液，是一种中效杀毒剂。与碘酒不同，碘伏以水为溶剂，不含酒精，所以刺激性较小，可以直接用于黏膜和烧烫伤创面的消毒；另外，与碘酒相

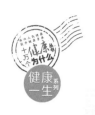

比，碘伏的杀菌效果更为持久，且不会加深创面颜色。需要注意的是，碘伏不宜用于烧烫伤面积大于 20% 的伤者；碘伏和红药水可以发生化学反应，产生有毒的碘化高汞，对皮肤有强烈的刺激作用，因此两者不能同时使用。

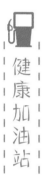

健康加油站

预防烧烫伤感染措施

（1）保持烧烫伤创面干燥清洁，避免沾水或污染，并定期到医院换药；同时，要按照医嘱用药，不可自行对伤口进行处理。穿衣服选择宽松的，避免对伤口造成过度摩擦。卧床患者所处的环境温度应适宜，不能偏高。

（2）烧烫伤后，患者通常会有一定程度的电解质紊乱症状，因此在饮食上要听从医生的建议，注意营养均衡。同时，避免摄入辛辣刺激的食物，不要抽烟喝酒。

（3）如果发生感染，患者会出现恶心、呕吐、食欲不振、血压下降、呼吸急促等症状，应密切关注患者的身体变化，如有异常应及时就医。

（黄　鹏）

25. 为什么一定要
正确处理烧烫伤

烧烫伤的正确处理十分重要，可以达到下面几个目的。

（1）防止发生休克：当烧烫伤面积较大时（一般指Ⅱ度、Ⅲ度烧烫伤面积成人 15% 以上，儿童 5% 以上），如果抢救不及时或不当，人体不足以代偿迅速发生的液体丧失，循环血量明显下降，可能会发生休克。

（2）防止发生感染：在烧烫伤早期，由于皮肤、黏膜屏障功能受损，而且体液和营养物质大量丧失，免疫功能和创面修复能力显著降低，细菌极易入侵，如果处理不当会增加细菌感染风险。

（3）防止遗留瘢痕：浅Ⅱ度及以下的烧烫伤一般不会遗留瘢痕，但如果处理不当，创面延迟愈合，也会遗留瘢痕；深Ⅱ度及以上者还会因瘢痕挛缩导致关节活动受限，不仅影响伤者肢体外观和功能，还会带来心理创伤。

发生烧烫伤后，可以按照"冲、脱、泡、盖、送"五字原则处理。

冲：指用冷水冲淋烧烫伤部位。冲淋属于冷疗的一种方式，有降温和止痛效果。最好用生理盐水冲淋，但在紧急处理时也可以用自来水和矿泉水等替代，时间持续 10~30 分钟。

脱：指脱去覆盖在烧烫伤部位的衣物。注意不要

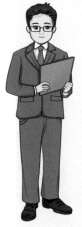

强行脱去伤者衣物，以免摩擦伤口或拉脱表皮。如果衣物与伤口粘连，可以保留粘连处的衣物。如果衣物着火，可以直接冲淋或浸泡，待降温后再脱去，或在冷水中剥离衣物。

泡：指将烧烫伤部位浸泡在冷水中降温。浸泡的原理、原则和效果与冲淋相同，时间持续 10~30 分钟。在烧烫伤面积较大且表皮已经脱失时浸泡操作较为不便，伤者是婴幼儿时浸泡容易导致失温，这些情况应尽早送医。

盖：指覆盖烧烫伤部位以保护创面。创面可以用无菌纱布或清洁的毛巾、布巾和棉布等覆盖并加以固定。在创面较小且疼痛剧烈时，用冷水浸湿的物料覆盖可以止痛。气温较低时，伤者需要覆盖棉衣和毛毯等御寒物品。

送：指将伤者送到正规的医疗机构。经过前期冷疗处理后，如果烧烫伤部位仍然持续、剧烈疼痛，应及时送医。如果达到Ⅱ度烧烫伤及以上程度，尤其是烧烫伤面积较大时，则应该在冷疗的同时尽快送医治疗。

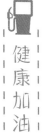

烧烫伤瘢痕的治疗方法

瘢痕的治疗主要包括非手术治疗和手术治疗，必要时需非手术与手术治疗联合。非手术治疗主要包括药物治疗、压力治疗、功能训练、激光治疗以及矫形器等。手术治疗是治疗成熟瘢痕或瘢痕疙瘩的主要方式。对于深度烧烫伤愈合后的挛缩瘢痕，严重影响功能或生长发育，例如出现爪形手、关节挛缩等，需要及时行手术治疗。瘢痕是人体创伤修复过程中的必然产物，理论上讲，没有瘢痕就没有愈合。实际上，目前任何一种治疗方式都无法彻底消除瘢痕。平时人们说的"祛疤"是指修复、淡化、平复瘢痕，而不是彻底消除瘢痕。

烧烫伤急救：

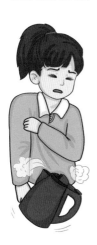

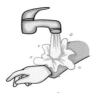

STEP ❶ 冲

首先要消除"伤后忌用冷水"的传统顾虑。将烫伤部位用清洁流动的冷水冲洗，可散去热量，减轻疼痛。

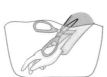

STEP ❷ 脱

小心地脱去衣物。可用剪刀剪开衣服，不要强行剥去衣物，以免弄破水泡。

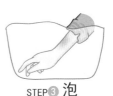

STEP ❸ 泡

疼痛明显者可将伤处持续浸泡在冷水中10~30分钟，有助于缓解疼痛，减轻烫伤程度。

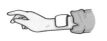

STEP ❹ 盖

使用干净无菌的纱布或棉质布类覆盖于伤口，减少外界污染刺激，保持创口清洁。

STEP ❺ 送

程度较重的烧烫伤要及时就医，就医途中也继续冰袋冷敷，避免使用偏方，如酱油、醋、酒、牙膏及其他有色物质，以免影响医生对烫伤深度的判断。

（黄　鹏）

五

狂犬病
可防不可治

26. 为什么会发生**犬咬人**事件

日常生活中，人们被宠物犬和流浪犬咬伤的事件时有发生，有时甚至导致狂犬病等严重后果。为了避免发生犬咬伤，人们首先需要了解犬类攻击行为的原因。

（1）防卫心理

保护领地：犬类具有保护领地的本能，而且警惕性强，如果有陌生人侵入它们的领地，一些烈性犬会对入侵者发动攻击。

保护食物：很多动物都有保护食物的本能，有些犬类的护食本能很强，在进食时，如果有人靠近或逗弄它们则容易被攻击。

保护自己：犬类在受到威胁和伤害时会紧张、恐惧，为了保护自己会发动攻击，比如被恐吓追打时、被陌生人抚摸时。

保护幼崽：母犬在分娩后 2~3 周的母性最强，性格敏感、易怒，此时如果有人靠近幼犬，则容易成为被攻击的对象。

保护主人：宠物犬普遍具有忠诚护主的品质，当主人受到威胁或伤害时，容易被激怒而发生攻击行为。

（2）嫉妒心理：一些宠物犬的嫉妒心理较强，如果感受到主人对自己的关爱转移到其他人，那么可能会对他人发动攻击。

（3）报复心理：犬类的智商很高，能够记得曾经威胁或伤害过它的人，一旦时机到来则会发生报复性的攻击行为。

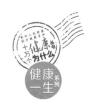

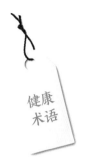

狂犬病

狂犬病，又称恐水症，是一种由狂犬病病毒引起的急性致死性人畜共患传染病，我国95%以上的患者都是因被病犬咬伤而染病。感染狂犬病病毒后，患者的中枢神经系统会遭到病毒侵害，发病后的死亡率高达100%，而且没有任何有效治疗手段，因此狂犬病被公认为"可防不可治"。

（4）**玩耍心理**：有的宠物犬喜欢和人玩耍嬉戏，在情绪太激动时容易发生咬人行为，比如咬伤主人的手。

（5）**磨牙习性**：犬类在长牙、换牙时期喜欢到处啃咬磨牙，借此缓解牙痒、锻炼咬合力，如果没有找到合适的磨牙物品，可能发生咬人行为。

（6）**缺乏微量元素**：犬类身体缺少某些微量元素后会患异食癖，这时犬类喜欢啃咬各种东西，也会发生咬人行为。

（7）**患狂犬病**：患狂犬病的犬类情绪极不稳定，攻击性很强，会对包括主人在内的所有人发动攻击。

犬类在发动攻击之前会有一些征兆，如果遇到以下情形，一定要迅速离开：鼻子上抬，皮肤褶皱增加，形成"怒纹"；嘴唇翻卷，牙齿露出，发出低吼声；眼睛瞪视，眼白明显；低头不动，耳根向后背；身体僵硬紧绷，向前或向后倾斜，背毛立起。

患狂犬病的犬类会有一些特殊表现，如果遇到以下情形，也一定要迅速离开：异常流口水或吐白沫；发出奇怪叫声或失声；眼睛发红，神情呆滞；体形消瘦，毛发杂乱、干枯；走路歪斜，容易发生碰撞，不停嗅闻；刚刚袭击过周边的人。

（黄　鹏）

27. 为什么不要随意和**蝙蝠**等野生动物"亲密接触"

随着野生动物生存环境的改善和人们动物保护意识的增强，人们在户外遇到野生动物的机会越来越多，但如果随意和一些野生动物"亲密接触"，则有可能被狂犬病病毒感染，罹患狂犬病。

狂犬病病毒几乎能感染所有温血动物，动物被感染后就成为病毒的传染源。狂犬病病毒主要存在于被感染动物的唾液中，如果人们被这些动物抓伤、咬伤，或被舔舐口腔、肛门等黏膜和尚未愈合的伤口，都有可能感染狂犬病病毒。

狂犬病病毒的自然宿主主要是犬科、猫科、鼬科、浣熊科、啮齿类和翼手类动物，比如犬、猫、狐狸、狼、豺、豹、獴、鼬、浣熊、蝙蝠等。在大多数国家，犬和猫是狂犬病毒的主要传染源，其他野生动物是次要传染源。被感染的野生动物可以通过撕咬等方式将病毒传播给家养动物或人，以此完成病毒从野外环境到非野外环境的转移，而被感染的家养动物可以继续通过撕咬等方式将病毒传播给其他家养动物或人。

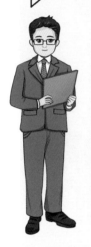

为了避免被野生动物抓伤或咬伤而感染狂犬病病毒，应该注意以下几点。

（1）在公园或野外游玩时，应提高警惕，不要随意触摸和逗弄野生动物，也不要追赶或捕捉野生动物。

（2）不要给野生动物投喂食物，避免把野生动物从自然栖息地吸引到人口稠密的地区，这会增加人们被携带狂犬病病毒的野生动物攻击的风险。

（3）不要将宠物饲料放在户外，因为这会吸引野生动物前来觅食，如果和宠物发生撕咬，则可能将狂犬病病毒传播给宠物，进而增加人感染病毒的风险。

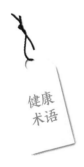

狂犬病病毒

狂犬病病毒是引起狂犬病的病原体，属于弹状病毒科、狂犬病毒属，外形呈子弹状。狂犬病病毒不耐热，在56℃时15~30分钟或100℃时2分钟即可被灭活；狂犬病病毒对酸、碱、苯扎溴铵、福尔马林等消毒药物敏感；狂犬病病毒可被日光、紫外线、超声波、70%酒精、0.01%碘液和1%~2%的肥皂水等灭活，但能在冷冻或冻干状态下长期保存。狂犬病病毒进入人体后，可以沿周围传入神经而到达中枢神经系统，因此头、颈部、上肢等处咬伤和创口面积大而深者发病风险高。

（黄　鹏）

28. 为什么一定要
依法养犬、文明养犬

我国是世界上犬只数量最多的国家，也是每年犬咬伤人数最多的国家。人们时常会看到这样的新闻报道："一位居民正在小区里散步或玩耍，一条宠物犬突然窜到面前，张口就将这位居民的腿部咬伤，鲜血直流⋯⋯"，诸如此类的犬咬伤事件可谓屡见不鲜，对人们的健康和安全构成了严重威胁。

虽然我国在规范养犬行为等方面已经做了大量卓有成效的工作，但各地仍然存在不同程度的不登记、不免疫、不牵绳、随意遗弃等现象，犬咬伤事件极易发生，其主要原因是养犬人没有依法养犬、文明养犬，这也折射出部分养犬人法律意识和文明素养的欠缺。依法养犬、文明养犬不仅体现一个公民的良好素质，也展示了社会的法治程度和文明程度。

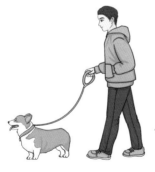

外出遛犬，须拴犬链，并由成年人牵引

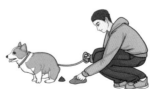

立即清除犬只在户外排泄的粪便

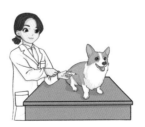

定期给犬只注射狂犬疫苗

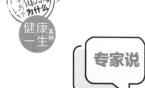

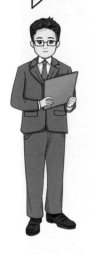

依法养犬、文明养犬是犬咬伤防控的源头，养犬人应当做到以下几点。

（1）依法养犬： 自觉遵守《中华人民共和国动物防疫法》和《中华人民共和国治安管理处罚法》等国家和地方法律法规，依法办理"养犬登记证"等相关手续，不超过限养数量饲养犬只，不在禁养区域饲养烈性犬、大型犬，不遗弃、不虐待犬只。

（2）安全养犬： 携带犬只外出时，应当挂犬牌，束犬绳，戴嘴套，并由成年人牵领。应当避让老年人、残疾人、孕妇和儿童，不要带入办公楼、医院、学校等公共场所和人员密集场所，不要携犬乘坐公共汽车、电车、轨道交通等公共交通工具（特殊服务犬种除外）。携犬乘坐电梯或上下楼梯时，应当避开高峰时间并主动避让他人。不驱使或放任犬只恐吓、伤害他人。犬只伤害他人的，养犬人应当立即将被伤害人送至医疗机构诊治。

（3）科学养犬： 积极参加文明养犬宣传教育活动，掌握科学养犬知识，通过重复训练纠正犬只咬人和护食等不良习惯，培养犬只自信、开朗的性格，也可以送到专门的宠物行为学校进行训练。

（4）健康养犬： 应当按照相关规定，及时为犬只接种狂犬病疫苗。每年定期为犬只进行体检，关爱犬只健康。发现犬只感染或疑似感染狂犬病病毒时，应立即采取隔离等控制措施，并向相关机构报告，由动物疾病预防控制机构处理。

（黄　鹏）

29. 为什么**犬咬伤**后要**尽早处理伤口**及规范**接种狂犬病疫苗**

犬咬伤后最重要的是预防狂犬病的发生，目前唯一有效手段是进行暴露后处置，必要时使用抗狂犬病人免疫球蛋白制剂等被动免疫制剂。由于被咬伤部位和程度以及个体因素等原因，进入人体的狂犬病病毒可能在疫苗接种之后、足够的中和抗体产生之前就已侵入神经系统，导致被咬伤的人尚未完成全程疫苗接种即发病死亡，因此应该尽早处理伤口并规范接种疫苗。

与犬只接触后，需要根据犬咬伤风险暴露等级采取不同的处理措施（表15）。

表15　犬咬伤风险暴露等级及处理措施

分级	接触方式	暴露程度	处理措施
Ⅰ级	有接触,但未受伤 1. 接触或喂养动物 2. 完好的皮肤被舔	无	确认接触方式可靠,只需清洗暴露部位即可,不用特殊处理
Ⅱ级	受伤,但未出血 1. 裸露的皮肤被轻咬 2. 无出血的轻微抓伤或擦伤	轻度	1. 立即处理伤口 2. 接种狂犬病疫苗
Ⅲ级	出血的损伤或黏膜接触动物唾液、血液及其他分泌物 1. 单处或多处穿透皮肤的咬伤或抓伤 2. 破损皮肤被舔 3. 黏膜被动物体液(唾液、血液等)污染	严重	1. 立即处理伤口 2. 注射狂犬病人免疫球蛋白或抗狂犬病血清 3. 接种狂犬病疫苗

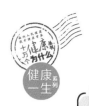

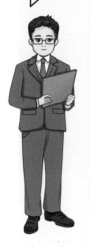

犬咬伤后的正确处理流程

（1）立即挤压伤口排出污血，但禁止用嘴直接吮吸伤口。

（2）用一定压力的流动清水（如自来水）及 20% 的肥皂水或其他弱碱性清洁剂交替冲洗伤口，持续至少 15 分钟。

（3）冲洗伤口后，使用 75% 酒精或 2%~3% 碘酒涂擦伤口。

（4）一般情况下，不要缝合或包扎伤口，不要涂抹软膏或粉剂等不利于伤口排毒的药品。如果伤口大而深，应立即送医处理。

（5）尽早规范接种人用狂犬病疫苗。

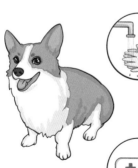

STEP ❶ **清洗**
被咬伤后，马上用肥皂水和流动清水反复清洗伤口，至少15分钟

STEP ❷ **消毒**
用碘伏或酒精消毒伤口。被动物咬伤（未伤及静、动脉的情况下），不要包扎伤口

STEP ❸ **就医**
若受伤严重，尽快去医院做进一步处理

STEP ❹ **打疫苗**
被来路不明的狗咬伤，尽快注射狂犬病疫苗。受伤严重的，还需打狂犬病血清或狂犬病免疫球蛋白

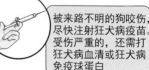

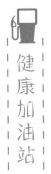

人用狂犬病疫苗的接种方案

　　我国推荐两种接种方案，即4针法和5针法，区别在于：4针法需要在第0天接种2剂（左右上臂三角肌各接种1剂），第7天和第21天各接种1剂，共接种4剂；5针法需要在第0天、3天、7天、14天、28天各接种1剂，由于此方案需要多接种1剂和2次，不太方便，所以逐渐被4针法取代。

（黄　鹏）

六

户外有风险
中暑失温都要防

30. 为什么会发生**中暑**

在"三伏天"和"秋老虎"等炎热时节，人们稍不注意就会发生中暑，防不胜防。为什么会发生中暑呢？这是由于人体体温调节系统发生了失灵。

人体拥有一套精密的体温调节系统，受下丘脑的体温调节中枢控制，能够将体温始终恒定在 37℃ 左右的"出厂设置"。当体温高于 37℃ 时，体温调节中枢会发出指令，通过扩张皮肤血管、增加汗腺分泌等措施增加散热、减少产热，使体温降低；当体温低于 37℃ 时，体温调节中枢又会发出指令，通过各种方式减少散热、增加产热，使体温升高。然而，这一天然体温调节系统的调节功能是有限度的，如果人体长时间处于高温、高湿、通风不良的环境中，就会发生体温调节中枢功能障碍、汗腺功能紊乱以及水、电解质丢失过多，导致体温调节系统失灵，体温大幅升高，进而发生中暑。

中暑是在暑热季节、高温和 / 或高湿环境下，由于体温调节中枢功能障碍、汗腺功能衰竭和水电解质丢失过多而引起的以中枢神经和 / 或心血管功能障碍为主要表现的一种急性疾病。

专家说 预防中暑措施

（1）关注天气情况，尽量减少在高温、高湿天气进行户外活动的时间，尤其是发布高温警报的天气，更应尽量避免外出。外出时应做好防暑准备，如穿着

关键词

中暑 体温调节系统

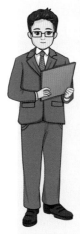

轻薄、宽松、浅色的衣物，使用遮阳伞，涂防晒霜等，并尽量避免在烈日暴晒下活动。

（2）平时多喝水，不要等口渴时再喝，在高温环境下以及运动、重体力劳动时该及时补充淡盐水。

（3）炎热季节人体新陈代谢旺盛，容易感到疲劳，应保持充足睡眠，使身体保持最佳状态，睡眠时注意不要让身体对着空调的出风口和电风扇。

（4）改善饮食，少食高油、高脂食物，适当增加高蛋白、高维生素食物的摄入，增加蔬菜水果、绿豆汤以及酸梅汤等消暑饮品的摄入。

根据临床表现的轻重程度，中暑可分为先兆中暑、轻症中暑和重症中暑。

（1）先兆中暑：患者在高温环境下工作或生活一段时间后，出现口渴、乏力、多汗、头晕、目眩、耳鸣、恶心、胸闷、注意力不集中，体温可正常也可升高，但在升高的情况下一般不超过38℃。

（2）轻症中暑：主要表现为面色潮红、苍白、烦躁不安、表情淡漠、恶心、呕吐、大汗淋漓、皮肤湿冷、血压下降、心跳加快、体温轻度升高。

（3）重症中暑：出现高热、痉挛、昏迷等症

状。按表现不同可分为热痉挛、热衰竭、热射病三种
类型。

热痉挛：在高温环境下剧烈运动后出现四肢以及
腹部肌肉痉挛疼痛，可在休息后缓解。

热衰竭：热痉挛如不及时处理可发展为热衰竭，
表现为疲乏、无力、眩晕、恶心、呕吐、头痛、多汗、
心跳加快、呼吸增快、体温升高、血压降低、虚脱、
晕厥等。主要见于老年人、儿童及一些慢性病患者。

热射病：最严重的急症，处理不当可能导致患者
死亡。

（黄　鹏）

31. 为什么**中暑**以后不能**掐人中**、喝**藿香正气水**及吃**退热药**

民间流行很多中暑"急救神技"，其中不少是错误的，千万不要
随意采用。

（1）掐人中无效：掐人中的主要作用是通过疼痛刺激促使患者
恢复意识，对中暑本身并没有治疗效果；而且普通人往往操作不当，

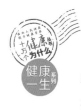

容易给患者健康带来额外损害。比如，施救者用力过猛、指甲过长会造成患者皮肤损伤；掐人中时将下颌一起压下，引起舌根后坠，导致气道阻塞；如果患者伴有呕吐现象，掐人中会使口腔闭合，引起呕吐物气道反流，导致窒息。

（2）藿香正气水要慎用：中医将中暑分为"阳暑"和"阴暑"，长时间处于高温环境所导致的是"阳暑"，长时间吹空调、大量吃冷饮等贪凉行为所导致的是"阴暑"。藿香正气水对"阴暑"有效，但对"阳暑"无效，而且藿香正气水含有 40%~50% 的酒精，"阳暑"患者服用后会发生更严重的脱水，加重病情。

（3）退热药物不能吃：中暑患者的发热是由体温调节系统功能障碍所致，退热药物对其不会有治疗效果；中暑患者常伴有恶心、呕吐、腹痛、腹泻等症状，而大部分退热药物是非甾体抗炎药，会刺激胃肠黏膜而加重症状；中暑后患者体液丢失较多，严重时会引起肝肾功能损害，而退热药物会加重损害。

中暑后的急救措施

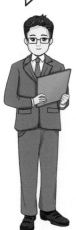

（1）**转移**：迅速脱离高温环境，将患者移至阴凉、干爽、通风的地方休息或平卧，解开衣扣，松开或脱去衣物，如果衣物被汗水浸透，应及时更换。

（2）**降温**：用湿毛巾或冰袋冷敷额头、胸口、腋下及大腿根部等处，或用 50% 酒精、冷水、冰水等擦浴全身，并配合持续扇风，直至体温降至 38℃以下。

（3）补水：患者仍有意识时，可给予一些清凉含盐饮料，注意一定不要急于给患者补充大量水分，否则会引起呕吐、腹痛、恶心等症状。

（4）促醒：如果患者已失去意识，可以用手指掐人中、合谷等穴位，促使患者苏醒。如果患者已呼吸停止，应该立即进行人工呼吸。

（5）送医：如果患者体温已超过 40℃，或出现昏迷、抽搐等症状，应立即脱离高温环境，并拨打 120，尽快送医。运送途中要积极进行物理降温，以保护大脑、心脏等重要脏器。

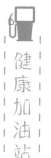

健康加油站

以下几类人群容易发生中暑，应给予格外关注。

（1）在高温、高湿、通风不良的环境中进行剧烈活动（比如体育活动、军事训练等）人群。

（2）婴幼儿，这是由于他们的体温调节系统发育不完善，对环境的适应能力差。

（3）65 岁以上老年人，其体温调节系统功能减退。

（4）超重或糖尿病、心血管疾病等慢性病患者。

（5）饮酒或服用具有影响人体散热、减少排汗等作用药物（比如抗组胺药物、抗胆碱药物等）的人。

（黄　鹏）

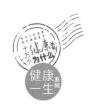

32. 为什么**夏天**会发生
"**冷中暑**"

关键词

冷中暑　低温环境

小李是一名公司白领，由于近来天气炎热，她上班后便一直躲在办公室里，并把空调温度调得很低。一天下午，小李外出办理业务，可出门后刚刚走了不远，她就感到头晕、恶心、乏力、双腿站不直，最后一下瘫坐在了地上。一位热心的路人赶忙把她送到医院，经过检查，医生诊断她得了"冷中暑"。

众所周知，"热"会导致中暑，为什么"冷"也会呢？其实，与"热中暑"类似，"冷中暑"的发生也和人体体温调节系统失灵有关。人体长时间处于低温环境时，由于无须利用排汗等方式散热，体温调节中枢会出现"宕机"现象。如果此时人体突然进入高温环境中，体温调节系统可能无法及时对高温刺激做出反应，导致人体不能有效散热，从而引发头晕、恶心、乏力等一系列症状，看起来人体似乎变得不"耐热"了，这就是"冷中暑"。

除了上面这种情况，人体从长时间所处的高温环境进入低温环境时，也会发生"冷中暑"，比如夏季户外运动之后立刻大汗淋漓地进入空调房间或持续大量摄入冷饮。这是因为低温刺激会使皮肤血管快速收缩，皮肤血流量减少、汗腺分泌量降低，导致体温调节系统无法及时发挥作用，热量在体内蓄积，很容易引发头晕、恶心、腹泻等中暑症状。

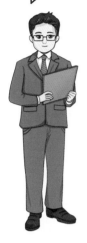

预防"冷中暑"

（1）炎热季节使用空调时，室内温度应保持在26℃以上，与外界温差不超过5℃为宜，避免冷风直接吹向人体。从室外进入空调房间前要稍作休息，而从室内到室外前要提前关闭空调并开窗通风，避免骤冷骤热。浑身大汗时不宜用冷水洗澡。

（2）避免长时间处于密闭的空调房间，使用空调2~3h 要开窗通风或适当外出走动。

（3）绿豆汤等解暑饮品不能缓解"冷中暑"，甚至可能加重病情，应该避免饮用。生姜红糖水或姜汤对"冷中暑"有较好的防治效果，可适量饮用。

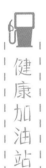

健康加油站

应对暑热，人们除了吹空调，还会喝冷饮、吃冷食。对于老年人来说，如果大量摄入冷物，会导致血管急剧收缩，血压升高，如果是高血压患者，则容易诱发脑出血。对于儿童来说，如果大量摄入冷物，消化系统受到刺激，导致食欲下降或引发积食、厌食，也会导致营养物质吸收障碍和缺乏。长此以往，会导致儿童体质下降，容易发生感冒，并引发很多慢性病，比如过敏性鼻炎、咳嗽等，甚至影响生长发育。

（黄　鹏）

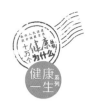

33. 为什么会发生
失温症

失温症　核心体温

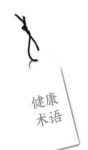

健康术语

核心体温

核心体温是指人体内部器官（如心脏、肝脏、直肠和肺动脉等）的温度，是与外周体温（口腔、腋窝、鼓膜和股动脉等）相对的概念。人体的体温调节机制可以维持核心体温到外周体温产生一个梯度，而外周体温并不能很好地反映核心体温，核心体温才是人体的真实体温。由于核心体温的准确测量是侵入性医疗程序，通常以直肠温度、口腔温度、鼓膜温度等外周体温作为替代。

近年来，随着户外运动的安全问题越来越受到公众关注，失温症开始逐渐被人们了解。失温症是指人体热量流失大于热量补给，从而造成人体核心体温低于 35℃，并产生一系列寒战、意识混乱、心肺功能衰竭等症状，甚至最终造成死亡的病症。其发生原因主要有以下几方面。

（1）**环境因素：**温度、湿度、风力是导致人体失温的常见因素。当长时间暴露于低温环境时，如果保暖措施不当或热量补给不足，人体会因散热量高于产热量而发生失温。同时，湿度和风力会加速热量流失，如果在低温环境下衣物湿透或风力过大，人体更容易发生失温。

（2）**身体因素：**婴幼儿、老年人、营养不良者等人群体质较弱，抵御寒冷能力较差，如果保暖措施不当或热量补给不足，容易发生失温；低温环境下对大面积烧烫伤患者进行全身冲淋或浸泡时容易发生失温；糖尿病患者由于体内糖代谢障碍，热量补给不足也容易发生失温。

（3）行为因素：在寒冷季节发生溺水时，人体长时间浸泡在冰冷的河水中，很容易发生失温；饮酒过量的人醉倒在寒冷的户外容易发生失温；服用某些药物（如抗抑郁药、麻醉药等）的患者容易发生失温。

预防失温的措施

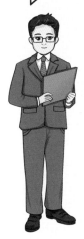

（1）**注意保暖防护：** 寒冷天气外出，要注意保暖，戴上帽子、手套等；遇有雨雪、大风时，要采取穿着雨衣或冲锋衣等防护措施；户外运动时要选择速干排汗的内衣，并携带备用衣物，降温或衣物被汗水等浸湿后要及时更换。

（2）**及时补充体能：** 避免体能透支、过度出汗、脱水，随身携带并及时补充高热量食物和热饮，也可以携带火种，以便紧急时引火取暖。

（3）**避免错误行为：** 在寒冷天气，婴幼儿和老年人非必要不外出；饮酒过量者不要外出；避免对大面积烧烫伤患者进行全身冲淋、浸泡。

（4）**警惕早期症状：** 轻度失温时，人体会出现颤抖、心率升高、动作不协调等表现，这时要注意识别并立即采取预防和治疗措施，避免症状加重。

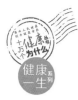

健康加油站

关键词

夏季 户外活动 失温

根据体温下降的严重程度，将失温症分为四个等级。

一级，轻度失温：核心体温在 32~35℃ 之间，此时患者的主要反应为肢体冰冷、寒战不停、饥饿、运动能力下降、困倦等。

二级，中度失温：核心体温降低至 28~32℃，此时患者会出现意识模糊、脱水、心跳和呼吸频率显著下降、心律不齐，严重者还可出现一些非理性行为。

三级，严重失温：核心体温降低至 24~28℃，此时患者失去意识，并明显出现呼吸和心跳进一步减弱，收缩压低于 100mmHg。

四级，致命阶段：核心体温低于 24℃，此时患者生命体征十分微弱，瞳孔对光反射消失，处于濒死状态。如果不及时处理，会严重威胁患者生命安全。

（黄 鹏）

34. 为什么夏季也会发生失温症

低温并不是失温症的先决条件，失温症可以发生在低于体温（37℃）的任何温度下。夏季人们进行户外活动时往往衣着单薄，防寒意识较弱，如果遇到气温骤降的天气，很容易发生失温。

失温症急救

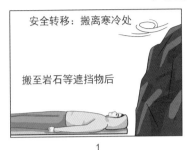

安全转移：搬离寒冷处

搬至岩石等遮挡物后

1

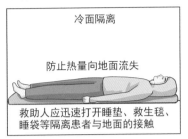

冷面隔离

防止热量向地面流失

救助人应迅速打开睡垫、救生毯、睡袋等隔离患者与地面的接触

2

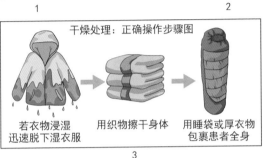

干燥处理：正确操作步骤图

若衣物浸湿迅速脱下湿衣服　用织物擦干身体　用睡袋或厚衣物包裹患者全身

3

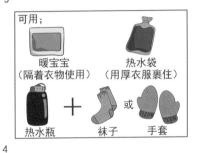

核心区域加温

可用：

暖宝宝（隔着衣物使用）　热水袋（用厚衣服裹住）

热水瓶 ＋ 袜子 或 手套

4

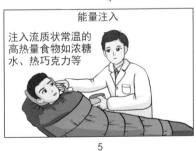

能量注入

注入流质状常温的高热量食物如浓糖水、热巧克力等

5

在沙漠或高原地区，夏季昼夜温差很大，甚至超过20℃。在这些地区进行户外活动时，如果白天衣着较少，在夜晚又没有及时增加衣物，容易发生失温。海拔对气温的影响很大，海拔每上升

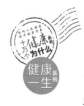

1 000m，气温可降低6℃，夏季在攀登一些高海拔的山峰时，如果登山者准备不足，容易发生失温。

异常天气也是导致失温的重要原因，夏季容易出现暴雨、冰雹、大风等极端天气，在一些高海拔地区还会出现冻雨，气温可以低至0℃以下。在遭遇这类天气时，人们如果御寒准备不足，体表热量会迅速流失，很容易发生失温。

此外，低温并非导致失温的全部因素，湿度和风力异常也会导致失温。在某些特定情况下，即使气温在10℃以上，如果体表湿度过大（比如淋雨或流汗等），同时风力过强，也会使体表热量迅速流失，造成失温现象。

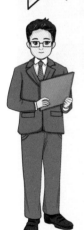

失温后应采取急救措施

（1）**安全转移：** 立即停止户外活动，将患者转移至避风处，躲在岩石等遮挡物后方，必要时搭建帐篷进行救援。

（2）**冷面隔离：** 转移患者之时，救助者要迅速使用睡垫等物品将患者与地面阻隔，避免因直接接触地面而使患者体内热量通过传导作用继续流失。

（3）**干燥处理：** 如果患者衣物已被浸湿，应迅速将湿衣物全部脱下，擦干患者身体，换上干燥衣物，用毛毯或睡袋等将患者全身包裹，阻止热量流失。

（4）**辅助增温：** 用热水袋、发热贴等放在患者颈部、腋窝、腹股沟等核心区域。如果需要输液，液体温度应该保持在42℃左右。

（5）**补充热量**：患者意识清醒时，喂食一些常温的、高热量的流质食物，比如浓糖水和热巧克力等，让患者能够迅速获得能量，恢复自身产热。

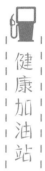

保持体温有利于身体健康

低体温会使人体处于亚健康状态，体温下降会使新陈代谢减缓，细胞和组织的活性降低，引起肠胃、肝、肺和脑等器官功能和免疫力下降。日常生活人们的一些行为会造成低体温，例如：长期低头玩手机会使人体出现一定程度的神经压迫症状，这会使核心体温下降；长期运动量不足会使人体肌肉含量下降，而肌肉是人体产热的重要部位。上述人群也容易发生低体温，改变这些不良习惯对保持健康十分重要。

（黄　鹏）

35. 为什么**饮酒**会 **加重失温症**

有的人认为饮酒可以御寒，所以会让失温症患者饮酒，其实这是一种错误做法，酒精并不能升高体温，反而会加重失温，原因如下。

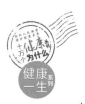

（1）发生失温后，人体的能量已经消耗殆尽，亟须通过摄入食物来补充能量，使身体尽快恢复产热能力，而酒精会抑制肝糖原的合成，导致血糖水平进一步下降，从而加重失温。同时，酒精补充的能量也十分有限。

（2）酒精可以扩张血管，加快血液循环。饮酒后体表的血液供应增加，这会将身体深层热量带到体表，造成一种"暖和"的假象，但此后热量会迅速散失，加重失温。同时，体表的血液被冷却后回流到身体内部也会进一步加重失温。

（3）酒精能够抑制中枢神经，导致患者昏迷或醉酒，这时患者将无法通过自身运动产热，不利于恢复体温；如果患者倒在地面上，还会通过地面传导流失更多热量，加重失温。

在对失温症患者进行急救时应该注意以下几点。

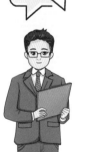

（1）不要饮用任何含酒精的饮料。

（2）不要饮用任何含咖啡因的饮料。咖啡因具有利尿作用，会造成人体脱水，加速热量流失。

（3）谨慎饮用热水。发生中度以上失温时，要谨慎饮用热水。热水会引起内脏血管扩张，导致血压下降，核心体温进一步降低，加重失温，而且热水提供的热量有限。

（4）不要采取任何加热四肢的措施。加热四肢会导致外周血管扩张，加速温暖血液外流，还会使原本滞留在四肢的低温血液回流到核心区域，降低核心体温，并影响心脏等器官功能。

（5）不要使用温度过高的辅助热源。辅助热源的最佳温度应接近人体体温，温度过高会导致患者烧烫伤。

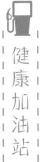

健康加油站

失温分为急性失温和慢性失温。慢性失温的失温过程较为缓慢，通常 2 小时以上才开始出现失温症状。急性失温多发生在落水或浸水时，此时患者体温会在短时间内急剧下降。以 10℃ 左右的水温为例，如果落水时间不超过 20 分钟，可以通过剧烈活动来提高产热，也可以换上干燥衣服后取暖复温，条件具备时可将躯干浸入 40℃ 左右的热水中快速复温；如果落水时间超过 20 分钟，患者的核心体温已经无法支撑身体复温，进行剧烈活动可能会加重失温，使用毛毯等包裹患者全身也不能阻止体温进一步降低，此时需要采用外部复温措施（比如烤火）。如果浸水时间超过 2 小时，应该按照严重的慢性失温治疗。

（黄　鹏）

百毒不侵

36. 为什么会发生**中毒**

当有毒有害物质通过饮食、呼吸、皮肤等途径进入人体后，会和人体组织发生不良反应，对人体造成暂时或长期的损害，也就是中毒。能引起中毒的物质有很多，生活中常见有化学性中毒（如一氧化碳中毒、药物中毒、农药中毒）和生物性中毒（如有毒动植物引起的食物中毒）。毒物进入人体后是否发生中毒以及严重程度，受多种因素的影响，如毒物的毒性、摄入毒物的量和时间、患者的年龄和体质等个体差异。

关键词

毒物　急性中毒　慢性中毒

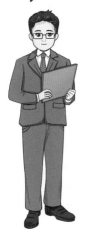

（1）**加强安全意识和个人防护：**初冬季节应注意预防一氧化碳中毒，可以安装一氧化碳报警器；在农村防治病虫害季节，应注意防止农药中毒，可以配备防毒面具等。

（2）**加强药品管理：**家庭用药、农药、驱蚊剂等应加强保管，盛装药品的容器应加标签，并注意按照说明书存放于适宜的温度和条件。不使用过期或变质的药物。有儿童的家庭，应注意把药品存放在儿童拿不到的地方，以免误服。

（3）**避免误食毒物：**食用特殊食品（如不常见的蘑菇、动植物等）前，要注意分辨有没有毒性，不确定的情况下不要贸然食用。不吃有毒或变质的食物，不可生食的食物须充分加热后方可进食。

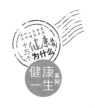

（4）中毒后的处理：当发生有毒化学物质泄漏时，应立即切断毒物来源（如关闭燃气），开窗通风，并迅速转移到安全区域。当身体受到毒物（如农药）污染时，应立即脱去污染衣物，并用清水彻底冲洗身体。当食用不干净的或特殊的食品后出现胃痛、呕吐、腹泻等症状时，应当考虑是否为食物中毒。发生中毒后，应密切观察患者病情变化，必要时紧急就医。

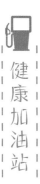

健康加油站

（1）**毒物没有达到一定量，就是安全的吗？** 虽然在毒理学上，认为"剂量决定毒性"，但这并不代表"毒物没有达到一定量，就是安全的"。毒物可以分为两类，有阈值的毒物和没有阈值的毒物。对于有阈值的毒物，没有达到这个阈值时，它是安全的，不会对人体产生危害；超过阈值后，随着剂量的增加会造成不同程度的伤害。对于没有阈值的毒物，意味着没有所谓的安全剂量，哪怕一点点，也会对人体产生危害。

（2）**如何科学对待中毒？** 大多数毒物经过代谢后毒性会降低，并可通过尿液、粪便、汗液等排出体外。也有少数毒物代谢后毒性反而增强或排出缓慢，在体内蓄积，对人体造成严重或长期损害。因此，对于中毒的患者，并非抢救过来就没事了，如不积极治疗，很可能留下后遗症或危及生命。

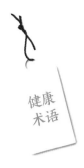

健康术语

半数致死剂量 / 半数致死浓度

半数致死剂量 / 半数致死浓度（LD_{50} 或 LC_{50}）常用来表示外源化学物的毒性大小。GB 15193.3—2014《食品安全国家标准 急性经口毒性试验》将各种物质按其对大鼠经口 LD_{50} 的大小分为 5 个等级（表 16）。

表 16　急性中毒（LD_{50}）剂量分级

级别	大鼠口服 LD_{50}（mg/kg 体重）	相当于人的致死量	
		mg/kg 体重	g/ 人
极毒	<1	稍尝	0.05
剧毒	1~50	500~4 000	0.5
中等毒	51~500	4 000~30 000	5
低毒	501~5 000	30 000~250 000	50
实际无毒	>5 000	250 000~500 000	500

（那立欣）

37. 为什么**食物**会引起**中毒**

老百姓常说"民以食为天"，食物是人类正常生活的必需品。虽然我们在市场上购买的食物是经过监管部门严格把关的，但食物中毒事件还是层出不穷，大家不禁好奇："为什么平日里经常吃的食物也能引起中毒呢？"

有研究表明，引发食物中毒的原因主要有两个：食物本身含有未被清除的毒素，食物在制作与贮藏过程中引入了有毒有害物质。例如：未煮熟的四季豆和发芽的马铃薯等都含有较高的毒性物质；沙门

关键词

食物中毒　致病微生物

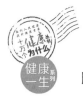

氏菌、诺如病毒等有害微生物可污染食物从而引发中毒。

食品安全五要点

世界卫生组织推出下列五个简单而有效的要点,以预防由食物传播的疾病:

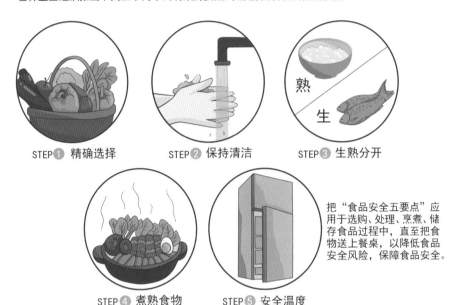

STEP❶ 精确选择　　STEP❷ 保持清洁　　STEP❸ 生熟分开

STEP❹ 煮熟食物　　STEP❺ 安全温度

把"食品安全五要点"应用于选购、处理、烹煮、储存食品过程中,直至把食物送上餐桌,以降低食品安全风险,保障食品安全。

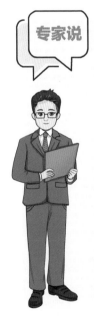

专家说

（1）**食物中毒诊断方法：**食物中毒常发生在夏秋季节，临床症状与普通的胃肠炎相似。食物中毒的诊断主要取决于进食的病史，具体包括以下三个原则：①短时间内（一般在用餐后 6 小时左右）出现大量类似症状的患者有共同的进食史；②不吃者不发病，给患者停止供应此类食物后中毒症状不再出现，初步判断为食物中毒；③在专业机构的配合下，对患者的呕吐物与排泄物进行检查，若检出与食品中相同的毒素或微生物，便可得到更明确的病理诊断。

（2）食物中毒处理方法：日常生活中须正确处理食物中毒，避免造成严重后果。①禁食：患者在得到彻底救治前，务必不再进食并且吐出嘴里的食物。②催吐或导泻：若有毒食物进食时间不长或进食量不多，给予催吐或导泻的药物（如藿香正气水），可以尽快帮助有毒食物排出体外。③洗胃或血液透析：若有毒食物进食量大且症状比较严重，务必到正规医疗机构进行处理，洗胃能较彻底地清除体内的有毒物质，血液透析能更好地稳定生命体征，适用于中毒较深者。

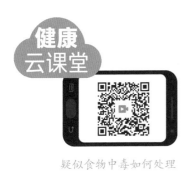

健康云课堂

疑似食物中毒如何处理

（那立欣）

38. 为什么采蘑菇不能只看颜值

"采蘑菇的小姑娘，背着一个大竹筐……"，这是一首耳熟能详的儿歌，讲的是小女孩去野外采蘑菇的故事，现实生活中很多人也会

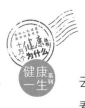

去野外采蘑菇，有人认为颜色鲜艳的蘑菇有毒，那么采蘑菇时可以只看颜值吗？

研究显示，不能仅靠颜色与形状辨别蘑菇是否有毒，比如：鸡油菌、褶孔牛肝菌和大红菌等颜色鲜艳，美味可食；而灰花纹鹅膏菌、致命鹅膏菌属剧毒蘑菇，颜色则为灰色或白色。

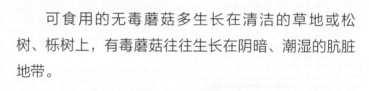

蘑菇是否有毒，肉眼无法识别。辨别蘑菇是否有毒通常采用"三看一闻"。

可食用的无毒蘑菇多生长在清洁的草地或松树、栎树上，有毒蘑菇往往生长在阴暗、潮湿的肮脏地带。

一看颜色：有毒蘑菇一般菌面颜色鲜艳，有红、绿、墨黑、青紫等颜色，特别是紫色的往往有剧毒，采摘后易变色。

二看形状：无毒蘑菇的菌盖较平，伞面平滑，菌面上无轮，下部无菌托；有毒的蘑菇往往菌盖中央呈凸状，形状怪异，菌面厚实、板硬，菌柄上有菌轮、菌托，菌柄细长或粗长，易折断。

三看分泌物：将采摘的新鲜野蘑菇撕断菌株，无毒的分泌物清亮如水（个别为白色），菌面撕断不变色；有毒的往往有稠浓的分泌物，呈赤褐色，撕断后在空气中易变色。

四闻气味：无毒的蘑菇一般有特殊香味；有毒的蘑菇常有奇怪的异味，如辛辣、酸涩、恶腥等味。

不要随意食用采摘的野生蘑菇：有些毒蘑菇和可食用蘑菇的外观特征没有明显区别，即使真菌专家也难以仅靠其外形特征就轻易分辨。鉴别是否为毒蘑菇需要进行动物实验、化学分析、形态比较等多方面工作，不要轻易相信所谓的"民间偏方"去分辨毒蘑菇。因此，建议不要随意食用采摘的野生蘑菇。

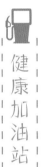

健康加油站

蘑菇营养成分

蘑菇中含有丰富的赖氨酸，能增强人体抵抗力，促进神经的修复、维持正常生理活动，提高智力。蘑菇中含有的干扰素诱导剂，还可以对部分病毒感染起到一定的辅助治疗作用，比如病毒性脑炎。蘑菇中的解朊酶、酪氨酸酶能帮助人体调节血压，适合高血压、动脉硬化患者食用。但是，蘑菇中所含的嘌呤较高，可增加血液中尿酸浓度，诱发高尿酸血症、痛风等疾病。

（那立欣）

39. 为什么美味的河豚会引起中毒

河豚为"长江三鲜"之首。有民谚，"一朝食得河豚鱼，终身不念

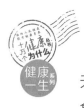

天下鱼""金秋伺螃蟹，暮春候河豚"，可见河豚之鲜美。文学家、美食家苏轼写有"竹外桃花三两枝，春江水暖鸭先知。蒌蒿满地芦芽短，正是河豚欲上时"的千古诗句，还留下了"拼死吃河豚"的典故。

河鲀毒素是鲀鱼类（俗称河豚）及其他生物体内含有的一种生物碱，其分布广泛，蝾螈、蟾蜍、多棘槭海星、云斑裸颊虾虎鱼、蓝环章鱼、芋螺、花纹爱洁蟹等动物体内也含有这种毒素。河鲀毒素十分稳定，经 100℃、8 小时炒煮，以及盐腌、日晒、火烤和一般的烹调方式，均不能将其完全去除。

河豚虽肉味鲜美，但却含剧毒，加工不慎，食者即可致死。我们应提高自我保护意识，掌握科学安全河豚食用方式，切勿心存侥幸，危害生命健康！

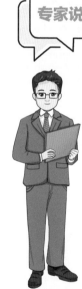

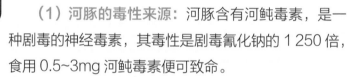

（1）河豚的毒性来源：河豚含有河鲀毒素，是一种剧毒的神经毒素，其毒性是剧毒氰化钠的 1 250 倍，食用 0.5~3mg 河鲀毒素便可致命。

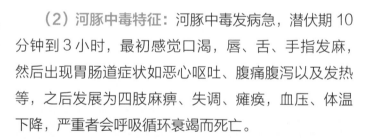

（2）河豚中毒特征：河豚中毒发病急，潜伏期 10 分钟到 3 小时，最初感觉口渴，唇、舌、手指发麻，然后出现胃肠道症状如恶心呕吐、腹痛腹泻以及发热等，之后发展为四肢麻痹、失调、瘫痪，血压、体温下降，严重者会呼吸循环衰竭而死亡。

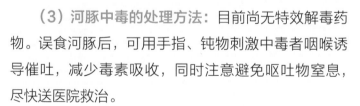

（3）河豚中毒的处理方法：目前尚无特效解毒药物。误食河豚后，可用手指、钝物刺激中毒者咽喉诱导催吐，减少毒素吸收，同时注意避免呕吐物窒息，尽快送医院救治。

（4）食用河豚注意事项：河豚虽美味，请勿乱食用。如要购买或食用河豚，请慎重选购正规经营企业加工销售的河豚，或在规范经营餐馆内适量食用。食用未经安全处理的河豚，安全风险非常高，切记不购买、不自行捕捞和食用野生河豚。

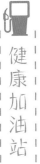

健康加油站

家庭简单催吐方法

（1）抠喉咙：手指清洗干净，用手指头轻轻按压舌根部位。

（2）喝温盐水：喝下温盐水至有饱腹感可引发呕吐。

（3）喝温开水加醋。

（那立欣）

40. 为什么**新鲜黄花菜**不能**直接食用**

黄花菜又称萱草、忘忧草、金针菜等，因其易于生长，在我国已有上千年的种植和食用历史。据《本草纲目》记载，认为其有宽胸膈，安五脏，安寐解郁，清热养心的作用。黄花菜具有丰富的营养价值，是一种具有保健活性的低脂高蛋白高纤维食品，有益于人体健康。

市场售卖的黄花菜有干制的也有新鲜的，但新鲜的黄花菜不能直接食用，一定要经过处理后才能食用。因为新鲜的黄花菜中含有秋水仙碱，尽管本身无毒，但进入人体后可变为剧毒物质，成人食用 50g 未处理的新鲜黄花菜就会中毒。秋水仙碱是一种毒性极强的生物碱，能抑制动植物细胞分裂和增殖。其化学结构与某些心脏药物相似，但作用机制不同。秋水仙碱在合适剂量下能用于治疗结肠癌等肿瘤，但容易误食或过量使用导致中毒。因此，在使用秋水仙碱时必须遵医嘱，以免产生不良反应。干制黄花菜虽然几乎不含

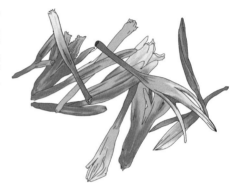

维生素 C，但蛋白质、碳水化合物、粗纤维、钙、磷、铁、胡萝卜素等含量都远高于鲜黄花菜，因此干黄花菜是很好的选择。

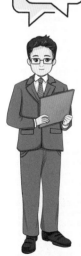

（1）新鲜黄花菜的处理方法：秋水仙碱不耐高温，60℃以上就会降解，而且易溶于水。因此，建议先焯水（沸水）2~5 分钟，再用清水浸泡 2 小时以上，清水洗净捞出，炒着吃。干黄花菜经过加工，几乎不含秋水仙碱，可以放心食用。干黄花菜在食用前可用温水浸泡 2 小时以上，再炒着吃。

（2）新鲜黄花菜中毒的症状及处理方法：秋水仙碱的中毒潜伏期为 30 分钟到 2 小时之间，早期症状有头痛、恶心、呕吐、腹泻和食欲不振，进展到严重阶段可引发血尿、肌肉痉挛、再生障碍性贫血、呼吸困难。如果出现上述症状，要立即催吐，并及时就医。

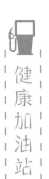

有些食物并不是越新鲜越好

"现挤牛奶"无法保证挤奶的环境卫生和挤奶人员的健康，有传播疾病的风险。同时，"现挤牛奶"中可能含有弯曲杆菌、布鲁氏菌、结核分枝杆菌等，没有经过杀菌处理，很容易引起人畜共患病。因此，要选择经过灭菌处理的牛奶。

新鲜茶叶也不宜多喝，因为采摘不足 1 个月的茶叶含有大量生物碱，会引起心慌、失眠，刺激胃黏膜。要静置一段时间，等新鲜茶叶中物质氧化变性后再喝。

（那立欣）

41. 为什么**新鲜木耳**会引起**中毒**

木耳是生活中常见的一种食用菌，口感柔软有弹性，清脆爽口，有"素中之肉"的称号，富含蛋白质、碳水化合物、膳食纤维、多种微量元素、维生素和多糖等，适量食用可促进消化防止便秘，且有助于降血脂和血糖。

日常生活中，食用新鲜的木耳会引起中毒。这是由于新鲜木耳中含有一种光感物质——卟啉，卟啉代谢异常的人吃了新鲜木耳后经过太阳照射，被照射部位可能发生日光性皮炎。症状为皮肤瘙痒、水肿和疼痛，严重者可发生皮肤坏死、呼吸困难。同时，鲜木耳中含有鞣酸，尽管含量很低不会引起中毒，但食用过多可引起胃胀、食欲不振、胃结石、便秘等不良反应。

专家说

（1）**新鲜木耳的处理方法：** 由于卟啉和鞣酸不耐高温，并易溶于水。因此，新鲜木耳需要先用大量清水清洗干净，焯水熟透后，再食用。

（2）**干木耳也会引起中毒：** 日常生活中经常食用的是干木耳，干木耳在处理过程中经过暴晒，且食用前需要泡发，这两个步骤就会去除新鲜木耳中大部分的有害物质。因此，食用干木耳更为安全。但如果干木耳泡发不当，也会引起中毒。

木耳发泡时间过长，会引起椰毒假单胞菌大量繁殖，产生耐高温的剧毒物质米酵菌酸，日常烹饪方法几乎无法破坏其活性，极易发生中毒。米酵菌酸主要损伤肝、肾、脑等器官，致死率达40%以上，且没有特效药治疗。中毒潜伏期在30分钟到12小时之间，临床表现为恶心呕吐、腹痛腹胀，重者出现黄疸、肝脏肿大、惊厥抽搐、血尿等。如果食用泡发后的木耳出现以上症状，要催吐后及时就医，否则将有生命危险。

（3）**正确泡发干木耳的方法：** 干木耳在泡发时，先用清水清洗干净，选用干净的容器，冷水泡制2~4小时，最长不要超过8小时。同时，也要考虑温度的影响，因为椰毒假单胞菌适宜生长的温度为37℃，最适的产毒温度为26℃。当室温在20℃以上时，可以放入冰箱冷藏泡制2~4小时。如果泡发好的木耳摸起来很黏稠或有异味，应立刻扔掉，不要食用，避免中毒而危及生命。

木耳可以补铁吗？

在分析木耳成分时发现，木耳中含铁量很高，甚至远高于肉类，但木耳却不适合用来补铁。因为木耳中的铁主要为非血红素铁，需要被人体转化为血红素铁才可以被吸收，吸收率极低。如果补铁应首选红肉、动物血、动物肝脏等，不仅含铁量高且主要为血红素铁，人体吸收率约比木耳高20倍。

（那立欣）

42. 为什么发芽土豆会引起中毒

土豆兼具谷类和蔬菜的特性，具有较高的营养价值，烹饪方法丰富多样，是生活中备受老百姓欢迎的一种食材。可是在准备烹饪土豆的时候，经常会发现土豆有发芽的情况，大家就会疑惑，发芽的土豆到底能不能吃？这要从土豆中一种特殊的"毒素"——龙葵素说起。

土豆从叶到食用的块茎都含有龙葵素。龙葵素能抑制人体内胆碱酯酶活性，有溶血、刺激黏膜、麻痹中枢神经的作用。土豆发芽会使龙葵素含量急剧增加，摄入超过一定量的龙葵素就会引起中毒。

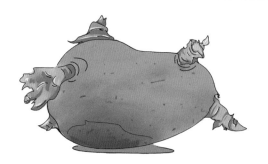

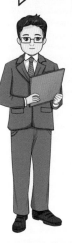

（1）土豆发芽的原因：土豆的表面有许多凹凸不平的小坑，称为"芽眼"。新鲜的土豆看不到芽眼里的芽，是因为刚收获的新鲜土豆会进入一个为期2~3个月的休眠期，在这期间土豆不会长芽。过了休眠期后，土豆的芽眼开始苏醒，逐渐泛青并开始长出嫩芽。

（2）发芽土豆引起中毒的原因：每100g新鲜土豆中大约含龙葵素10mg，在土豆储存过程中龙葵素含量逐渐增加，当土豆发芽时龙葵素含量可增加50倍或更多。龙葵素的摄入量超过200mg（约吃40g发芽的土豆）就可引起食物中毒。症状表现为：口腔和咽喉有瘙痒和烧灼感、上腹部疼痛、呕吐腹泻等，轻者在停食后数小时可自愈；重者会出现反复的上吐下泻导致脱水、呼吸困难、血压下降等，更严重者会导致呼吸中枢麻痹而死亡。

（3）**避免中毒的做法：**土豆购买后应在低温、通风、阴凉的环境中贮存，以避免土豆发芽。稍有发芽的土豆如果要食用，应彻底清除芽眼及周围部分，削皮切块后，冷水浸泡半小时以上再高温烧透。龙葵素具有弱碱性，烹调时加入适量醋有助于分解龙葵素。土豆发芽的部位较多时，应及时丢弃。假如吃土豆时口中有点发麻的感觉，应立即停止食用，如果出现中毒症状应及时就医。

健康加油站

龙葵素最早在龙葵中发现，是一类结构和理化性质相似的糖苷类生物碱，是植物的次生代谢产物，在植物的生长时期保护植物抵抗外来侵害，以保证自身可以长成可供人类食用的果实。在土豆、番茄、茄子等茄科和百合科植物中都有龙葵素存在。微量的龙葵素对人体没有危害，只有食用超过一定量时才会引起食物中毒。

（那立欣 周 亮）

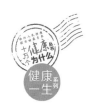

43. 为什么**新鲜白果**不能**直接食用**

关键词

白果 食用方法 营养价值

说起白果，可能大家更先想到的是另一个名字，银杏。刚成熟的白果呈现圆球形，其果皮为黄色或橙黄色。对于不了解这种食物的公众常会疑问，"白果是否能采摘后直接食用呢？"

新鲜白果不能直接食用，原因是新鲜的白果有毒，一次食用过多可能导致中毒，发生震颤、呕吐、惊厥甚至死亡。研究表明，白果中主要含有的有毒物质是 4′-O- 甲基吡哆醇（MPN）、水杨酸衍生物银杏酸类和氰苷类物质，同时还含有致过敏成分酚酸类物质。因此，新鲜白果需要经过减毒技术、熟制加工后方可食用。

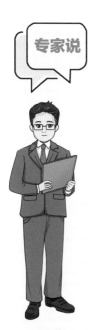

专家说

（1）**白果的食用方法：**白果生食会引起中毒。新鲜白果炒熟后毒性会降低，但一次不可食用过多。目前，可供食用的白果加工制品包括白果粉、白果零食、白果罐头、白果面制品、白果酱、白果饮料、白果酒和白果乳等。

（2）**食用白果发生中毒症状后的措施：**白果中毒没有相对应的特殊解毒剂，食用后的 1~12 小时可能出现中毒症状。如果食用白果后出现恶心、乏力、呕吐、腹痛、腹泻、嗜睡、烦躁不安等情况，可以通过催吐方式缓解症状后就医，如果发生昏迷、抽搐，乃至呼吸困难等严重情况，则应及时就医。

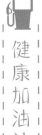

健康加油站

白果的营养价值和药用价值

白果在中医中被视为一种宝贵的天然药材，具有清热、润肺、镇咳等功效。其中，白果皮和白果仁可以制成药剂，用于治疗咳嗽、哮喘、肺结核等疾病。白果含有多种营养素，除蛋白质、脂肪、糖类之外，还含有多种维生素、微量元素以及黄酮类成分、银杏萜内酯成分、酚酸类成分等，可以起到降压、抗衰老等作用，并且具有敛肺定喘、止带缩尿等药效。

（那立欣）

关键词

发霉甘蔗 节菱孢霉菌 神经毒素

44. 为什么发霉甘蔗会引起中毒

甘蔗富含铁元素，有"补血果"的美称；中医认为甘蔗有滋养润燥之功；甘蔗纤维多，咀嚼甘蔗还有牙齿自洁和抗龋齿的效果。

甘蔗是人们非常喜爱的冬令水果之一，但是，食用霉变甘蔗引发的食物中毒屡有发生。为什么发霉的甘蔗会引起食物中毒？这是因为甘蔗在储存过程中容易被节菱孢霉菌污染，该菌在繁殖过程中会产生一种神经毒素，食用后可引起食物中毒。

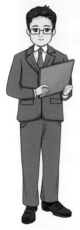

（1）甘蔗发霉原因：甘蔗是秋季收获，从南方运往北方越冬出售，在长时间的储存、运输过程中，堆积、碰撞、气温回暖、春节多雨等原因会引起温度、湿度升高，导致节菱孢霉菌等微生物迅速繁殖，从而引发甘蔗发霉。

（2）发霉甘蔗引起中毒的原因：甘蔗在发霉过程中节菱孢霉菌大量繁殖，会产生一种神经毒素——3-硝基丙酸，该毒素进入体内会损害中枢神经。霉变甘蔗中的3-硝基丙酸含量高达30~40mg/kg，一旦误食容易引起中毒。发霉甘蔗中毒发病较急，最初表现为消化道功能紊乱，轻者头晕、头疼、呕吐、腹泻，重者会出现抽搐、昏迷、脑部水肿，更甚者会因呼吸衰竭而死亡。

（3）避免发霉甘蔗中毒的注意事项：首先，选购新鲜的甘蔗，新鲜的甘蔗质地较硬、蔗瓤呈乳白色，不新鲜的甘蔗色泽差、果肉泛黄、发软发黏，发霉严重者切开可见丝状的霉菌。其次，甘蔗保存时间不要太长，长期裸露放置的果肉与空气接触容易造成污染，新鲜甘蔗购买后应及时食用。对于霉变甘蔗中毒，目前尚无特效的治疗方法，一旦发生中毒应及时就医。

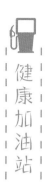

选购甘蔗汁也要注意预防中毒

除了直接购买甘蔗食用外，人们还喜欢买甘蔗汁饮用。甘蔗汁含有丰富的蔗糖、果糖等糖类，还含有钙、磷、铁、天冬氨酸、丙氨酸、维生素 B_6、维生素 B_1、维生素 B_2 等多种矿物质、氨基酸和维生素。饮用甘蔗汁能生津止渴、补充能量。喜欢喝甘蔗汁的朋友，注意甘蔗汁要现挑、现削、现榨，随榨随饮。

（那立欣）

关键词

豆角中毒 皂苷 植物血凝素

45. 为什么**豆角**一定要**做熟**了再吃

豆角是很多人喜欢的家常菜，无论炖着吃还是炒着吃，口味都不错。但吃豆角一定要煮熟炖透后才能吃，否则会引发"豆角中毒"。生豆角中含有大量对人体有毒的皂苷和植物血凝素，持续的高温就可以将它们破坏。如豇豆、扁豆、四季豆等，无论如何烹饪，都一定要完全做熟，不能只焯一下水，生的和半生不熟的不能吃，不然很容易出现食物中毒甚至危及生命。

皂苷存在于豆荚（外皮）中，其毒性主要体现在溶血性及其水解产物皂苷元的毒性，皂苷元可强烈刺激胃肠道黏膜，引起局部充血、

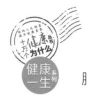

肿胀、炎症，导致恶心、呕吐、腹痛、腹泻症状。

植物血凝素存在于豆粒中，可以和小肠细胞表面的特定部分发生结合作用，对肠细胞的生理功能产生明显不良影响，最为严重的是影响胃肠细胞从胃肠道中吸收蛋白质、糖类等营养成分，从而导致营养素缺乏，生长抑制，严重时可引起死亡。

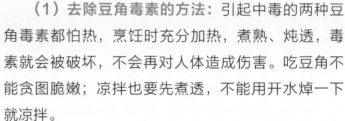

（1）去除豆角毒素的方法：引起中毒的两种豆角毒素都怕热，烹饪时充分加热，煮熟、炖透，毒素就会被破坏，不会再对人体造成伤害。吃豆角不能贪图脆嫩；凉拌也要先煮透，不能用开水焯一下就凉拌。

（2）判断豆角是否熟透的方法：①豆角由支挺变为蔫弱，变软，没有"嘎吱声"，用铲子可比较容易切断；②颜色由鲜绿变为暗绿，吃起来没有豆腥味、生味和苦硬感。

（3）疑似豆角中毒后的正确做法：食入未煮熟的豆角，若有恶心、呕吐、腹痛和腹泻等肠胃炎症状，或头晕、头痛、胸闷、出冷汗以及心慌等，应及时就医。若感觉轻微，也先可通过催吐、多喝水、多吃粗纤维食物等方法自我管理。①可喝淡盐水刺激咽喉部，并用干净钝物或手指刺激咽喉，诱导呕吐，缓解中毒。②催吐后应多喝白水，多排尿，使有毒物质随尿液排出体外。③多吃油菜、芹菜等富含粗纤维的食物润肠通便。

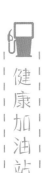

健康加油站

哪些食物没煮熟会中毒

没煮熟容易引发中毒的食物种类较多，除了豆角，常见的还有豆浆、木薯等。此外如肉类、海鲜等，可能含有细菌、病毒、寄生虫等，未煮熟也可引发食物中毒。

如何预防食物中毒

（那立欣）

46. 为什么吃"盐"也会中毒

盐是我们日常生活中必不可少的调味品，但是有一种"盐"会引起中毒，即亚硝酸盐。

亚硝酸盐主要是指亚硝酸钠，它和食盐的外观及滋味都很相似，很容易引起误食。在蔬菜保存及腌制过程中或个别地区的井水被用于煮饭后，都会产生亚硝酸盐。同时，亚硝酸盐也是一种肉类发色剂，超限量使用会引发中毒。研究表明，长期摄入亚硝酸盐有致癌风险，短时间过量摄入可能引起急性中毒。

关键词

亚硝酸盐 腌制食品

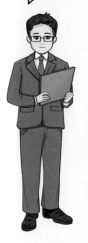

专家说

（1）**亚硝酸盐的作用：**亚硝酸盐作为食品添加剂，使用在肉类中可以使卤肉等熟食颜色鲜红、色泽诱人，而且可以抑制有害微生物的增殖，延长食品贮存时间。

（2）**避免亚硝酸盐中毒注意事项：**短时间内食用超大量的亚硝酸盐，易引起急性中毒。对老百姓而言，日常生活中要预防误食，与食盐、白糖等外观相似品严格区分；改变不良的饮食习惯，腌制菜肴一定在腌制时间足够长的时候再食用，少吃加工肉制品，不吃腐烂变味的剩菜剩饭；同时，可以适当提高维生素 C 的摄入，多吃新鲜蔬菜水果。

（3）**亚硝酸盐中毒的症状：**亚硝酸盐引起食物中毒的症状包括发绀、头痛、头晕、乏力、胸闷气短、心悸、恶心呕吐、神志不清等，严重时可能引起呼吸衰竭甚至死亡。如果在进食后 0.5~2 小时内出现上述中毒症状，一定要立即就医。

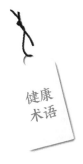

健康术语

亚硝酸盐

　　亚硝酸盐是一种白色或淡黄色颗粒状的粉末，无臭，味微咸，易溶于水，作为食品添加剂广泛应用于食品加工生产中。我国食品安全国家标准对亚硝酸盐的使用和安全管理有严格要求，按照标准规定使用亚硝酸盐是安全的。亚硝酸盐是强氧化剂，如果误食或超量摄入后，进入血液会导致血液中的低铁血红蛋白氧化为高铁血红蛋白，造成组织缺氧，发生高铁血红蛋白血症，表现中毒特征。

（那立欣　周　亮）

47. 为什么喝酒会中毒

中国酒文化源远流长，然而在觥筹交错间也应清醒地认识到，喝酒也会中毒。

酒精（化学名为乙醇）具有脂溶性，极易被人体吸收。进入体内的酒精通常会经历一系列代谢过程。若患者在短时间内大量饮酒，超过机体代谢能力时，会使乙醇或其中间代谢产物因无法降解而存储于体内，从而引起多系统功能损害，造成急性酒精中毒。酒精还可对中枢神经系统产生持久的毒性作用，如患者长期过量饮酒，除损害身体外，还会引起酒精依赖、性格改变和智力减退，表现出慢性酒精中毒。

部分酒精中毒是因为误饮含有毒成分（如甲醇、异丙醇、乙二醇）的工业酒精、假酒或劣质酒，或将酒精与某些药物同时使用造成的。

专家说

（1）避免不当饮酒：儿童青少年、孕妇、乳母以及慢性病患者不应饮酒。健康成年人如饮酒，建议一天摄入的最高酒精量不超过 15g（表 17）。不空腹饮酒，并注意饮用正规来源的酒品。此外，由于酒精与药物（如头孢类药物）可能发生反应导致酒精中毒，注意用药期间不饮酒。

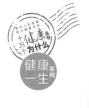

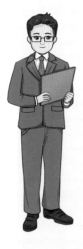

表17　含有 15g 酒精的不同酒的量

类型	含 15g 酒精的量 /mL
啤酒 (4% 计)	450
葡萄酒 (12% 计)	150
白酒 (38% 计)	50
高度白酒 (52% 计)	30

资料来源：中国营养学会. 中国居民膳食指南（2022）［M］. 北京：人民卫生出版社，2022.

（2）发生酒精中毒后的正确做法： 当饮酒后发生中毒时，应立即就医。在等待救治时，注意防止患者窒息，尽量不要主动催吐患者，当自发呕吐时，尽量让患者坐起来，如果必须躺下，应确保将头转向一侧。

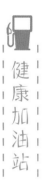

健康加油站

避免"头孢就酒"中毒

民间有"头孢就酒，说走就走"的说法。酒精进入人体后经过代谢，可形成乙醛等一系列中间产物。一些具有特殊分子结构的头孢类药物，可使乙醛无法继续降解而蓄积在体内，从而造成乙醛中毒。这时，患者容易出现头痛、眩晕、胃痛、恶心、呕吐、血压降低等症状，严重者出现呼吸困难、心肌梗死，甚至死亡，这种反应称为"双硫仑反应"。除头孢类药物，一些硝基咪唑类药物（如甲硝唑）、氯霉素等也能引起类似反应。虽然并非所有的头孢类药物都能引起这种反应，用药期间还是应避免饮酒或进食含乙醇制品。

（那立欣）

48. 为什么会发生**农药中毒**

农药是指农业上用于防治病虫害及杂草，调节植物生长等的药剂，是保障农作物稳产高产的重要支撑。然而，在使用农药时，操作者可能会出现头痛、恶心、腹痛等轻微不适，严重者可呈现痉挛、呼吸困难、昏迷，甚至死亡。

近年来调查结果表明，引发农药中毒的主要原因有两个：农药及其超标农产品的误食、农药生产与使用中的接触不当。农药通过呼吸道与消化道及皮肤等进入人体，进而诱发人体的生理失调、病理改变等。

关键词

农药中毒　胆碱酯酶

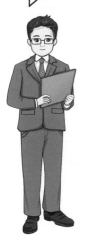

（1）农药中毒后的急救方法：如果身边有小伙伴由于误食或接触不当出现了农药中毒的症状，首先需要帮助患者尽快远离中毒现场，带上农药包或标签，就近去医院治疗。当然，根据中毒症状和中毒原因，也可以采取一些急救措施：①若中毒者呼吸停止，应及时进行人工呼吸（农药熏蒸剂中毒除外）；②若农药沾染皮肤，应迅速更换污染衣服，用清水冲洗污染皮肤并注意保暖；③若农药进入眼睛，尽快用大量清水冲洗 15 分钟，使用洁净毛巾擦拭后休息；④若吸入农药，应立即转移到洁净空气处，解开纽扣与腰带等，用清水漱口、洗手、洗脸；⑤若误食农药，立即催吐并尽快就医。

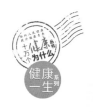

（2）农药中毒预防有妙招

1）农药使用前：务必认真阅读农药使用说明书，正确掌握配药或拌药用量和浓度，防止超量使用或滥用。认真检查喷洒容器的密封性，详细了解注意事项和急救措施。

2）农药使用时：要穿戴严密，避免皮肤直接接触，做好呼吸道防护（如佩戴口罩），不逆风喷洒，不言语交流，不长时间作业。

3）农药储运时：农药储运中要远离水源、食物，须严格专车专运、专柜保存、专架销售，配药容器及施药器皿专用，并明示警告标志，防止污染或误用。

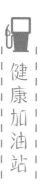

农药中毒筛检

在生活中，农药中毒症状不易被察觉，甚至被忽略，因此需对农药高频接触人员（如农药的生产工人及农忙季节频繁使用农药者）进行中毒筛检。这些高危人群需要定期到医院进行血液中胆碱酯酶筛检，判断是否农药中毒，可有效避免农药中毒后遗症或并发症的发生。

调查表明，因日常食物中农药残留导致的农药中毒事件很少，普通消费者不必过分恐慌。随着国家监管力度的提高，农药残留问题必将得到更大程度的改善。然而，对一些果蔬类即食性食物，消费者在食用前还是需要彻底清洗，防止大量农药残留的堆积而导致中毒。

（那立欣）

49. 为什么会发生

"煤气中毒"

提到"煤气中毒"，大家最先想到的就是缺氧。"煤气中毒"就是一氧化碳中毒，是由于含碳物质不完全燃烧产生无色、无味、无刺激的窒息性气体一氧化碳，经呼吸道吸入机体后与血红蛋白结合，使血红蛋白携氧能力和作用丧失，从而引起机体不同程度的缺氧表现。

发生一氧化碳中毒的情况主要有两种：一是工厂等环境里，多为意外或事故，如煤气泄漏、坑渠等密闭空间的一氧化碳气体使用等；另一种是平时见得比较多的家庭意外，包括家庭燃煤的取暖、燃气热水器使用不当、空间密闭、透风不良导致废气排出障碍而造成的一氧化碳中毒。

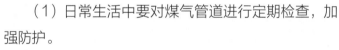

专家说 如何预防一氧化碳中毒

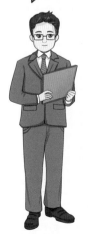

（1）日常生活中要对煤气管道进行定期检查，加强防护。

（2）如果家庭生煤炭或自制煤气灶取暖，要注意安装烟囱和排风扇，定期开窗通风，以避免发生煤气在室内过量潴留的情况。一要"增强意识"，不存侥幸心理；二要"确保通畅"，即确保烟道畅通和空气流通；三要"做到严密"，即封火严密，烟道密封严密，烟道与炉具连接严密；四要"把好安全关"，即炉具安全、烟道安全、通风和排烟安全。

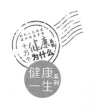

（3）用煤炉或燃气做饭时，要注意看管，全程守在旁边，保证通风，避免汤水流出锅外后扑灭火焰，造成燃气泄漏。最好安装煤气报警设备。

一氧化碳中毒救治原则

发生一氧化碳中毒后，应尽快脱离现场，吸入新鲜空气，保持呼吸道畅通，第一时间给予急救处理，并视患者情况及时送医，由专业的医务人员进行处理。

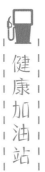

一氧化碳中毒预后

轻度、中度一氧化碳中毒者经过积极对症支持治疗基本可以痊愈，重度中毒者病死率比较高，如送医及时并经过积极治疗可以得到恢复，但可能遗留后遗症。

（那立欣）

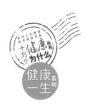

十万个健康丛为什么书

人物关系介绍

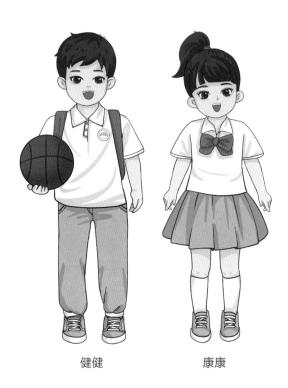

健健   康康

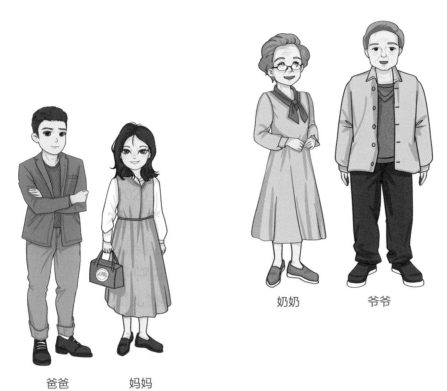

爸爸　　　妈妈　　　　　　　　　奶奶　　　　　爷爷

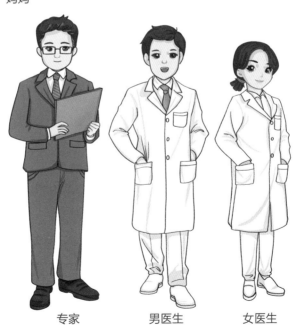

专家　　　　　男医生　　　　女医生

图书在版编目（CIP）数据

对疾病说不 / 吴静主编 . —北京：人民卫生出版
社，2023.8
（十万个健康为什么丛书）
ISBN 978-7-117-35087-7

Ⅰ. ①对…　Ⅱ. ①吴…　Ⅲ. ①预防（卫生）– 普及读物
Ⅳ. ①R1-49

中国国家版本馆 CIP 数据核字（2023）第 138219 号

人卫智网	www.ipmph.com	医学教育、学术、考试、健康，
		购书智慧智能综合服务平台
人卫官网	www.pmph.com	人卫官方资讯发布平台

十万个健康为什么丛书
对疾病说不
Shi Wan Ge Jiankang Weishenme Congshu
Dui Jibing Shuo Bu

主　　编：吴　静
出版发行：人民卫生出版社（中继线 010-59780011）
地　　址：北京市朝阳区潘家园南里 19 号
邮　　编：100021
E - mail：pmph @ pmph.com
购书热线：010-59787592　010-59787584　010-65264830
印　　刷：北京瑞禾彩色印刷有限公司
经　　销：新华书店
开　　本：710 × 1000　1/16　印张：29
字　　数：376 千字
版　　次：2023 年 8 月第 1 版
印　　次：2023 年 9 月第 1 次印刷
标准书号：ISBN 978-7-117-35087-7
定　　价：75.00 元
打击盗版举报电话：010-59787491　E-mail：WQ @ pmph.com
质量问题联系电话：010-59787234　E-mail：zhiliang @ pmph.com
数字融合服务电话：4001118166　E-mail：zengzhi @ pmph.com